치과주조학

Science of dental casting

집필진

김영훈(원광보건대학교)
김부섭(전, 부산가톨릭대학교)
최성민(부산가톨릭대학교)

도서출판 대학서림

머리말

4차 산업혁명 시대에 동반하여 현재 치과기공산업은 급진적인 변화를 겪고 있다. 사람의 수작업에 의존하던 치과기공기술은 점점 기계화와 자동화로 변하고 있으며 적용범위도 광범위하게 증가하는 추세에 있다. 그러나 아무리 장비가 발달하더라도 그에 관련된 전문지식이 수반되지 않는다면 전문가라고 할 수 없을 것이다. 전원을 켜고 프로그램을 입력하고 재료를 투입한 후 순서대로 버튼을 누르는 정도는 누구나 할 수 있는 일이다. 하지만 좋은 재료를 선택하려면 재료에 대한 특성을 이해해야 하며 장비를 적절히 운용하려면 작동절차와 원리를 적용 및 응용할 줄 알아야 한다. 금속의 주조는 단순하게 재료를 선택해서 장비에 넣는 일이 아니며 여러 제작과정을 필요로 한다.

본 교재는 치과기공 분야에서도 금속주조에 대해 집중적으로 기술하였으며 주조실패로 인해 다시 작업해야 하는 경우를 줄이고 응용력을 향상시키기 위해 개발하였다. 물론 금속재료학의 여러 세부적인 학문분야와 내용이 포함되고 작업 단계와 응용방법에 대해서도 많은 내용이 수록되었지만 최대한 치과금속주조에 국한하여 다루고자 노력하였다.

금속주조를 잘 하려면 금속도 알아야 하며 주조에 대해서도 알아야 할 것이다. 그러나 금속학의 분야는 광범위할뿐더러 하위분야인 주조학 역시 알아야 할 내용들이 많다. 치과금속주조는 가장 세부적인 분야로 본 교재의 내용만 이해한다면 치과기공사 업무에 큰 도움이 되리라 생각되며 부가적인 학습과 진학을 통해 주조분야나 금속관련 분야 등 여러 곳으로 진로 및 취업방향이 늘어날 것으로 기대한다.

본 교재를 통해 학습을 하는 사람들은 대부분 고교를 졸업하고 치기공(학)과에 입학한 20대 초반의 학생들일 것이며, 초, 중, 고를 거치면서 공부와 학습에 매우 지쳐있을 것이다. 그러나 아직 직업이 결정된 것이 아니기에 스스로가 관심을 가지고 궁금해하며 잘 익히고 숙련시켜나간다면 치과기공사 외에도 여러 관련분야에서 전문가로서 인정받을 수 있을 것이다.

마지막으로 본 교재의 기록수단으로 사용된 언어인 한글은 학습하기 쉽고 활용도가 뛰어난 장점이 있지만 음 글자이기 때문에 그 뜻을 헤아리기가 어려운 단점이 있다. 특히 전문분야의 내용들은 일반적으로 통용되는 뜻이 아닐 수 있으며, 사용되는 전문용어들은 한글로 표현되었더라도 해석이 필요하다. 최대한 쉽게 설명하려 노력하였지만 부족한 부분과 누락된 내용이 있다면 지속적으로 교재를 개선하여 학습자들의 이해를 도울 것을 약속한다.

차 례

제1편 금속 재료 기초

제2편 금속 및 합금의 주조

그림 차례

표 차례

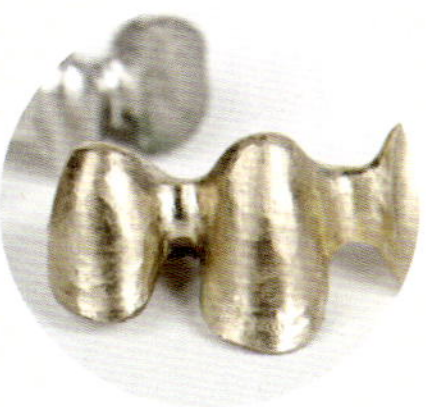

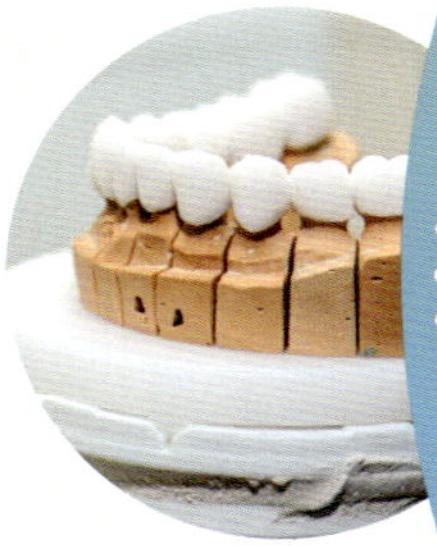

제 1 편

금속 재료 기초

Science of dental casting

재료학은 상당히 어렵고 광범위하며 중요한 학문 분야이다. 재료의 물리적 화학적 특성뿐 아니라 반응조건과 조절변수 등을 알아야만 그 재료를 다룰 수 있고, 재료에 대한 분석기법과 평가방법까지 모두 재료학에 속하는 분야이다. 또한 금속이라는 세부 분야에서도 철강재료, 비철재료, 귀금속재료, 비귀금속재료, 산업용금속, 생체금속 등 다양하게 구분할 수 있으며 금속학에는 화학, 결정학, 강도학, 금속상변태, 열역학 외에도 많은 기초지식이 요구된다. 그러나 단순하게 접근해 보면 그리 어렵지도 난해하지도 않다. 사람의 심리나 경제분야 등의 연구는 정확히 예측하고 정답을 제시하기 어렵지만 재료의 특성을 알게 되면 어느 정도 정확한 결과를 예상할 수 있다. 세상에 존재하는 재료(materials)는 금속(metals), 세라믹(ceramics), 고분자(polymers) 이렇듯 크게 세 가지로 대별할 수 있다. 한 가지 더 추가하자면 복합재료를 들 수 있는데 이는 두 재료를 혼합하거나 연합하여 새로운 특성을 나타내도록 개선시킨 것이다.

재료를 치과기공(dental laboratory technology) 측면에서 정의하자면 치과 보철물 또는 장치물 제작에 사용되어지는 물질, 즉 원자재(raw materials)를 의미한다. 따라서 재료의 특성을 잘 알고 숙련되게 사용할 줄 알아야 원하는 치과 보철물이나 장치물을 쉽게 성공적으로 제작할 수 있다.

재료를 공부하는 목적에 방향성을 제시한다면 하나는 소재개발산업이요 또 하나는 사용 전문가 측면이라고 할 수 있겠다. 전자는 재료공학을 전공한 기사(engineers)들이 신소재를 개발하거나 소재의 가공을 통해 유용한 성질을 발현시켜 더 쉽게 사용하고 더 좋은 물질의 특성을 나타내게 하는 것이며, 후자는 여러 분야의 기술자(technician)들이 각 분야에서 가장 바람직하게 재료를 다루고 최상의 물성이 나타나게 하는 기술을 습득하도록 하는 것이 학습의 목적이다. 치과기공사는 덴탈 테크니션이라고 한다. 따라서 치과기공 분야에서의 재료학은 재료를 능수능란하게 사용할 수 있도록 재료의 특성을 익히는 것이 가장 우선 시 된다고 할 수 있다.

제01장 / 금속의 특성

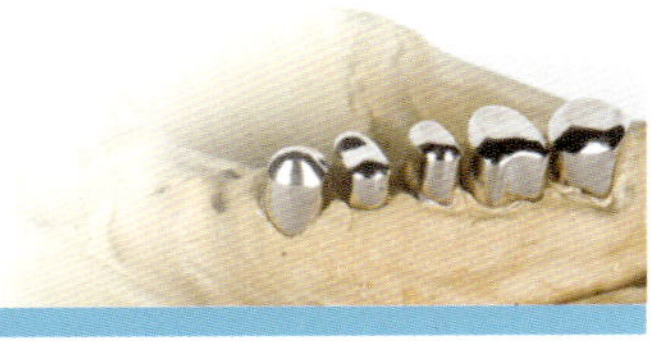

금속은 몇몇 예외를 제외하고는 상온에서 고체의 상태로 세라믹(ceramic) 재료나 고분자(polymer) 재료에 비해 다음과 같은 특성을 가진다.

1.1 • 일반적인 금속의 특성

☆ 빛에 대한 반사율이 크고 금속 고유의 색을 갖는다.

☆ 열 및 전기전도도가 크다.

☆ 강도가 비교적 높고 연성과 전성이 있다.

☆ 대부분의 금속은 상온에서 고체로 고온에서 액체 상태를 유지한다.

빛에 대해 반사율이 크다는 것은 광택이 난다는 것이며, 거울반사에 의해 피사체의 모습이 금속 표면에 나타난다. 흔히 거울을 유리라고 생각하기 쉽지만 유리는 피사체의 모습을 선명하게 해주며 뒷면에 코팅되어 있는 수은, 알루미늄, 은분 등이 모습을 비추는 역할을 한다. 고유의 색을 갖는다는 것은 금속이 태양 빛의 가시광선 중 다른 색의 파장은 모두 흡수하고 특정 색의 파장만 반사한다는 것을 의미하며, 반사된 파장의 색을 눈으로 인식하게 된다. 열전도도가 크다는 것은 열에너지의 흡수가 빠른 반면에 방출(냉각)도 빠르다는 것이고 전기전도도가 크다는 것은 정도의 차이는 있지만 전기가 통한다는 의미이다. 지금 설명하는 부분의 이해를 높이려면 도자기와 같은 세라믹 재료와 소위 플라스틱이라 칭하는 고분자 재료를 떠올려 보면 쉽게 이해가 될 것이다. 금속원소로 알려진 100여개 중 어떤 금속은 강도가 높고 어떤 금속은 낮은 것들도 있지만 사용목적에 대해 비교적 금속재료는 선택의 폭이 넓어 통상

▸ 표 1-1. 원소 주기율표

경금속						중금속								비금속			불활성 가스
1 H																1 H	2 He
3 Li	4 Be					고융점 금속						5 B	6 C	7 N	8 O	9 F	10 Ne
11 Na	12 Mg			취성				연성				13 Al	14 Si	15 P	16 S	17 Cl	18 Ar
19 K	20 Ca	21 Sc	22 Ti	23 V	24 Cr	25 Mn	26 Fe	27 Co	28 Ni	29 Cu	30 Zn	31 Ga	32 Ge	33 As	34 Se	35 Br	36 Kr
37 Rb	38 Sr	39 Y	40 Zr	41 Nb	42 Mo	43 Tc	44 Ru	45 Rh	46 Pd	47 Ag	48 Cd	49 In	50 Sn	51 Sb	52 Te	53 I	54 Xe
55 Cs	56 Ba	57~71 Rare Earths	72 Hf	73 Ta	74 W	75 Re	76 Os	77 Ir	78 Pt	79 Au	80 Hg	81 Tl	82 Pb	83 Bi	84 Po	85 At	86 Rn
87 Fr	88 Ra	89~103 Radio active						귀금속					저융점 금속				

*Rare Earths 원소 (란탄계열)	57 La	58 Ce	59 Pr	60 Nd	61 Pm	62 Sm	63 Eu	64 Gd	65 Tb	66 Dy	67 Ho	68 Er	69 Tm	70 Yb	71 Lu
*Radioactive (악티니드 계열)	89 Ac	90 Th	91 Pa	92 U	93 Np	94 Pu	95 Am	96 Cm	97 Bk	98 Cf	99 Es	100 Fm	101 Md	102 No	103 Lr

강도가 비교적 높다고 표현하며 연성은 외력의 결과로 늘어나는 성질, 전성은 펴지는 성질을 의미하는데 쉽게 말하자면 "찌그러진다."라고 표현할 수 있다. 이 성질은 쉽게 지나칠 수 있는 특성이지만 금속재료에서 가장 독특하고 매력있는 성질이라고 할 수 있다. 이러한 성질을 이용하여 소성가공이 가능하며 가공에 의한 조직변화를 이용하면 원하는 물성을 변화시킬 수도 있다. 수은과 같이 상온에서 액체인 금속들을 제외하면 대부분의 금속은 상온에서 고체로 존재하며 온도가 상승하여 융점에 도달하면 액체로 변하기 시작하고 그 이상의 온도가 유지되는 상태에서는 액상으로 존재한다. 바로 이 성질을 이용하여 주조가공이 가능한 것이다.

그밖에 특성으로는 화학적인 성질로서 수용액에서 '+'로 이온화 하는 화학성분이기도 하다.

원소 주기율표(표 1-1)의 왼쪽 상방에서 오른쪽 하방으로 대각선 아래쪽에 위치한 원소들이 대부분 금속원소에 해당하며 금속의 성질을 갖고 경계에 있는 몇몇 원소들은 금속과 비금속의 중간 정도의 성질을 갖는다.

1.2 • 치과주조용 금속의 특성

순금박(pure gold foil)이나 아말감과 같이 구강 내 와동(cavity)에 직접 성형하여 충전하는 금속 수복물을 제외하면 치과분야에서 사용하는 금속재료는 대부분 주조용 합금(casting alloy)이다. 오래전에는 망치로 두들기거나 여러 금속부분을 용접하여 제작하기도 하였으나 정밀 적합성이 떨어지는 문제로 지금은 사용하지 않는다.

치과주조용 금속으로는 예전부터 금합금과 같은 귀금속합금(precious metal alloy)이 많이 사용되어지고 있으며 이는 주조성과 변연부 접합도 그리고 생체적합성(biocompatibility)이 탁월하며 연마(polishing) 등의 후처리가 용이하기 때문이다. 그러나 발생되는 높은 비용으로 비귀금속합금(non-precious metal alloy)의 개발이 필요로 하게 되었으며 현재는 니켈-크롬합금, 코발트-크롬합금 그리고 티타늄 등의 치과주조용 비귀금속합금들이 개발되어 사용되고 있다.

치과주조용 합금으로 사용하기에 요구되는 성질을 요약하면 다음과 같다.

☆ 주조성이 좋아야 한다.
☆ 부식 및 변색 저항성이 높아야 한다.
☆ 생체적합성이 있어야 한다.
☆ 연마 및 표면 광택작업이 쉬워야 한다.
☆ 마모도가 치아와 유사해야 한다.
☆ 열전도도가 치아와 유사해야 한다.

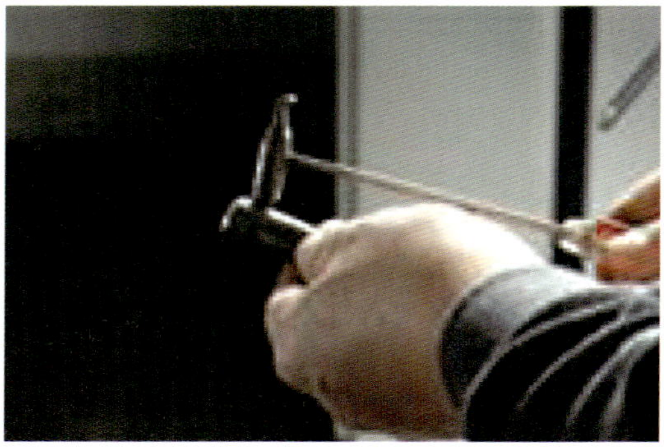

▲ 그림 1-1. 단조 제작관

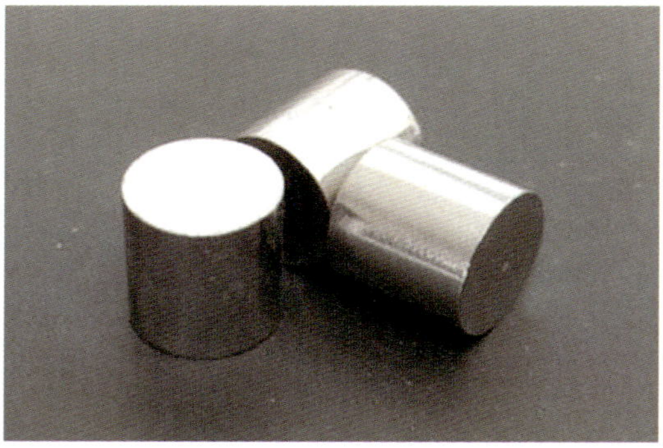

▲ 그림 1-2. 주조용 비귀금속 합금 주괴(ingot)

1.2.1 주조성

주조성(castability)이란 단순히 주조가 잘 되는 성질에서 더 나아가 얼마만큼 정밀한 주조체(casting body)를 얻을 수 있는가를 의미한다. 그러기 위해서는 주조 시 융점(melting point)이 낮고 용탕의 흐름성이 좋으며 공기나 가스 등의 주위분위기에 쉽게 오염되지 않을 것이 요구된다. 또한 응고 시 수축이 적어야 하고 내부결함 없이 원형의 형태와 깨끗한 표면 상태를 그대로 재현할 수 있어야 한다. 결국 주조작업 단계별 주의사항과 합금 제조사의 지시사항만 잘 지킨다면, 주조과정에서 큰 문제를 일으키지 않고 이상적인 주조체를 얻을 수 있는 방법에 재현성(reproducibility)이 있어야 한다는 것이다.

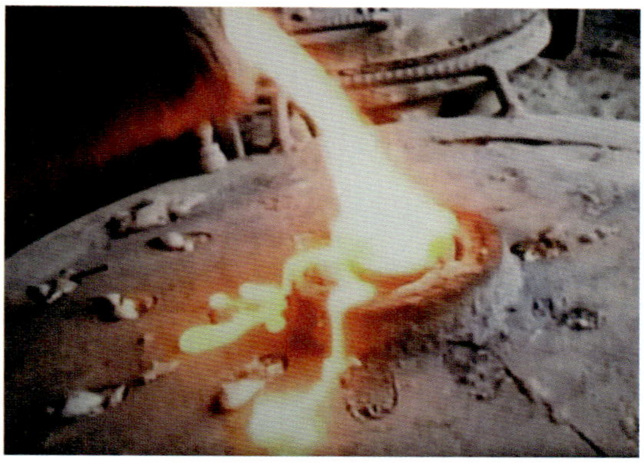

▲ 그림 1-3. 흐르는 용탕

금속의 융점이 낮으면 비교적 낮은 온도에서 금속을 용해(melting)시킬 수 있고 용해에 있어서도 여러 가지 방법을 사용할 수 있으며 상온까지 냉각되는 온도범위가 좁아져서 금속의 수축(shrinkage)량도 감소시킬 수 있다. 용탕의 흐름성이 좋으면 주형을 채우는 능력이 향상되어 원형의 복제(replication)능력이 높아지므로 합금종류에 따라 융제(flux)를 사용하기도 한다. 그리고 금속의 상태를 변화시키는 주조 과정에서 주위의 공기나 가스에 반응하지 않는 성질을 지녔다면 그 금속 및 합금의 주조성은 뛰어나다 할 것이다.

1.2.2 부식 및 변색 저항성

부식은 금속이 화학적 반응(chemical reaction)에 의해 변질되거나 물리적으로 표면이 벗겨져나가는 것을 의미하며 변색은 반응의 결과로 색이 변한다는 의미이다. 이러한 부식과 변색에 견디는 능력을 부식 및 변색저항성이라 하며 내식성 및 내변색성이라고도 한다. 일례로 철(Fe)은 산소(O_2)와 친화력이 높아 쉽게 결합하여 산화되며 공기 중에 노출되는 것만으로도 시간이 흐르면 표면이 부식되어 떨어져 나가고 빨갛게 녹이 슨다. 산소는 사람이 살아가는데 있어서 호흡을 위해 꼭 필요하지만 금속에 있어 산소란 유해한 경우가 대부분이다. 이러한 현상은 금속원소 자체의 성질에서 기인하는데 합금(alloying)을 통해 개선할 수 있다. 주조에 의해 제작된 치과보철물이 쉽게 부식되거나 변색되면 표면이 거칠어지고 음식물 잔사와 세균이 번식하기 좋은 환경을 제공하여 구강건강을 악화시키며 보철물의 수명을 단축시키게 된다. 따라서 주조용 합금 선택에 있어서 부식저항성이 큰 귀금속계열이나 니켈 또는 코발트 원소처럼 부동태피막을 형성시킬 수 있는 비귀금속계열의 합금을 선택해야만 한다. 또한 결정립계는 융점이 낮아 늦게 응고되어 부식저항성이 낮은 원소의 집중에 의해 편석이 발생할 수 있으므로 적절한 열처리를 시행하는 것도 좋은 방법이다.

1.2.3 생체적합성

생체적합성(biocompatibility)이란 구강 내 장착 또는 생체 내 식립 되는 재료들이 시간의 경과에 따라 위해작용을 일으키지 않는 것을 의미한다. 물론 적절한 반응을 일으켜 긍정적인 효과를 주는 것이라 해석되기도 하지만 위해작용을 일으키지 않는 것으로도 생체불활성 또는 생체적합성이 있다고 하겠다.

치과주조용 금속들은 대개 구강 내에 장착하게 되므로 인체조직과 접촉을 하게 되며 금속이온이 용출되면 체내로 흡수되어 반응할 우려가 있다. 특히 1980년대에 들어서는 치과재료의 알레르기 반응에 대한 관심도 고조되었다. 2006년에는 ISO22674(치과용금속재료의 국제규격)에서 베릴륨(Be)을 위해원소로 지정하고 0.02% 이하로 허용하면서 사실상 금지시켰으며 니켈의 경우에도 제조자가 제시한 함량 이상 포함되면 안된다고 규정하였다. 이후 대한민국 식품의약품안전처에서도 유예기간을 두며 2009년 6월부터 치과주조용 금속에서 베릴륨의 사용을 금지해오고 있다.

베릴륨이 함유된 합금은 도재소부(metal ceramic)용 합금으로 메탈-세라믹 시스템에서 금속과 도재의 결합기전 중 가장 중요한 역할인 적절한 산화막을 형성해 주는 것으로 알려져 있다. 위해원소로 지정되어 판매금지 된 이후 금속과 도재가 쉽게 분리되고 도재 소성과정에서 기포가 생기는 등의 치과기공 작업단계에 어려운 상황을 야기하기도 하였지만 점차 베릴륨이 없는 합금들의 성능이 개선되고 캐드캠의

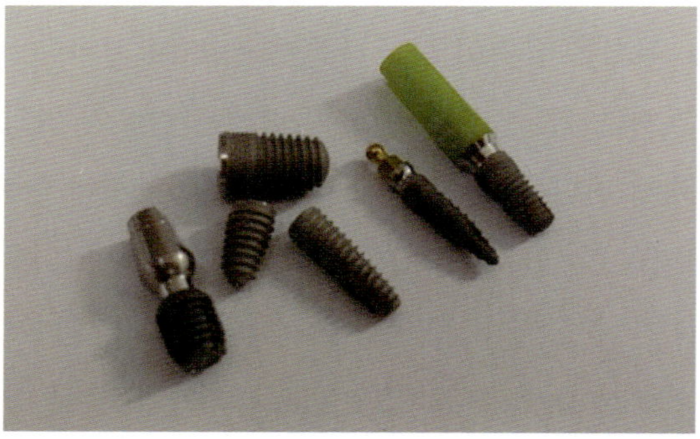

▲ 그림 1-4. 생체적합성이 뛰어난 치과용 임플란트

상용화로 인해 지르코니아 코어를 이용한 전부도재관 제작이 확대되면서 안정화되기는 하였다. 그러나 여러 임상가들은 아직도 도재 금속하부구조물 제작에는 베릴륨이 함유된 합금이 작업하기 더 편하다고들 한다. 그도 그럴 것이 베릴륨이 함유되지 않은 도재소부용 합금들이 식약처의 허가기준 이상의 특성(인장강도, 탄성계수, 금속-도재 결합강도)을 나타내기는 하지만 베릴륨이 함유된 도재소부용 합금은 더 높은 측정값을 보인다.

티타늄 및 티타늄 합금은 생체적합성이 뛰어나 치과용 임플란트와 정형외과용 임플란트 소재로 주목을 받아 왔다. 그러나 용해 시 산화력이 강해 치과보철물 주조보다는 기계가공용 임플란트 제작에 주로 사용되고 있다.

1.2.4 적절한 연마 및 표면 활택성

치과정밀주조에서는 주조체를 얻은 후에도 주입선(sprue pin)을 절단하고 치아의 적합도를 조정하는 등 연마 및 마무리 과정을 필요로 한다. 이 때 금속의 강도가 너무 강하면 주입선을 절단하기도 어렵고 형태를 수정하거나 적합을 맞추기는 더욱 어렵게 된다. 특히 표면을 매끄럽고 활택하게 처리하지 못하게 되면 음식물의 잔류가 쉬워지고 주변 치아에 우식을 유발하거나 치주질환을 일으킬 염려가 있다. 따라서 귀금속합금의 경우는 연화열처리를 위해 주조 후 물속에 침지하는 급랭(quenching)을 하게 되며, 비귀금속합금의 경우는 주조 후 공기중에 방치하여 서냉(bench cooling)을 하게 된다.

이러한 열처리 결과가 모든 합금에서 같지는 않지만 금속의 상태도를 이해한다면 어느정도 예측이 가능하다. 일반적으로 치과주조용 합금은 귀금속합금이 저온에서 경한 성질을 나타내고 비귀금속합금은 고온에서 경한 성질을 보인다. 따라서 귀금속합금은 고온의 연한 결합구조일 때 그 상(phase)의 변태시간을 주지 않고 급랭을 하여 연한 조직상을 얻어내며, 비귀금속합금은 고온에서 천천히 실온까지 냉각하여 자연적으로 원자배열을 연한 결합구조의 상태로 바꿀 수 있도록 시간을 주는 것이다. 이렇게 하면 강도 및 경도는 감소하고 연성 및 전성은 증가하여 연마하기가 수월하게 되며 표면을 활택하고 광택이 나도록 마무리하기에 용이해진다.

1.2.5 적절한 마모도

주조에 의해 완성된 치아보철물은 대합치와 교합관계를 형성하며 저작 때마다 마찰이 일어나게 된다. 이 때 금속의 경도가 너무 크다면 대합하는 치아에 마모를 빠르게 일으키고 교합면을 평평하게 만드는 교모증(attrition)을 일으키게 되며 마모된 양 만큼 치아의 정출을 일으켜서 치근이 노출되면 근면우식과 치주질환으로 이어져 결국엔 발치를 해야 하는 경우가 생기게 된다. 따라서 치과주조용 금속은 치아와 유사한 마모도를 갖도록 하는 것이 바람직하며, 현재로서는 금합금이 가장 적절한 마모도를 갖는다.

1.2.6 적절한 열전도도

구강 내 장착된 주조금속이 융점에까지 이르거나 팽창(expansion) 및 수축이 느껴질 정도의 열적 변화에 노출될 우려는 없지만 뜨거운 음식과 찬 음식에 빈번히 노출된다. 따라서 치과주조용 합금으로는 구강 내 온도와 치아의 온도변화에 유사한 열전도도를 갖는 것이 바람직하다.

제02장 / 금속의 분류

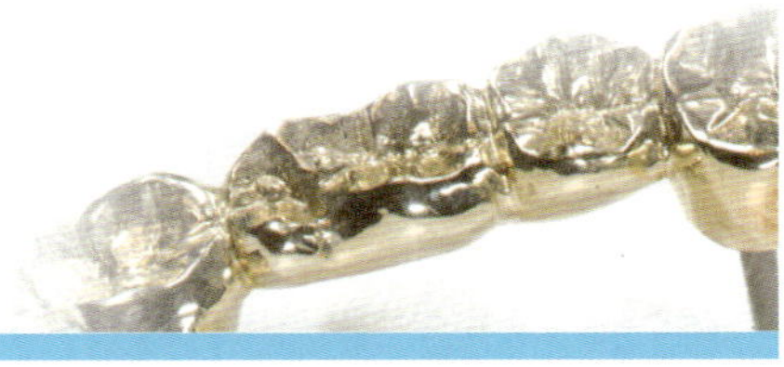

2.1 • 철강재료

공업용 철강재료는 순수한 철(Fe)이 아니며 내부에 탄소(C), 규소(Si), 망간(Mn), 인(P), 황(S) 등의 불순물들이 포함되어 있다. 일반적으로 철강재료는 탄소의 함유량에 따라 다음과 같이 분류할 수 있다.

철강재료
- 순철 C 0~0.03%
- 강 C 0.03~1.5%, Si 0.01~0.3%, Mn 0.3~0.8%, P 0.01~0.05%, S 0.01~0.05%
- 주철 C 2.5~4.5%, Si 0.5~2.0%, Mn 0.5~2.0%, P 0.02~0.05%, S 0.01~0.1%

그림 2-1은 Fe-Fe_3C 평형상태도이다. y축에는 온도, x축에는 탄소의 함유량이 표시되어 있으며 탄소 함유량이 6.67%까지 나타나 있다. 이 상태도는 온도와 탄소 함량에 따라 안정한 상이 다르다는 것을 의미하며, 탄소의 함량을 달리하거나 온도를 조절하여 고상 또는 액상 그리고 고체상태에서도 강하거나 약한 정도의 원하는 물리적 성질의 상을 만들어낼 수 있다는 것을 의미한다.

예를 들어 탄소가 3% 함유된 합금(주철)은 727℃ 이하의 온도에서 α+세멘타이트라는 고체상으로 존재하고 실온으로부터 온도가 점점 상승하여 727℃ 이상으로 상승하게 되면 γ+세멘타이트 라는 상으로 전이하게 된다. 상전이에 충분한 시간이 경과하게 되면 안정한 상을 유지하게 되고 계속 온도가 상승하여 1148℃ 이상으로 높아지면 γ+액상으로 고체와 액체가 공존하는 구역에 도달하게 된다. 계속해서 온도가 상승하여 1400℃ 근처에 도달하게 되면 이제 고체의 상태는 존재하지 못하고 모두 액체의 상태 즉 용융금속으로 상태를 유지하게 된다.

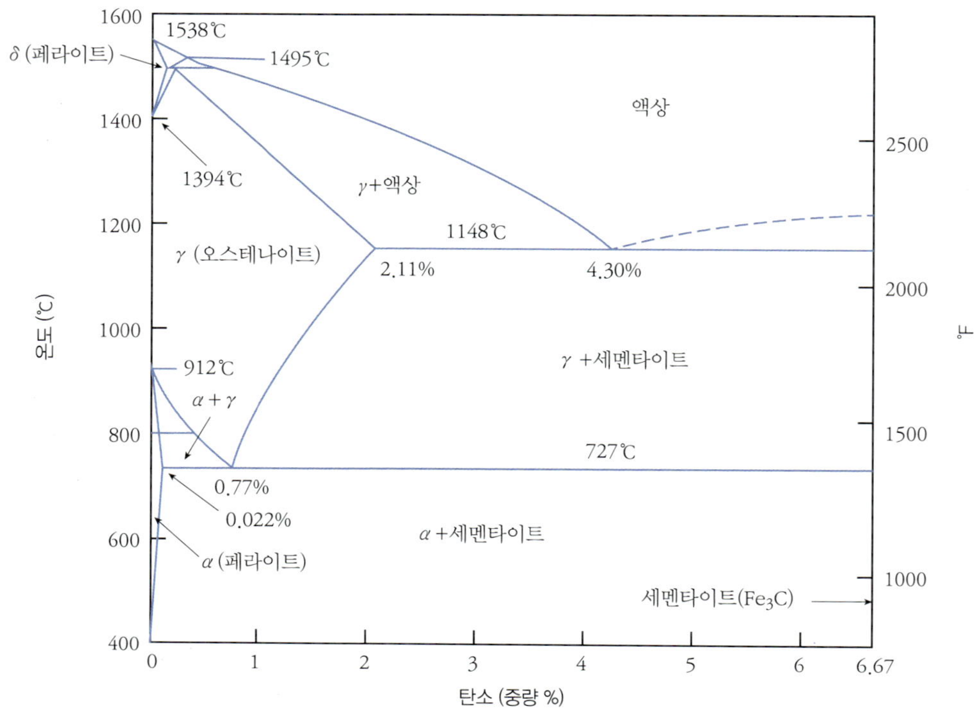

▲ 그림 2-1. Fe-Fe_3C 평형상태도

▶ 표 2-1. 주물재질별 용도

재 질	용 도
회주철	자동차부품, 섬유기계, 공작기계, 인쇄기계, 수력기계, 전기기계, 수도용 주철관, 기계부품용, Ingot molds
가단주철	자동차부품, 기계구조용 부품(밸브, 관이음새)
구상흑연주철	자동차부품, 수도용 주철관(압력pipe), 제철용품(roll), 농업기계, Engine, Pumps & compressors, Valves and fitting
C. V흑연주철	자동차부품, 제철용품
주강	기계구조용부품, 철도차량부품, 토목기계, 수력기계, 제철기계, 선박용부품, 광산기계
동합금주물	기계구조용, 선박용부품, 수력기계
경합금주물	자동차부품, 펌프, 광학기계, 기타……

순철은 현재 거의 생산되지 않고 있으며 금속조직학적으로 탄소가 2% 이하 포함되면 강, 2% 이상 포함되면 주철 또는 선철로 분류한다. 보통의 강에 특수한 성질을 부여할 목적으로

니켈(Ni), 크롬(Co), 텅스텐(W), 몰리브덴(Mo) 등을 첨가하거나 기존의 불순물 함유량을 많게 하면 내마모강 등의 합금강이 되며 주조의 원자재로 쓰이는 철강재료는 주철 또는 선철이라 한다. 선철과 주철은 성분적으로 동일하며 주조가공에 쓰이지 않고 일반 가공과정을 거치는 것을 선철이라 한다. 주철 주물은 내식성과 생체적합성이 좋지 않아 치과주조용 금속으로는 사용되어지고 있지 않으며 주로 기계구조용 부품 등으로 사용되고 있다.

2.2 • 비철금속재료

비철금속재료는 주성분이 철(Fe)이 아닌 금속(metal) 및 합금(alloy)을 말하며 구리(Cu), 니켈(Ni), 알루미늄(Al), 마그네슘(Mg), 티타늄(Ti) 등이 합금의 형태로 많이 사용되고 있다. 치과기공물 주조에는 니켈-크롬, 코발트-크롬, 티타늄 합금 등을 주로 사용한다. 가끔 비금속재료와 혼동이 되기도 하는데 비금속재료는 금속이 아닌 재료를 의미한다.

2.3 • 귀금속재료

귀금속은 산출량이 적어 희소성이 있으면서 값이 비싼 금속을 이르며 여러 가지 제반성질이 우수한 금속을 말하는데 원소 주기율표 상의 중앙에 위치한 금속들이다. 루테늄(Ru), 로듐(Rh), 팔라듐(Pd), 은(Ag), 오스뮴(Os), 이리듐(Ir), 백금(Pt), 금(Au) 등이 귀금속 원소이며 이러한 귀금속 원소들의 총 량이 규정된 함량(25 wt%) 이상 포함된 합금을 귀금속합금이라고 한다. 이 중에서 은은 희소성이 떨어져서 준 귀금속으로 분류하기도 한다. 치과용 귀금속합금에 대한 규정은 국제규격인 ISO 22674 또는 식약처에서 발행한 의료기기 기준규격 중 치과용귀금속합금편에 규정되어 있다.

▶ 표 2-2. 치과용 귀금속합금 구성성분의 허용오차

합 금	성분 함량	
	1.0%～20% 성분	20% 초과 성분
비귀금속합금	최대 1.0%	최대 2.0%
귀금속합금	최대 0.5%	최대 0.5%

* ISO22674

▶ 표 2-3. 기계적 특성

유 형	항복강도(MPa) 최소	연신율(%) 최소	탄성계수(GPa) 최소
0	–	–	–
1	80	18	–
2	180	10	–
3	270	5	–
4	360	2	–
5	500	2	150

* ISO22674

2.4 • 비귀금속재료

순금속으로 말하면 귀금속 원소가 아닌 금속을 말하며 합금 중에 귀금속 원소들의 총 량이 규정에 미달되는 합금을 비귀금속재료 또는 비귀금속합금이라 한다. 치과 주조용 비귀금속합금으로는 니켈계, 코발트계 그리고 티타늄계 합금 등이 주로 사용되며 이에 대한 규정도 ISO 22674 또는 의료기기 기준규격 치과용비귀금속합금I(코발트계)와 치과용비귀금속합금II(니켈계)편에 규정되어 있다. 특히 니켈에 대한 규정은 위해원소로 규정되어 반드시 제조자가 그 함량을 0.1 wt%의 정밀도로 표시하여 제공하도록 규정하고 있다.

2.5 • 생체금속재료

생체금속은 사람의 구강 내에 장착되거나 몸 안에 식립되는 의료기기에 사용되는 금속재료들을 말하며, 주조가공으로 제작된 치과보철물과 교정용 와이어 장치물 그리고 체내에 식립되는 임플란트가 대표적이다. 그러나 대부분의 금속은 구강내 환경 또는 체내 환경에 매우 열악하다. 온도는 항상 따듯한 체온을 유지하고 때로는 뜨겁거나 찬 음식 그리고 산성 및 알칼리성 음식들이 반복적으로 접촉되고 습한 환경은 전해질로 작용하여 동종 또는 이종 금속간의 전위차를 발생시킨다. 여기에서 금속이온이 용출되어 체내에 쌓이게 되면 목숨이 위험한 상황에까지 이를 수 있다. 따라서 시험검사를 통해 생체적합성이 증명되고 식약처에 허가를 받은 금속재료만을 사용할 수 있다. 이러한 생체금속에는 귀금속계열과 비귀금속으로는 금속표면에 부동태 피막을 형성시킨 니켈계 또는 코발트계 합금이 주로 사용되며 순금속으

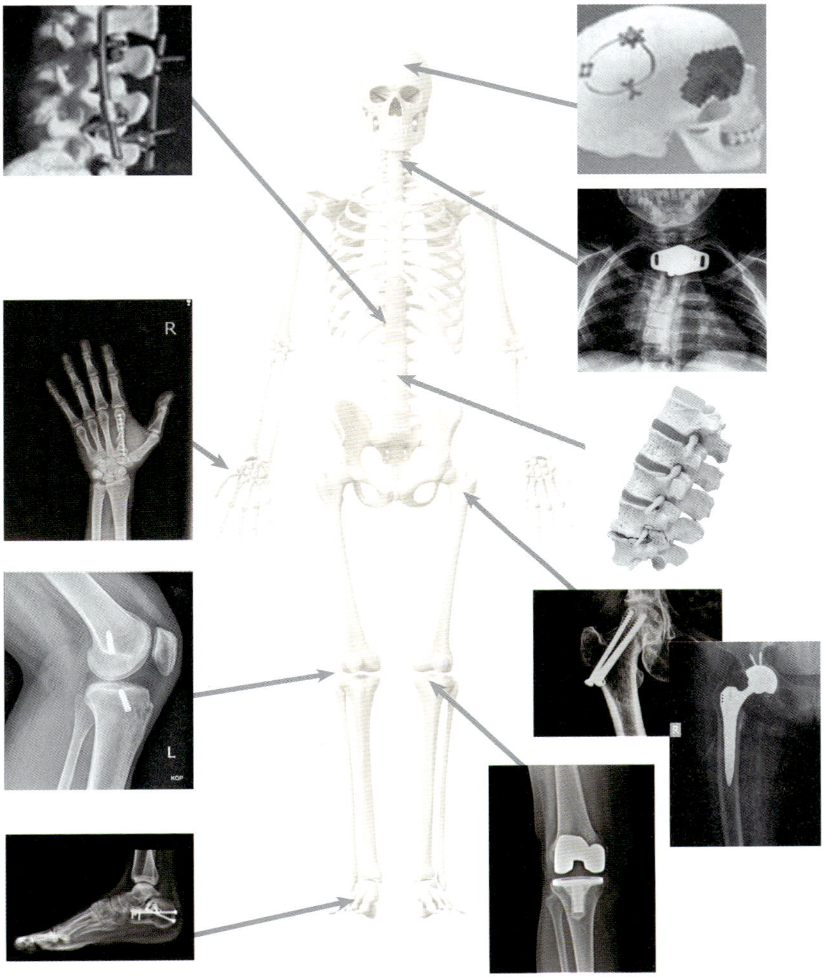

▲ 그림 2-2. 생체적합성 금속소재

*자료: 지식경제부, WPM 바이오메디컬 소재 기획보고서, 2010.

로는 티타늄이 주를 이룬다. 티타늄은 산화력이 커서 자연적으로 표면에 티타니아(TiO_2) 피막을 형성시키며 인위적으로 제거하더라도 주변에 산소(O_2)만 존재하면 곧바로 티타니아 피막이 재형성된다.

정형외과 · 성형외과용 생체의료용 기기로는 인공관절(고관절, 슬관절, 견관절), 척추 고정용 레일, 골 접합용 판, 나사, 골고정체, 추간체 고정보형제, 두개 성형판 고정체, 악안면 성형용 판, 악안면 성형용 나사 등을 들 수 있으며 치과용 생체금속재료는 치과용 임플란트, 주조용 귀금속합금 및 비귀금속합금, 치열교정용 NiTi합금 등이 대표적이다.

제03장 / 합금

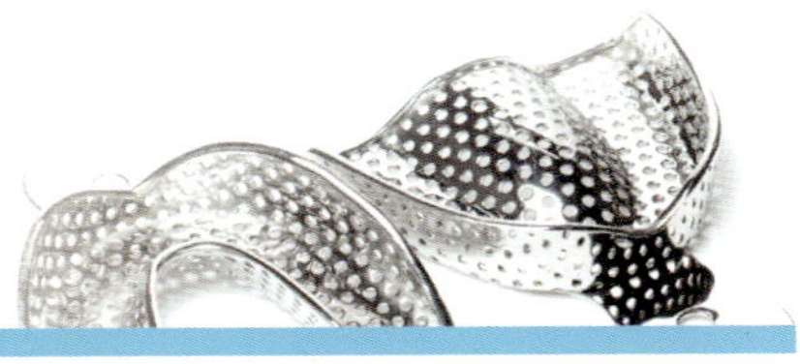

3.1 • 합금의 정의

합금(alloy)이란 두 가지 종류 이상의 금속 원소 상호간의 결합 또는 금속과 준금속을 결합시킨 것이다. 그 중 한 가지 원소 이상은 반드시 금속이어야 하고 또한 합금이 이루어진 후에도 금속의 특성을 유지하고 있어야 한다. 예를 들어 알루미늄은 금속원소이지만 비금속 원소인 산소와 결합하여 알루미늄 산화물을 형성할 수 있는데 이는 산화알루미늄이며 특히 알루미늄 2개와 산소 3개의 비율로 결합한 것을 알루미나(Al_2O_3)라고 한다. 이 알루미나는 금속의 특성을 잃고 세라믹의 특성이 나타나게 된다.

대부분의 금속재료는 합금의 상태로 이용되며 치과용 금속재료도 순금 박충전(foil filling)을 제외하고는 대부분이 합금을 사용하는데 일반적으로 순금속은 연하므로 용도에 따른 충분한 강도를 갖지 못하기 때문이다. 비행기를 알루미늄 순금속으로 제작하면 비행할 때 날개가 비틀어지며, 철교를 순철로 만들면 기차가 지나갈 때 휘어질 것이다. 그래서 알루미늄의 합금인 두랄루민과 강철을 사용한다. 가공경화를 하면 금속의 강도는 최대로 되기 때문에 가공경화시킨 순금속을 사용하는 수 도 있으나 특수한 경우이다.

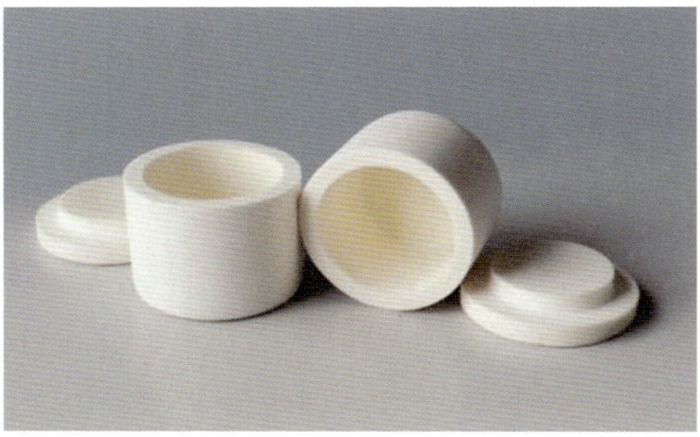

▲ 그림 3-1. 금속의 특성을 잃어버린 알루미나 용기

합금은 금속이 용융상태에서 서로 고용도(solubility)를 갖고 결합되는 것인데 어떤 금속들은 함께 녹아 섞여있어도 고용도를 갖지 않고 각 금속의 비중에 따라

층으로 분리된다. 따라서 이런 금속들의 혼합물은 합금이라 할 수 없다. 그러나 여러 종류의 금속들은 서로 결합되어 순수 단일 금속보다 질이 좋은 합금을 형성한다. 즉 합금을 만들기 위한 각 금속들은 강도, 내식성, 융점의 조절 등의 필요한 성질을 부여해주기 위해 사용된다.

3.2 • 합금의 종류

합금의 분류는 주간이 되는(함량이 많은) 금속의 이름을 취한 철합금, 동합금, 알루미늄합금, 금합금 등이라 부르거나 또는 나타나는 특성에 따라 내열합금, 내식합금, 경합금 등으로 부르기도 한다. 또 학문적으로는 성분의 수에서 2성분계 합금, 3성분계 합금 등이라 부르던

▶ 표 3-1. 각종 순금속의 물리적 성질

원소	원소기호	원자량	융점(℃)	비등점	밀도(g/cm³)	선적 열팽창 계수(×10⁻⁶/℃)
Aluminum	Al	26.98	660.2	2450	2.70	0.236
Antimony	Sb	121.75	630.5	1380	6.62	0.108
Bismuth	Bi	208.98	271.3	1560	9.80	0.133
Cadmium	Cd	112.40	320.9	765	8.37	0.298
Carbon	C	12.01	3700.0	4830	2.22	0.06
Chromium	Cr	52.00	1875.0	2665	7.19	0.062
Cobalt	Co	58.93	1495.0	2900	8.85	0.138
Copper	Cu	63.54	1083.0	2595	8.96	0.165
Gold	Au	196.97	1063.0	2970	19.32	0.142
Indium	In	114.82	156.2	2000	7.31	0.33
Iridium	Ir	192.20	2454.0	5300	22.5	0.068
Iron	Fe	55.85	1527.0	3000	7.87	0.123
Lead	Pb	207.19	327.4	1725	11.34	0.293
Magnesium	Mg	24.31	650.0	1107	1.74	0.252
Mercury	Hg	200.59	−38.87	357	13.55	0.40
Molybdenum	Mo	95.94	2610.0	5560	10.22	0.049
Nickel	Ni	58.71	1453.0	2730	8.90	0.133
Palladium	Pd	106.40	1552.0	3980	12.02	0.118
Platinum	Pt	195.09	1769.0	4530	21.45	0.089
Rhodium	Rh	102.91	1966.0	4500	12.44	0.083
Silicon	Si	28.09	1410.0	2480	2.33	0.073
Silver	Ag	107.87	960.8	2216	10.49	0.197
Tantalum	Ta	180.95	2996.0	5425	16.6	0.065
Tin	Sn	118.69	231.9	2270	7.298	0.23
Titanium	Ti	47.90	1668.0	3260	4.51	0.085
Tungsten	W	183.85	3410.0	5930	19.3	0.046
Zinc	Zn	65.37	420.0	906	7.133	0.397

*Complied from Lyman T(ed) : Metals Handbook, 8th ed., Cleveland, American Society for Metals, 1964, Vol.1.

가 또는 2원합금, 3원합금이라 부르고 있다. 그러나 합금이 가능한 금속원소가 많고 조성을 구성할 수 있는 경우가 너무 많아서 일일이 전부 거론하기는 어렵다.

합금을 하는 방법으로는 기계적 합금화(mechanical alloying)도 있지만 일반적으로는 고온에서 용융된 상태로 융해시켜 제조한다. 치과금속주조기공학에 관련된 합금을 살펴본다면 귀금속합금과 비귀금속합금 그리고 납착용합금(brazing alloy) 정도로 분류할 수 있겠다. 그 밖에 전율고용체합금과 공정합금(eutectic alloy) 등으로 분류하기도 하는데 두 금속을 합금할 때 고상 상태에서 서로 완전이 고용하여 고용체(solid solution)를 형성하는 경우를 전율고용체합금이라 하며 합금의 조성 중 특정 조성에서 두 순금속의 녹는점보다 훨씬 낮은 온도에서 융점이 형성되는 경우를 공정합금이라 한다. 남착용 합금의 중요한 성질 중 하나가 낮은 융점을 가져야 한다는 것인데 이때 공정합금기술이 유용하게 쓰인다.

또 어떤 경우에 있어서는 합금이 응고될 때 원자가 서로 일정한 비율로 배열되어 화학식을 갖는다. 예를 들어 치과용 아말감을 구성하는 가장 중요한 합금가운데 하나는 Ag_3Sn의 화학식을 갖는다. 이런 합금은 일반적으로 복잡한 공간격자를 가지며 상당히 딱딱하지만 잘 깨지는 성질인 취성이 있다. 이런 합금을 금속간 화합물(intermetallic compound)이라 한다.

마지막으로 혼합형 합금은 위에서 살펴본 세 가지 종류의 합금 가운데 두 종류 또는 그 이상을 배합시킨 것이다.

3.3 • 합금의 목적

합금을 하는 목적은 대표적으로 다음과 같다.

- ☆ 부식 방지
- ☆ 변색 방지
- ☆ 강도 조절
- ☆ 경도 조절
- ☆ 용융구간 조절
- ☆ 물리적 화학적 성질 개선

많은 금속원소가 존재하지만 순금속을 그대로 사용하기에는 어려운 경우가 많다. 강도는 우수하지만 부식에 취약하거나 가볍지만 외력에 약하다거나 하는 등 필요로 하는 특성을 모두 갖춘 금속은 드물다. 때로는 강도, 경도도 높으면서 연성, 전성도 커야하는 등 반비례적인 특성이 모두 요구되는 경우도 있다. 따라서 목적에 맞는 금속의 성질을 우선순위에 따라 선택해야 하는데 합금은 그 선택의 폭을 넓혀주는 가장 좋은 방법이다.

치과분야에서의 합금을 하는 목적은 대표적으로 다음과 같다.

☆ 강도를 높이기 위해
☆ 융점을 낮추기 위해
☆ 내식성을 증가시키기 위해
☆ 생체적합성을 증가시키기 위해
☆ 양질의 치과보철물 제작을 위해
  - 기공 작업의 편의성을 위해
  - 적절한 산화막을 형성시키기 위해
  - 초탄성을 발현시키기 위해
  - 비용 절감을 위해

제04장 / 결정과 결합구조

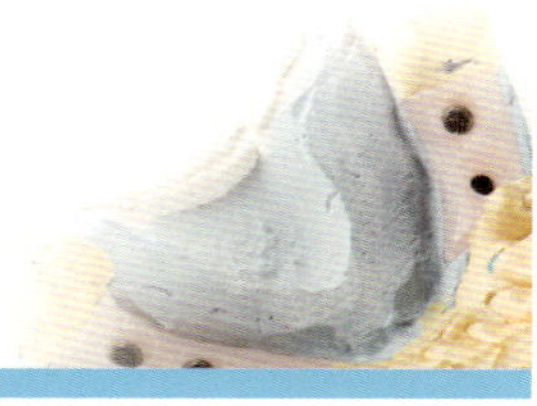

4.1 • 화학결합

모든 물질을 더 이상 쪼갤 수 없을 때까지 분리하면 마지막에 남는 단위가 원자이다. 그러나 원자 한 개로 구성된 물질은 거의 없고 동종 또는 이종 원소간에 결합된 분자의 상태 이상으로 존재하게 된다. 이 때 결합구조가 형성되는데 결합구조에는 수소결합(반데르발스결합), 이온결합, 공유결합 그리고 금속결합 등을 들 수 있다.

수소결합은 반데르발스결합이라고도 하며 물분자와 같이 대전된 극성에 따라 약하게 결합되어 끊어지기도 쉽고 재결합도 쉽다.

물은 극성 분자이다. 예를 들어 중력에 의해 한 줄기로 낙하하는 물 주변에 정전기를 대전시킨 머리빗을 가까이 가져가게 되면 중력가속도의 수직으로 낙하하던 물 줄기가 머리빗 쪽으로 방향을 바꾸게 되고 도달거리가 증가된 만큼 물 분자간의 결합을 쉽게 끊어 물방울이 되었다가 바닥에서는 다시 쉽게 결합하게 된다.

이온결합은 양전성을 띠는 금속원소와 음전성을 띠는 비금속원소에 의해 형성된다. 그러나

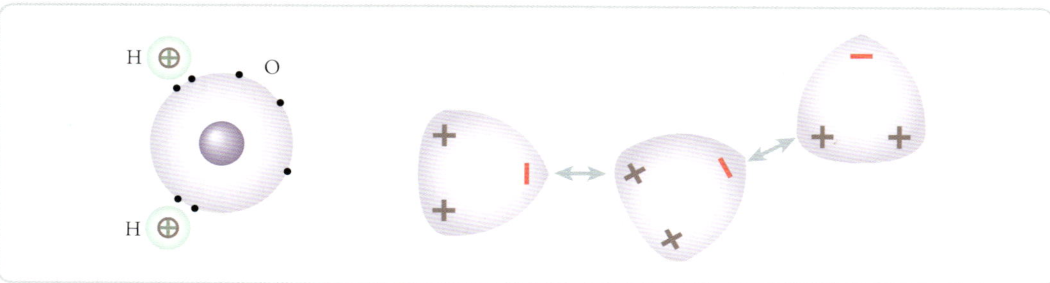

▲ 그림 4-1. 수소결합

원자간의 거리가 너무 가까워지면 척력이 급격히 증가한다. 이온결합성 물질은 고체 상태에서는 부도체, 극성용매의 수용액은 전도체, 취성, 고융점, 고경도 등의 특성을 나타낸다.

공유결합은 비금속성 원소들 사이에서 형성되는데 수소의 경우 전자궤도의 배치에 따라 최외곽에 두 개의 전자를 보유하는 것이 안정적이나 수소 원자는 전자 하나를 갖기 때문에 인접한 수소원자와 중간 위치에 전자를 내어주어 공유하는 결합을 취한다. 탄소의 경우는 최외곽에 8개의 전자를 보유하는 것이 안정적이나 탄

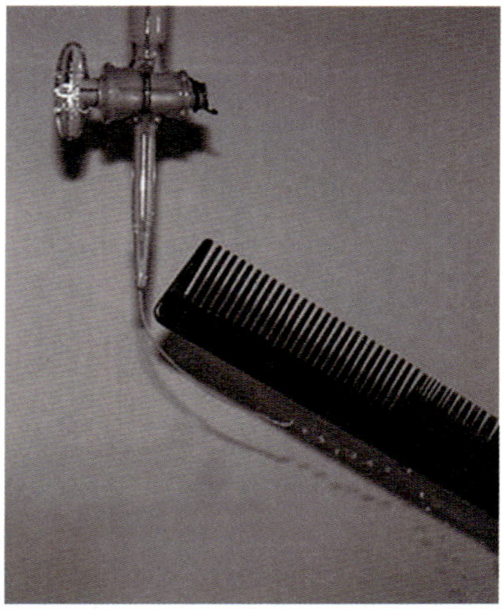

▲ 그림 4-2. 극성 물 분자의 낙하

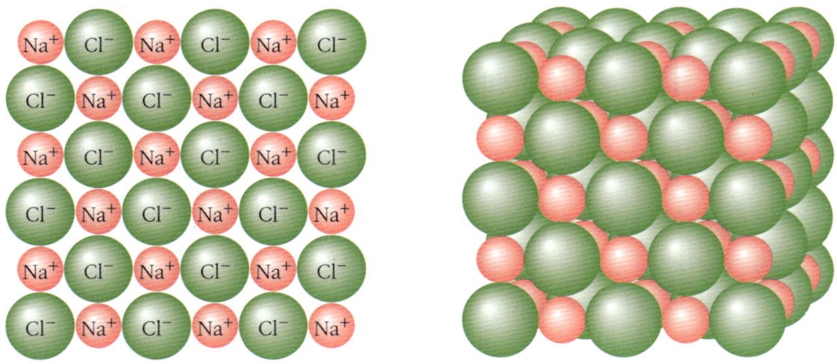

▲ 그림 4-3. 이온결합

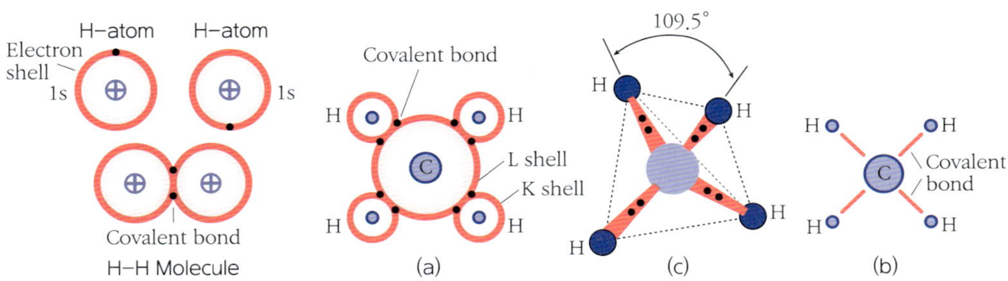

▲ 그림 4-4. 공유결합

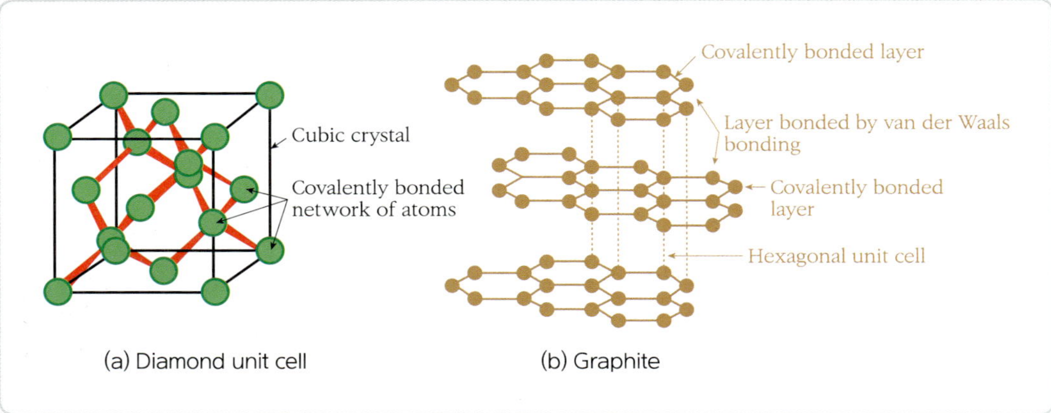

▲ 그림 4-5. 다이아몬드와 흑연의 결합구조

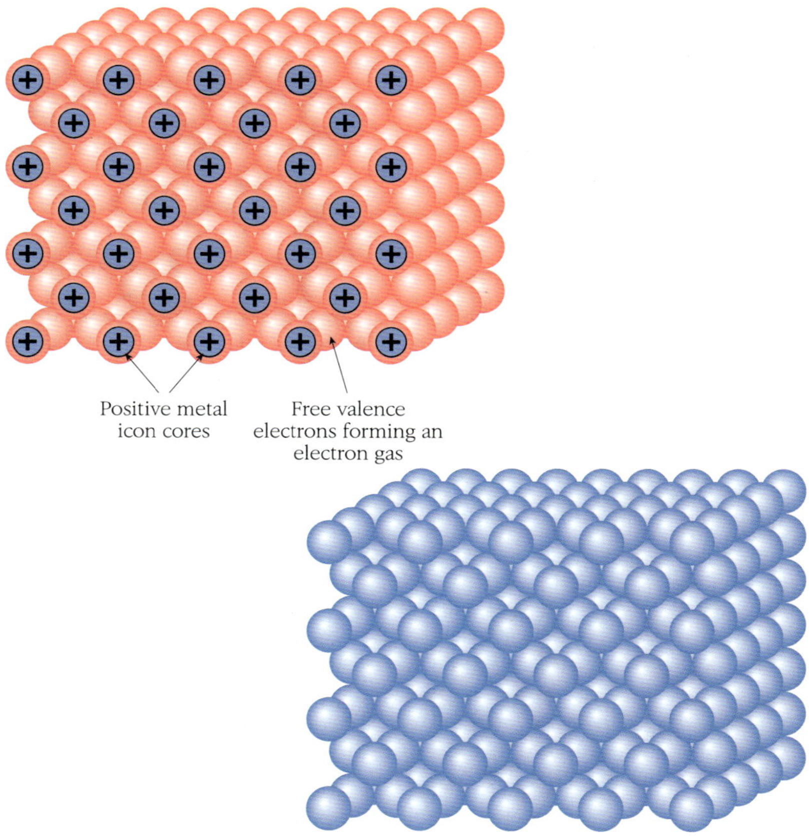

▲ 그림 4-6. 금속결합

소 원자는 전자 4개를 갖기 때문에 전자 하나를 갖는 수소원자 4개를 주위에 끌어들여 8개의 전자를 채우는 공유결합 경향을 가진다. 공유결합성 물질은 공유 배치에 따른 결합방향성을 가지며 절연체이고 낮은 열전도성, 취성, 저융점(다이아몬드, SiC 예외), 저경도(다이아몬드 예외) 등의 특성을 나타낸다.

다이아몬드와 흑연은 모두 탄소 공유결합으로 이루어진 동소체이지만 그 결합구조가 다르다. 흑연은 상온, 대기압에서 안정한 구조이며 다이아몬드는 고온, 고압력에서 안정한 구조이다. 다이아몬드는 알려진바와 같이 가장 단단한 물질이다. 그러나 흑연은 공유결합의 방향성을 가지므로 층 내에서 공유결합을 형성하지만 층과 층 사이의 결합은 반데르발스결합을 형성하므로 층간분리가 쉽게 일어난다. 상온에서 준 안정상인 다이아몬드가 안정한 흑연으로 전이하지 않는 것은 전이를 위한 활성화 에너지가 너무 크기 때문으로 보고되고 있다.

몇 개의 자유전자를 가진 금속원소간의 결합을 금속결합이라 하는데 이온결합성 물질이나 공유결합성 물질과는 달리 전자를 특정위치에 배치하지 않고 인접한 금속원자간에 중첩된 에너지구역의 어딘가로 자유롭게 위치시킨다. 여기에서 금속의 특징인 높은 전기전도도가 나타나며 전성과 연성이 생긴다.

4.2 • 결정구조

금속뿐만 아니라 모든 물질은 원자(atom)를 단위로 하여 구성되어 있다. 이러한 원소는 주기율표 상에 그 화학적 및 물리적 성질에 따라서 규칙적으로 배열되어 있다. 결정(crystal)이란 삼차원적 공간에서 규칙적 배열을 한 원자의 집합체이다. 원자의 크기는 원소의 종류에 따라 다르다. 원소 주기율표에서는 일반적으로 원자번호가 가장 빠른 수소의 원자 크기가 가장 작고 원자번호가 커질수록 원자의 크기도 커진다. 예를 들면 철(Fe) 원자의 크기는 수소(H) 원자의 56배가량 된다.

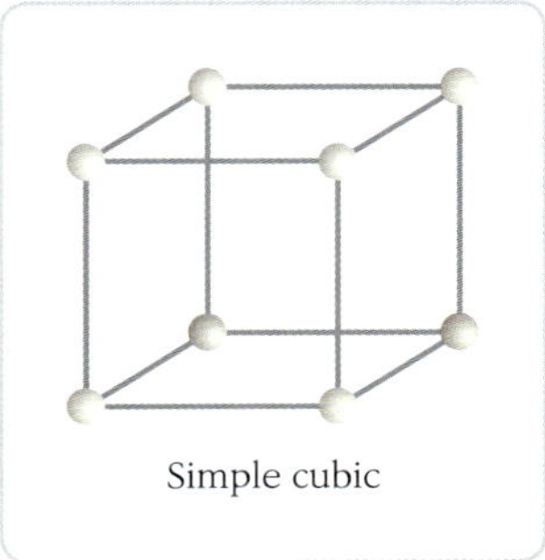

▲ 그림 4-7. 단순입방구조(SC)

결정은 그 구조가 규칙적으로 이루어진다. 만약 결정의 크기를 동일하다고 가정하면 구형의 원자가 규칙적인 단일 결정구조의 내부를 채울 수 있는 몇 가지 방법이 있다.

첫 번째는 단순입방(simple cubic)구조로 3차원적인 구조적 공간의 꼭짓점 마다 원자를 배치하는 형태이다. 이 때 정육면체 공간에 모든 원자들이 접촉하고 있다면 원자의 공간 점유율은 52%가 되며 각 꼭짓점(8개)에 위치한 원자는 1/8개만 정육면체 공간에 해당하기 때문에 단위포(unit cell)에 한 개의 원자를 포함하게 된다. 많은 부분이 빈 공간으로 남아있는 것이다. 정육면체 한 변의 길이(원자간의 거리)는 격자상수(lattice constant)라고 부른다.

두 번째는 체심입방(body centered cubic)구조로 단순입방구조 내 정 중앙에 원자를 하나 더 배치하는 형태이다. 이 때 모든 원자들이 접촉하고 있다면 원자의 공간 점유율은 68%가 되며 정 중앙에 원자 1개 그리고 각 꼭짓점에 1/8개의 원자가 해당되어 단위포에는 2개의 원자가 포함된다($1+1/8\times 8=2$). 단순입방구조보다 충진율이 좋아졌다고 할 수 있다.

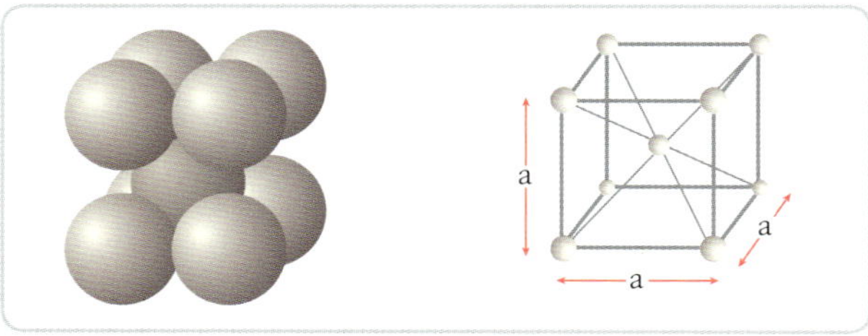

▲ 그림 4-8. 체심입방구조(BCC)

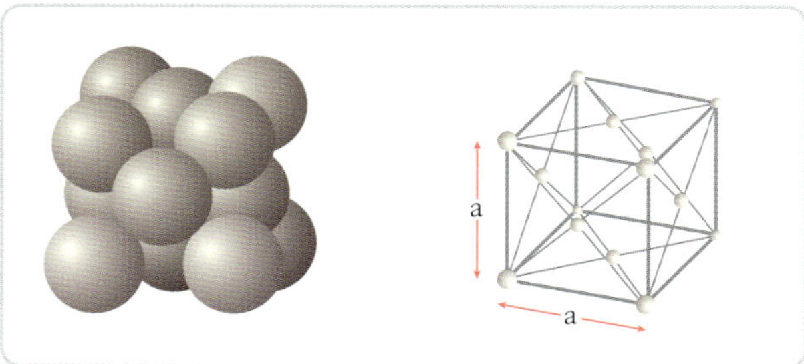

▲ 그림 4-9. 면심입방구조(FCC)

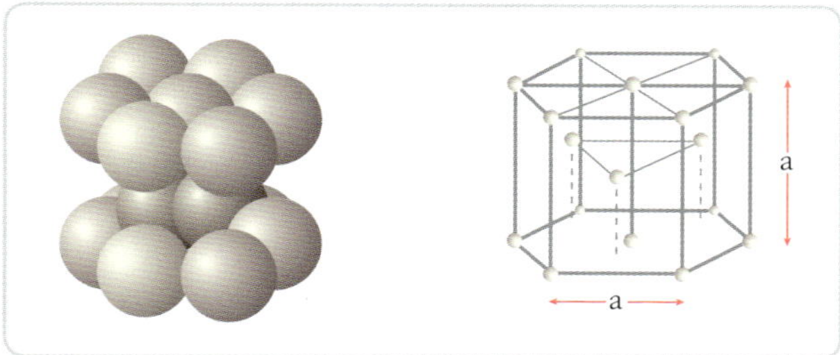

▲ 그림 4-10. 육방조밀충진구조(HCP)

세 번째는 면심입방(face centered cubic)구조로 단순입방구조에서 육면체의 각 면(6개) 중앙에 원자를 하나씩 더 배치하는 형태이다. 이 때도 모든 원자들이 서로 접촉하고 있다면 원자의 공간 점유율은 74%가 되며 단위포 내의 원자 개수는 $(1/2\times 6)+(1/8\times 8)=4$개가 된다. 체심입방구조보다 충진율이 더 좋아졌다고 할 수 있다. 면심입방구조는 정육면체 공간 내에 구형의 물체를 최대의 부피로 채울 수 있는 방법이라서 입방최밀충진(cubic closed pack)이라고도 한다.

네 번째는 육방조밀충진(hexagonal closed pack)구조로 입방구조들과 달리 육각기둥의

▶ 표 4-1. 금속원소의 결정구조

결정구조	금속원소
SC	–
BCC	Li, Na, Cr, Fe, Mo, W
FCC	Al, Ca, Fe, Ni, Cu, Pd, Ag, Pt, Au
HCP	Be, Mg, Ti, Co, Zn, Y, Zr

구조를 갖는다. 공간지각능력을 살려 살펴보면 약간 비틀어진 체심입방구조가 3개 합쳐진 형태이기도 하지만 연속된 육방조밀충진구조를 다른 방향으로 단위를 분리해 보면 면심입방구조와 같다. 따라서 육방조밀충진구조에서도 모든 원자들이 서로 접촉하고 있다면 원자의 공간 점유율은 면심입방구조와 같이 74%가 된다.

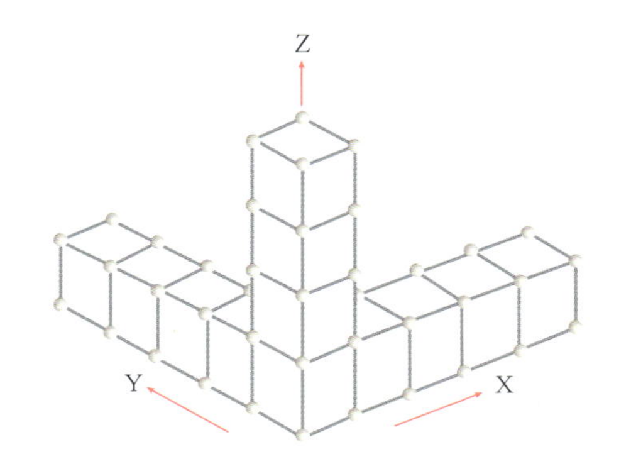

▲ 그림 4-11. 연속된 단위격자

금속에 있어서 단일 원소로 이루어진 순금속의 경우 위에서 설명한 결정구조 중 한 가지의 결정구조를 이루게 되는데 단순입방구조는 거의 찾아볼 수 없으며 일반적으로 BCC나 FCC 또는 HCP의 결정구조로 이루어져 있다. 치과용으로 주로 사용되는 금속의 결정구조는 표 4-1에 나타내었다. 금속은 온도변화에 따라 결정구조가 변할 수 있는데 고체상에서 액체상으로 변하는 것 외에 고체상태를 유지하면서도 결정구조가 바뀔 수 있다. 이것을 상변태(phase transformation) 또는 상전이(phase transition)라고 한다.

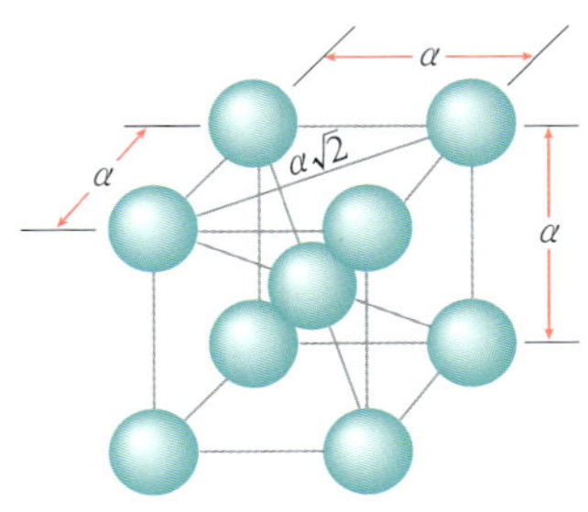

▲ 그림 4-12. 격자상수 a

결정구조는 일정한 규칙과 간격을 가지고 3차원적으로 연속하여 배열된다. 그 중 가장 작은 단위를 단위격자(unit cell) 또는 단위포라고 하며 단위격자의 한 변의 길이를 격자상수라고 한다.

한 개의 단위격자에 포함된 원자의 개수는 단순입방구조의 경우 1개이다. 각 꼭짓점에 원자가 하나씩 있지만 실제로는 8개의 단위포에 하나의 원자가 걸쳐 존재하기 때문에 1/8×8=1이 된다. 체심입방구조의 경우는 단위포의 중심에 하나의 원자를 온전하게 포함하므로 1/8×8+1=2개가 되며 면심입방구조의 경우 단위포의 각 면에 1/2개씩 더 포함하고 있으므로 1/8×8+1/2×6=4개가 된다.

4.3 • 구조결함

금속을 이해하는데 있어서 결함(defect)은 아주 중요한 역할을 한다. 결정구조는 규칙적인 배열상태를 이루고 있지만 어느 정도 규칙성을 잃은 부분이 반드시 있으며 이러한 불규칙을 결함이라 한다. 결정결함에는 점결함, 선결함, 면결함 등이 있으며 결함의 존재로 금속의 소성변형특성이 나타날 수 있다. 결함을 잘 다루게 되면 원하는 금속의 성질을 얻을 수 있다.

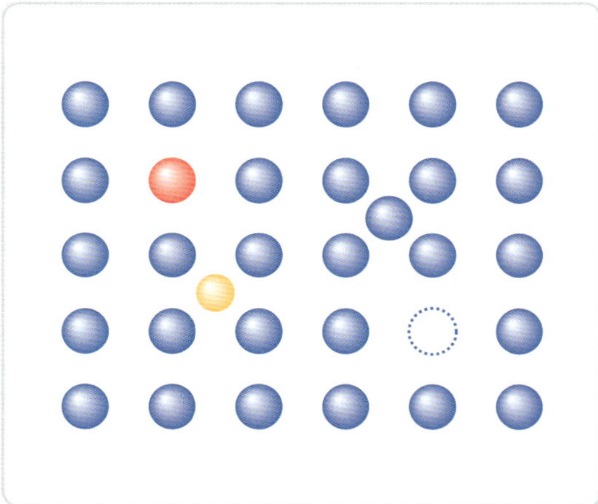

▲ 그림 4-13. 격자결함

격자결함은 결정 내부 원자배열의 불규

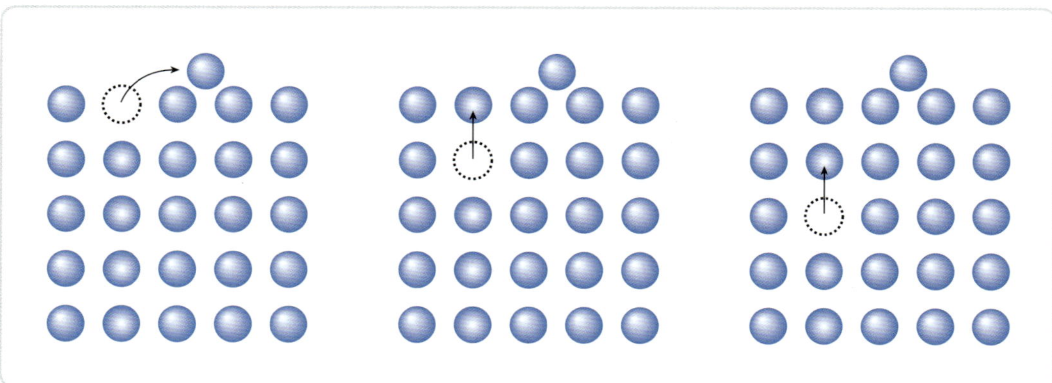

▲ 그림 4-14. 공공의 발생과 원자의 이동

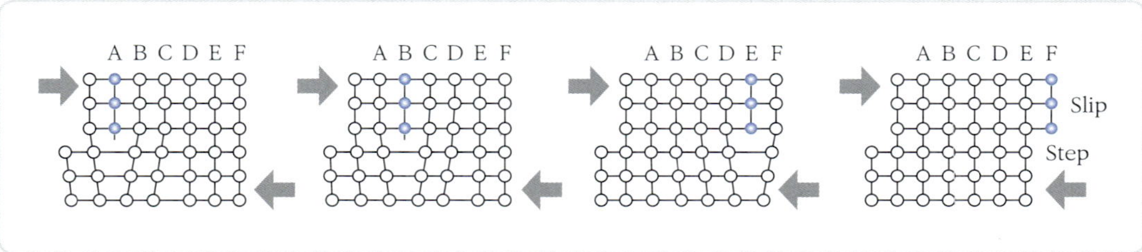

▲ 그림 4-15. 전위의 이동

칙으로, 원자가 규칙적으로 존재해야 하는 지점에 원자가 없는 것을 공격자점(vacancy), 규칙적인 격자들 사이에 원자가 하나 더 위치하고 있는 것을 격자간원자(interstitial atom)라고 하며, 불순물 원자가 격자자리에 끼어들면 치환형, 격자사이에 끼어들면 침입형 불순물원자라 하여 점결함이라고 한다. 공격자점은 공공(vacancy)이라고도 하며 공공이 생기게 되면 원자가 위치할 수 있는 자리가 생겨서 확산(diffusion)운동에 의해 이동을 할 수 있게 된다.

격자결함이 연속된 것을 전위(dislocation)라 하고 선결함이라고도 하는데 금속의 소성변형을 설명하는데 매우 중요하다. 외력이 가해졌을 때 결정구조가 완벽하다면 저항하는 힘이 클 것이다. 그러나 규칙성이 끊어진 부분이 존재한다면 외력이 가해졌을 때 쉽게 결합을 끊고 유사한 환경에서 재결합을 형성할 수 있다. 이러한 성질이 금속의 모양을 변형시킬 수 있는 이유이다.

금속은 하나의 결정으로 이루어지지 않고 여러 단결정(single crystal)들이 모인 다결정(poly crystal)으로 이루어진다. 결정구조 내부에 결함이 없다고 가정하면 단결정 내 규칙구조는 동일하다 그러나 수많은 단결정들이 모여서 다결정 상태로 금속이 이루어지기 때문에 단결정과 단결정 사이에는 규칙이 달라지는 계면이 형성되게 된다. 이렇게 생겨난 계면을 결정립계(grain boundary)라고 한다. 또한 내부에서 외부로 이동함에 따라 가장자리인 표면이 나타나게 되는데 계면과 표면은 일정한 결정구조의 규칙이 사라지는 지점으로 표면결함 또는 면결함이라 한다. 결합구조로 설명하자면 원자들은 주변의 원자들과 상, 하, 좌, 우, 앞, 뒤로 규칙적인 결합을 보여야 하지만 계면이나 표면에는 연결할 원자가 없어 연결에너지가 남고 높은 에너지상태를 갖게 된다.

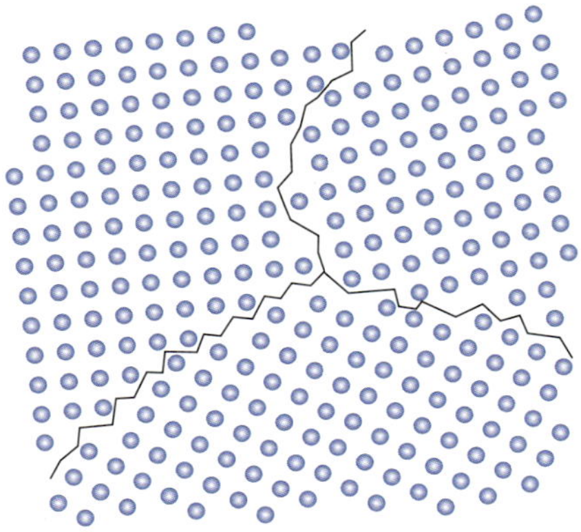

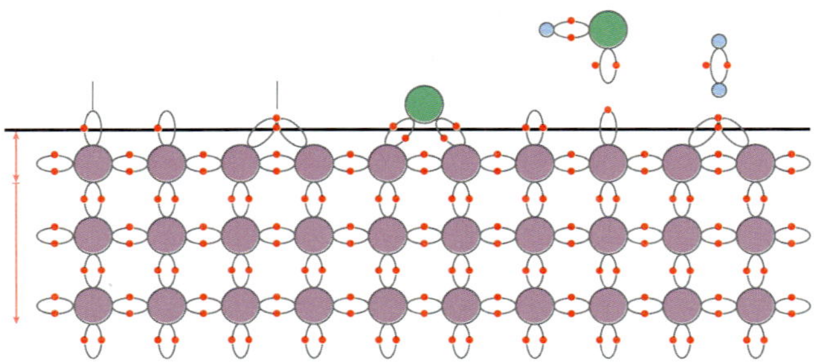

▲ 그림 4-16. 면(계면)결함

제05장 / 열역학과 상태도

세상에 존재하는 모든 물질은 온도와 압력이라는 조건에 따라 고체, 액체, 기체의 상태를 유지하게 된다. 높은 산을 오르거나 깊은 물속에 들어가지 않는 이상 압력은 크게 변하지 않지만 제한적인 공간 내에서는 인위적으로 압력을 변화시킬 수 있고 온도는 자연적으로도 계절변화에 따라 평균 기온이 변하며 공간에 크게 제한을 받지 않으면서 가열 또는 냉각의 기술을 이용하여 인위적으로 변화시킬 수 있다. 결과적으로 온도와 압력이 변화되면 물질의 상태 즉 고상이 액상으로 액상이 기상으로 또는 기상이 고상으로 상태를 변화시킬 수 있다는 것이다. 특히 쉽게 조절할 수 있는 것이 온도이기 때문에 열에 대해 이해하는 것은 재료를 다루는 사람에게 매우 중요하며 열역학의 기초지식이 없이는 쉽게 학습하기 어려울 것이다.

물의 경우 저온에서는 고체, 상온에서는 액체, 고온에서는 기체의 상태를 유지한다. 간단히 설명하면 분자량이 낮으면 기체 또는 액체상태를 유지하다가 분자량이 높아져서 고분자가 되면 고체의 상태로 변한다고 할 수 있으나 더 깊이 들어가면 결국엔 에너지에 대해 이야기하지 않을 수 없다. 분자간에 결합에너지가 강하면 서로 강하게 결합하여 고체상태를 유지하지만 외부에서 더 큰 열에너지를 받으면 결합이 끊어지게 되고 자유롭게 이동하게 되다가 더 작은 분자단위로 끊어지게 되면 가벼워져서 대기중에 떠다니게 되는 것이다. 이것을 물에 빗대어 설명하면 얼음일 때는 모양을 바꾸지 못하다가 온도가 높아져서 녹게되면 자유로이 흐르면서 모양을 바꾸고 분리되었다가 합쳐지기도 한다. 그러다가 끓는점 이상의 온도에서는 형체도 없이 허공을 떠돌게 되는 것이다.

모든 에너지는 높은 곳에서 낮은 곳으로 흐른다는 개념이 있다. 물은 위에서 아래로 흐르고 충전된 배터리는 방전되는 방향으로 흐르게 된다. 물론 노동이나 기계적 에너지를 통해 아래서 위로 물을 퍼 올릴 수도 있고 전기에너지를 통해 방전된 배터리를 충전할 수도 있지만 자연적인 상황에서는 전자의 경로를 따른다. 이런 에너지의 흐름을 볼 때 에너지는 바닥까지 소모되는 방향으로 가는 것이 자연스러운 것이다. 여기에서 '바닥상태' 라는 개념이 또 출현하게 되는데 모든 물질은 바닥상태를 유지하려고 한다. 다시 말하면 가장 안정한 상태를 유지하려고 하는 것이다. 마지막으로 알아야 하는 개념은 깁스 자유에너지이다. 물질은 어떠한 상황과 조건 하에서 깁스 자유에너지가 가장 낮은 상태로 그 형태를 유지한다.

깁스 자유에너지는 다음과 같이 열역학 공식으로 나타낼 수 있다.

$$G = H - TS$$

여기서 H는 엔탈피, T는 절대온도, S는 엔트로피를 나타낸다. 엔탈피는 계의 열용량을 측정한 값인데 이것은 다음과 같이 정의된다.

$$H = E + PV$$

이때 E는 계의 내부에너지이고, P는 압력, V는 부피이다. 내부에너지는 물질의 내부에 존재하는 원자의 위치에너지와 운동에너지 등의 총 에너지를 나타낸다.

따라서 깁스 자유에너지는 $G = E - TS + PV$ 와도 같다.

E : 내부에너지

T : 절대온도

P : 압력

V : 용적

S : 엔트로피

H : 엔탈피

깁스 자유에너지는 G로 표현하며 G_g는 기체상태의 깁스자유에너지, G_l과 G_s는 액체상태와 고체상태의 깁스 자유에너지를 의미한다.

5.1 • 물질의 상태

물질은 온도와 압력에 따라 고상, 액상 및 기상 중 가장 안정한 상태로 존재하게 된다. 고체가 액체로 변화하는 것을 용해, 용융 또는 융해라고 하며 액체가 기체로 변화하는 것은 기화라고 한다. 반대로 기체가 액체로 변하는 것을 액화, 액체가 고체로 변하는 것을 응고라 하며 고체가 기체로 변하거나 기체가 고체로 변하는 것은 승화라고 한다.

온도와 압력을 변수로 생각할 때 그 조건에서 가장 낮은 깁스 자유에너지를 갖는 상태로 물질은 존재하게 되는데 온도나 압력이 변하게 되면 깁스 자유에너지도 변하게 되어 더 낮은 깁스 자유에너지를 갖는 상태로 물질은 변화를 진행한다. 만약 변수가 고정된다면 물질은 그 상태를 계속 유지할 것이다.

가장 쉬운 예로 물의 경우를 생각해보면 0℃에서 고체인 얼음은 녹기 시작하여 온도 상승에 따라 액체로 변한다. 온도가 계속 상승하여 100℃에 이르게 되면 물은 기체 상태로 변하기 시작할 것이다. 물의 상태도(phase diagram)를 살펴보면 삼중점인 T 지점에서는 고체와 액체 그리고 기체가 모두 존재한다. TA 곡선 상에서는 물과 수증기가, TB 곡선 상에서는 얼음과 수증기 그리고 TC 곡선 상에서는 얼음과 물이 공존하는데 다시 말하면 두 상태의 깁스 자유에너지가 같다는 의미이다.

물의 상태도에서 x축은 온도, y축은 압력을 나타낸다. 대기압 하에서 온도는 변화시키지 않으면서 물의 상태를 바꿀 수 있는 방법이 있는데 이런 방법을 동결건조법이라고 한다. 물의 상태도는 일반적인 물질들과 달리 용해곡선이 낮은 온도의 방향으로 형성되기 때문에 대기압 하에 얼음이 되기 직전 온도인 물에 더 이상의 온도변화 없이 압력만 낮추게 되어도 얼음이 되고 계속 압력을 낮추어 승화곡선 아래까지 내려가게 되면 물은 증발하여 없어질 것이다. 이런 방법을 이용하여 무나 당근 등의 모양과 형체를 유지하면서 내부에 존재하는 수분만 건조시킬 수 있는 것이다. 반대로 설명하자면 스케이트가 얼음 위에서 미끄러져 나가는 것을 설명할 수 있다. 평범하게 생각해보면 얼음이 미끄러워서 스케이트가 미끄러진다고

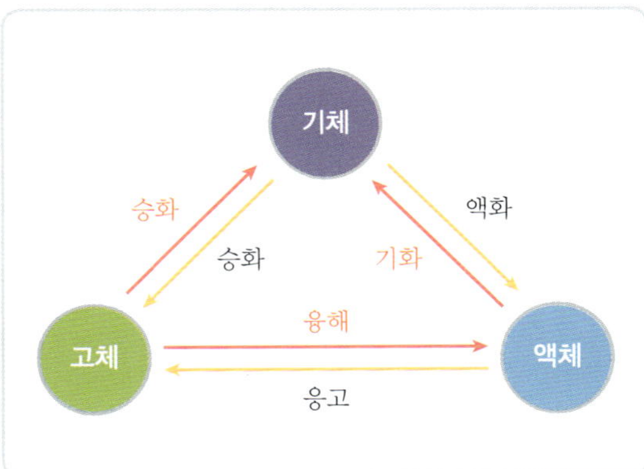

▲ 그림 5-1. 물질의 상태

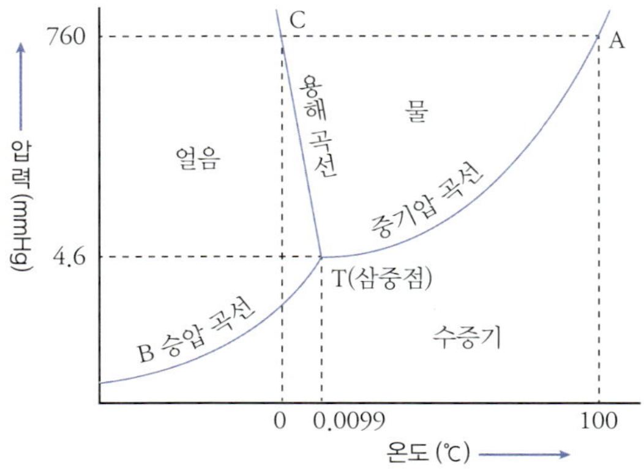

▲ 그림 5-2. 물의 상태도

생각할 수 있는데 사람의 체중이 스케이트 날을 누르게 되고 압력이 상승하면서 온도의 변화 없이 얼음을 물로 변화시킨다. 그러면 스케이트 날과 얼음 사이에 물이 생기고 마찰력을 감소시켜 미끄러질 수 있는 것이다.

물과 같이 몇몇 예외적인 물질을 제외하면 대부분의 상태도는 그림 5-3과 같다. 순금속의 경우 $0T_tL'$ 하부에서는 기상, $S'T_tL'$ 사이에서는 액상, $0T_tS'$ 위에서는 고상으로 존재하게 되며 곡선 상에서는 두 상이 공존하고 T_t 점에서는 세 상이 함께 공존하여 3중점이라고 한다. 여기에서는 깁스 자유에너지 외에 상률이라고 하는 자유도의 개념이 등장하는데

$F = C - P + 2$ 의 식이 주어진다.

F: 자유도

C: 성분

P: 상

위의 각 단상에서는 C=1, P=1. 따라서 F=1−1+2=2이다. 즉, 각 구역 내에서 자유도가 "2"라는 것은 상의 태를 변경함이 없이 온도와 압력을 임의로 변화할

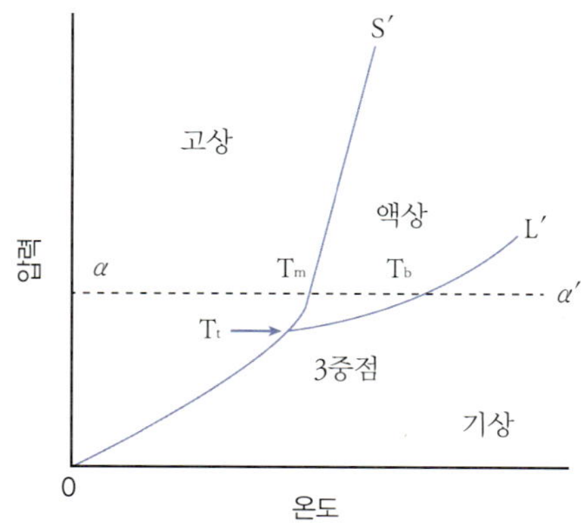

▲ 그림 5-3. 일반적인 물질의 상태도

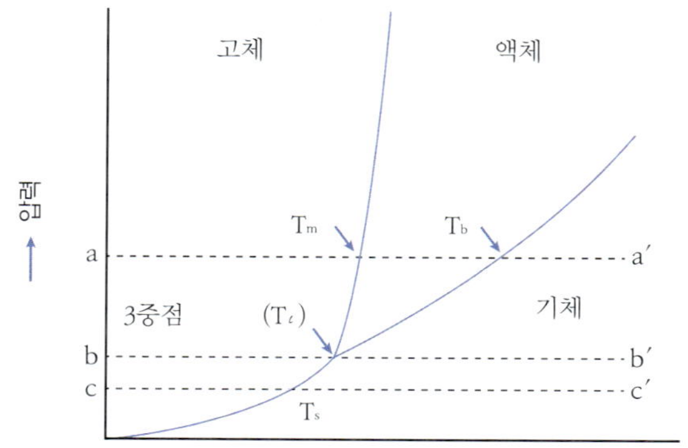

▲ 그림 5-4. 금속의 물질 상태도

수 있다는 의미이다.

각 선상에서는 두 상이 공존, 즉 C=1, P=2. 따라서 자유도 F=1−2+2=1이고 자유도가 "1"이라고 하는 것은 압력과 온도 중 어느 하나만 결정하면 다른 하나는 자연적으로 결정된다는 의미이다.

3중점에서는 세 가지 상이 공존, 즉 C=1, P=3. 따라서 자유도 F=1−3+2=0이고 자유도가 "0"이라고 하는 것은 압력과 온도가 결정되어 있어서 인위적으로 변경할 수 없다는 의미이다.

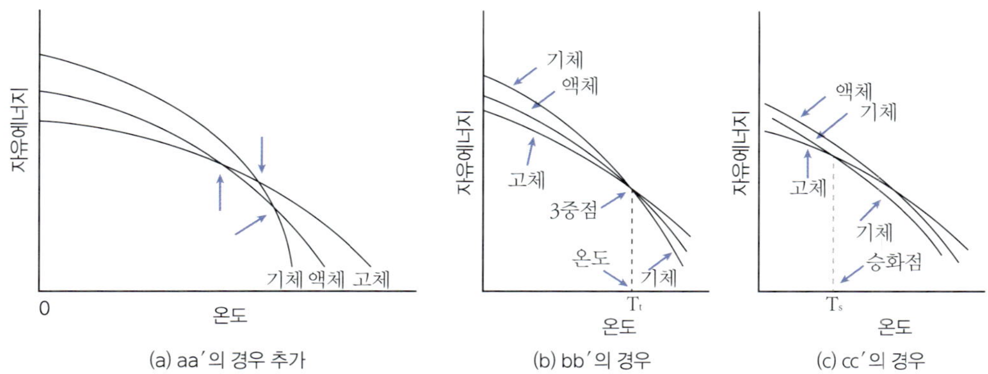

▲ 그림 5-5. 각 상의 자유에너지 곡선

▸ 표 5-1. 고체, 액체 및 기체의 에너지와 원자배열의 비교

고 체	액 체	기 체
내부에너지가 가장 낮음 엔트로피가 가장 낮음 원자배열이 가장 규칙적임	내부에너지가 높음 엔트로피가 높음 원자배열이 불규칙적임	내부에너지가 가장 높음 엔트로피가 가장 높음 원자배열이 가장 불규칙적임

그림 5-4의 등압선 aa', bb', cc'에 있어서의 온도에 따른 자유에너지의 변화로 살펴볼 때 3상의 자유에너지는 압력의 함수이다. 따라서 이들의 위치관계는 다른 압력 하에서는 같지 않다. 서로 다른 압력 하에서의 자유에너지 변화를 그림 5-5에 나타내었다.

aa'의 기상의 경우 온도가 증가함에 따라 가장 빨리 자유에너지가 감소하고 액상이 그다음, 고상이 가장 늦게 감소하고 있다. T_m 이하에서 고체가 가장 작은 자유에너지를 갖고 T_m에서 T_b까지는 액상이 자유에너지가 낮아서 보다 안정하고 T_b 보다 높은 고온에서는 기상이 자유에너지가 가장 낮으므로 안정한 상태이다.

bb'의 경우 T_t 이하에서는 고상이 가장 낮은 자유에너지를 갖고 T_t 이상에서는 기상이 가장 낮은 자유에너지를 갖는다.

cc'의 경우 압력이 아주 낮은 경우를 말하는데 액상의 자유에너지는 기상보다 위에 있어 액상은 어떤 온도에서도 안정하지 못하다.

5.2 • 용융금속

열의 이동방법에는 열전도, 대류 그리고 복사 세 가지가 있다. 전도는 물체를 구성하고 있는 분자, 원자가 이동하지 않고 물체를 통하여 열이 이동하는 현상이며 대류는 물체의 일부가 다른 부분으로 이동하여 순환운동에 의하여 열이 전해지는 현상이다. 복사는 도중에 개재한 물체를 가열함 없이 한 물체로부터 다른 물체로 열이 이동하는 현상이다. 대표적으로 태양열 에너지를 들 수 있다.

순수한 원소나 화합물이 결정질의 고체로서 또는 액체로서 공존할 수 있는 어느 온도가 있는데 이 온도 이상에서는 액상으로, 이 온도 이하에서는 고상으로서 그 재료의 안정성을 나타낸다. 이러한 양상의 평형온도를 융점 또는 응고점이라 하며 물의 경우에는 녹는점 또는 어는점이라 한다. 이 온도는 일반적으로 안정하다고 볼 수 있으나 압력에 따라 약간 변화한다.

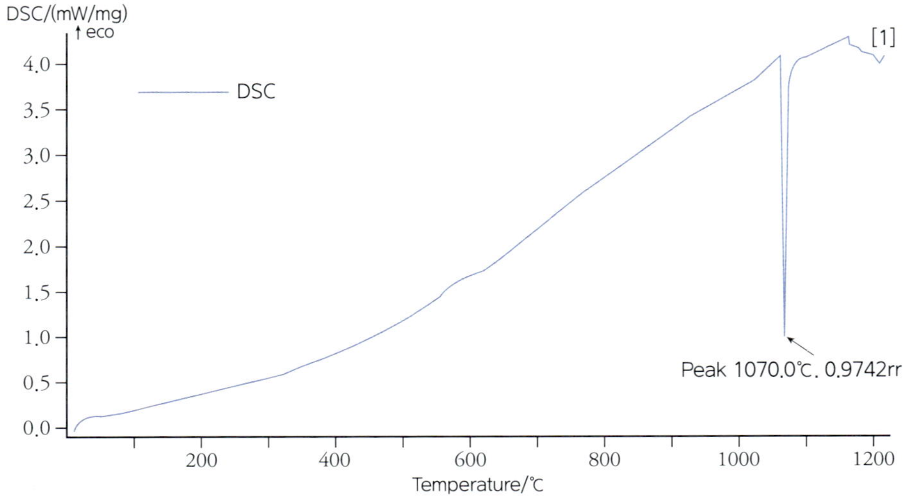

▲ 그림 5-6. 순금의 열분석곡선

순금속과 합금의 차이는 시간에 따라 온도변화를 나타내는 열분석곡선이 다른 것인데 금의 경우 순금은 일정온도의 융점을 갖지만 금합금은 용해범위를 갖는다.

그림 5–6의 열분석곡선에서 순금은 불순물의 영향을 고려하더라도 금의 녹는점인 1063℃

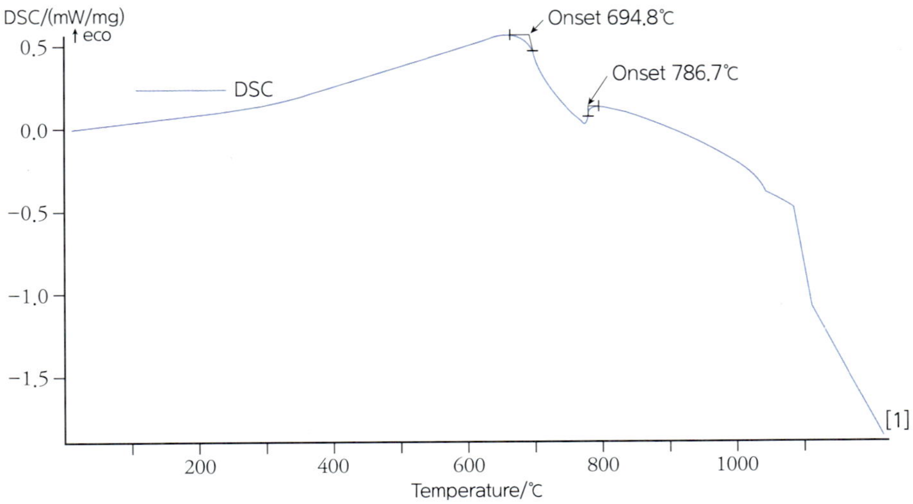

▲ 그림 5-7. 금합금의 열분석곡선

부근에서 액상으로 변하는 반응을 시작하고 마무리하여 융점을 나타냈지만 금합금은 694℃에서 액상으로 변하기 시작해서 786℃에서 모두 액상으로 변하는 용해범위 또는 용융구간이 나타난다(그림 5-7).

압력의 증가는 보다 작은 용적의 상(고상 또는 액상)을 생기기 쉽게 한다. 즉 고상이 생성되기 쉬운 방향으로 평형온도가 이동하여 융점이 상승한다. 그런데 물, 칼륨, 게르마늄, 규소 및 비스무트 등의 조밀충진형 결정의 금속은 용해할 때 수축한다. 이러한 재료의 융점은 가압에 따라 낮아진다. 보통의 금속들은 온도의 상승에 따라 팽창하고 온도의 하강에 따라 수축하지만 예외인 금속들도 있다.

압력에 변화가 있을 때 융점의 변화는 클라우시스-클레이페론의 식에 의하여 다음과 같이 구할 수 있다.

$$\frac{\Delta T}{\Delta P} = \frac{Tm\,(V_l - V_s)}{L} = Tm\,\Delta V/L$$

여기서 T_m : melting point(°K)

V_l: liquid 1 g의 volume(cm^3/g)

V_s: solid 1 g의 volume(cm^3/g)

L: latent heat of fusion(ergs/g)

압력변화 △P에 따른 △T의 변화는 융점의 변화를 말한다. 그런데 Tm/L는 일정하고 $V_l - V_s$의 값에 있어서도 큰 차이가 없으므로 각종 금속의 압력 변화에 따른 융점변화는 아주 미미한 것으로서 무시할 수 있다. 따라서 진공용해의 경우 대기압력 하의 용해와 거의 비슷하다.

융점에 미치는 압력의 영향에 관한 예로서 니켈을 보면 니켈은 용해되면 밀도가 8.9 gr/cm^3에서 8.4 gr/cm^3로 변화한다. 따라서 1기압 증가 시 3.7×10^{-3}°K 만큼의 융점이 증가함을 알 수 있다. 이는 대표적 예로서 다른 금속에서도 찾아볼 수 있는 예이며 이 값은 매우 작기 때문에 일반적으로 무시된다.

액상금속을 고체와 기체에 비교할 때 가장 특징적인 것은 액상 시 거의 다 일정한 체적을 갖는다는 것이다. 액체의 원자는 고체와 거의 비슷하기 때문에 상호 강한 결합력을 가지거나 액체 중의 원자는 훨씬 이동하기 쉽다. 또 액체의 압축률은 낮으며 원자가 치밀하게 충전된 구조를 갖고 있으나 고체에서 볼 수 있는 바와 같은 원자의 규칙적 배열은 하지 않는다.

조밀충전형의 결정을 갖는 대부분의 금속은 용해할 때 불과 2~6%의 체적팽창이 일어나며 용해열은 증발열에 비하여 훨씬 적어서 1/25~1/40 정도이다. 그리고 용해 시의 도전성의 저하는 1/2~3/4 정도로 적은 것을 보면 고체가 액체로 변태한다 하더라도 큰 변화가 없음을 알 수 있다. 요컨대 액상금속의 원자간의 평균거리는 고체의 평균거리보다 대단히 가깝다.

전술한 용해 시의 체적팽창, 바꾸어 말하면, 밀도의 저하는 액상으로 변화할 때의 구조적 결함, 즉 공공, 간극원자 등의 부가적 생성에서 기인된다. 이와 같은 결함의 정도는 액상에서는 고체에서보다 훨씬 많다. 따라서 액상금속은 고체결정과 같은 장범위의 규칙성을 갖지 않지만 단범위에서는 규칙적인 원자배열을 나타내며 고체의 경우와 거의 같은 정도의 배위수를 갖는다고 생각된다.

용융금속이 유동성을 가지고 자유로이 형태를 변화시킬 수 있다는 것은 그 융체가 정적 전단력을 지탱하지 못하기 때문이며 그 원인은 융체 중의 각 원자가 인접한 공공을 통해서 쉽게 이동할 수 있는데서 기인한다. 유동성은 점성으로서 정량 되지만 융체를 가압하면 공공밀도가 저하하고 점성이 증가될 것으로 예측된다. 대부분 금속의 점성은 1기압에서 10,000기압으로 압력이 증가될 때 10~100배로 증가된다. 또 액체의 점성은 온도의 상승과 더불어 감소한다.

금속융체의 열팽창률은 고체의 팽창률보다 크다. 이것은 열적 교란에 의해서 공공이 증가하기 때문이다. 고체결정에서는 공공의 수가 훨씬 적어 10^{-3}~10^{-6} 정도이다. 온도상승과 더불어서 그 수는 증가하고 다시 용해 시에는 공공으로서 현저히 증가하고 다시 온도상승에 따라서 점차 증가하게 되어 체적은 팽창한다.

고체금속 중의 확산 메커니즘은 공격자점에 의해서 설명되며 한 개의 원자와 공격자점이 위치를 교환함으로써 이루어진다. 고체결정의 공격자점의 농도는 10^{-3}~10^{-6} 정도이지만 융체가 되면 약 10개의 원자에 한 개의 공공이 존재 할 정도로 농도는 높아진다. 따라서 공공을 통해서 일어나는 확산의 속도는 융체 중에서는 고체결정 중에서보다 102~105배 정도 클 것으로 예측된다.

조밀충전형 결정의 금속은 고체에서는 12개의 최인접 원자가 있으나 용해하면 11개로 되고 1개의 공공이 생기는 것으로 가정하면 원자결합의 1/12이 녹은 것이다. 이 에너지에 상당하는 것이 용해열의 대부분이며 이에 대해서 결정이 증발할 때에는 인접원자 11개 모두가 결합력을 상실하는 것이 되므로 증발열은 근사적으로 대개 용해열의 11배 정도라고 볼 수 있다.

금속이 용해하면 전기전도도는 저하된다. 조밀충전형의 금속에 대해서 전기저항, 광반사율을 측정한 결과 액체상태에서의 자유전자 유효 수는 고체상태의 것과 별 차이가 없다는 것을 알 수 있다. 따라서 용해 시의 도전율의 저하는 용액 중 원자의 평균위치에서의 열진동 및 진폭의 증가와 구조적 불규칙성의 증가에서 기인한다고 생각된다.

액체의 표면에서는 원자결합력이 내부와 같이 완벽하지 않고 외부로 연결되는 표면 쪽으로 결합이 끊어지거나 불순원자 또는 위해요소와 결합되는 경향을 보인다. 따라서 결합에 동원되지 못한 잉여 에너지가 생기게 되고 에너지가 커지면 그 표면에너지를 감소시키는 방향으로 흐르기 때문에 최소의 표면을 만들려고 하는 경향을 띤다. 이것이 곧 표면장력이다. 표면장력은 온도상승과 함께 감소한다.

5.3 • 응고

금속의 원자는 액체상태에서는 이온이 되어 고체상태의 원자 간 거리와 같은 정도로 접근하여 존재하나 결정 내부에서와 같이 일정한 위치에 있지 않고 항상 이동하고 있다. 액체금속이 냉각되어 융점에 도달하면 응고가 시작되는데 각 이온은 결정을 구성하는 일정한 격자점에 고정되므로 이제까지 가지고 있던 운동에너지가 열의 형태로 방출된다. 이것이 응고의 잠열이다. 그리고 액체 전부가 고체로 응고할 때까지 온도는 일정하게 유지되며 냉각곡선 상에는 과냉각 부분이 나타나게 된다.

비평형 응고에 있어서 액상금속의 응고온도는 열역학적 응고점보다 낮다. 이러한 현상을 과냉(super cooling)이라 한다. 따라서 실제 순금속을 응고시킬 때의 냉각곡선은 그림 5-8의 b와 같이 된다. 이러한 과냉현상은 응고점 이하에서도 고체의 핵생성이 되지 않아 나타나는 현상이며 온도저하에 따라 과냉이 커지면 핵생성이 보다 쉽게 되어 응고가 시작되고 잠열이 발생하여 열에너지로 방출된다. 또한 용해잠열의 방출이 일어나면 용융금속은 열에너지를 얻어 온도가 상승되고 응고가 완료될 때까지 통상의 응고가 진행되는 일정한 온도를 유지하게 된다.

액상에서 고상으로의 상변태를 다룰 때 두 상의 자유에너지를 관심있게 보아야 한다. 물질의 상태도에서 액상과 고상이 공존하는 곡선이 존재하는데, 이는 한 상(phase)의 자유에너지가 더 낮게 되면 자유에너지가 낮은 상으로 변태(transformation)를 진행하게 된다. 이러

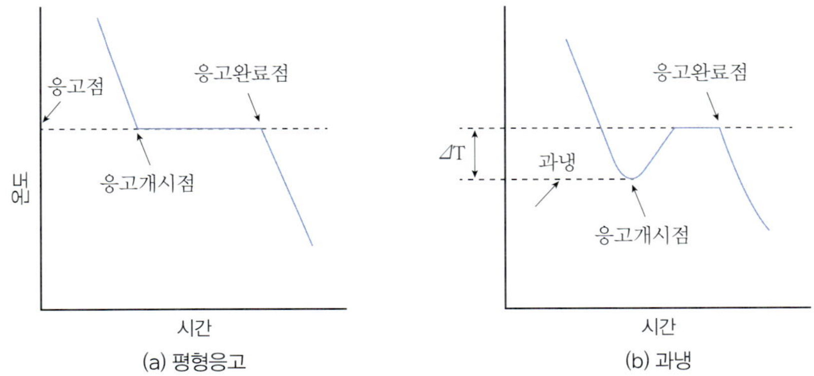

▲ 그림 5-8. 순금속의 냉각곡선

한 자유에너지의 감소가 응고의 구동력(driving force)이 된다고 할 수 있다.

T 온도에서 액체와 고체의 자유에너지는 다음과 같이 정의될 수 있다.

$$G_l = H_l - TS_l$$

$$G_s = H_s - TS_s$$

따라서 자유에너지의 변화량 $\Delta G = \Delta H - T\Delta S$가 된다.

또한 $\Delta H = H_l - H_s$, $\Delta S = S_l - S_s$이고

용융온도 T_m에서 액상과 고상의 자유에너지는 같으므로

$\Delta G = \Delta H - T_m \Delta S = 0$이 된다.

G_l: 액상의 자유에너지	G_s: 고상의 자유에너지	ΔG: 자유에너지 변화량
S_l: 액상의 엔트로피	S_s: 고상의 엔트로피	ΔS: 엔트로피 변화량
H_l: 액상의 엔탈피	H_s: 고상의 엔탈피	ΔH: 엔탈피 변화량
T: 온도	T_m : 용융온도	

응고의 과정에서 일어나는 현상으로서는 고상과 액상간의 경계 형성이 있다. 이러한 경계는 계면에너지를 가지므로 경계의 형성은 에너지의 증가를 수반한다. 따라서 응고의 과정에

서 경계의 증가와 고상의 증가는 에너지적으로 보면 악영향의 변화가 된다.

용융금속의 액상이 융점 이하로 과냉되었을 때 깁스 자유에너지를 생각해보면 몇 개의 원자가 모여 작은 구형의 고상을 만들면서 자유에너지가 감소할 것이다. 그러면 자연스럽게 응고의 구동력이 되어 자발적으로 응고가 진행될 것으로 예상되나, 꼭 그렇지는 않다. 작은 구형의 고상이 형성되고 성장하면서 관여하는 체적에너지는 감소하지만 액상과 고상 사이에 형성되는 계면에너지는 증가하게 되는데 이 때 작은 고상의 반지름에 대하여 다음과 같은 공식이 유도된다.

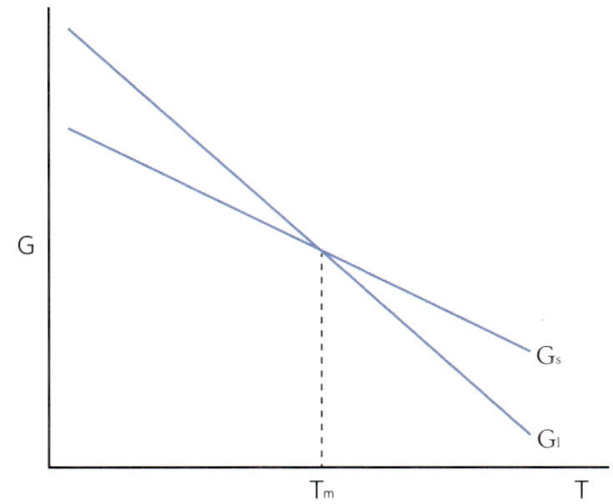

▲ 그림 5-9. 액상과 고상의 자유에너지 변화

$$\Delta G_r = -\frac{4}{3}\pi r^3 \Delta G_v + 4\pi r^2 \gamma_{sl}$$

간단히 표현해서 구형의 고상이 액체 중에 형성되는 경우를 생각해서 계면에너지는 구의 표면적에 비례하므로 $E_s = C_{1r}{}^2$이 된다. 한편 응고할 때 방출되는 에너지는 응고한 고상의 부피에 비례하므로 $E_v = C_{2r}{}^3$이다. 따라서 고상의 자유에너지의 변화는 이것들의 차가 된다.

$$E = Es - Ev = C_{1r}{}^2 - C_{2r}{}^3$$

이 관계를 고상의 반경 r의 함수로 나타내면 그림 5–10과 같이 된다.

고상의 자유에너지 변화는 처음에는 증가하여 최대치에 이른 후 다시 감소한다. 이 최대치에 해당하는 반경의 값을 r_0라 하면 $r < r_0$인 동안은 반경이 증가함에 따라 자유에너지가 증가하고 $r > r_0$가 되면 반경이 증가함에 따라 자유에너지는 감소한다. 이 사실은 r_0 이하 반경의 고상은 감소하려는 경향을 가지나 r_0 이상 반경의 고상은 성장하여 크게 되려는 경향을 갖는 것을 의미한다. 이와 같은 관계에 있을 때 r_0 이상 크기의 고상을 결정의 핵(nucleus), r_0 이

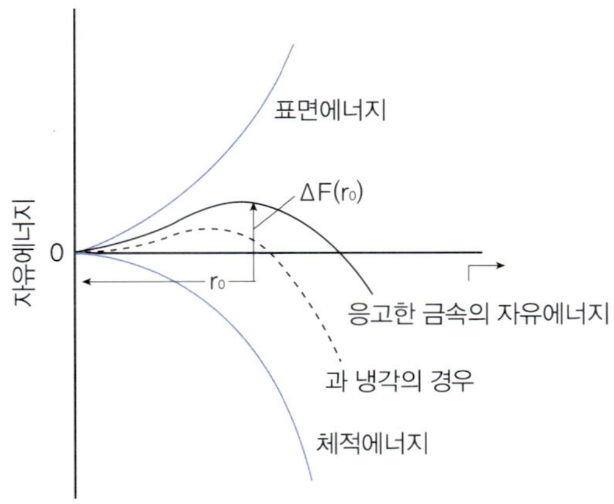

▲ 그림 5-10. 응고 시 자유에너지변화

하 고상을 씨눈(embryo)이라 부른다.

처음에 형성된 미세한 씨눈이 액체 중에서 상호 간의 접촉 등으로 r_0를 넘는 크기가 되는 기회를 가지면 안정한 핵이 되어 점차 성장하여 큰 결정이 된다. 융점 이상의 온도에서는 아무리 작은 r_0의 값도 안정하지는 않으나 반대로 만일 융점보다 낮은 온도에서 응고가 시작될 때는 r_0의 값은 융점에서의 값보다 작은 값이 된다. 즉 보다 작은 씨눈도 안정한 핵이 될 수 있다. 융점에서는 안정한 핵의 크기가 상당히 크므로 액체 내에 약간 일어나는 대류의 영향 등으로 씨눈이 안정한 핵에까지 발달하는 기회는 적다. 그러나 과냉에 의하여 액체의 온도가 내려간 상태에서는 작은 씨눈도 안정한 핵이 되므로 응고가 쉽게 시작된다. 안정한 핵이 형성되어 성장이 시작되면 과냉의 상태는 해소되어 온도가 올라가고 응고가 끝날 때까지 금속은 융점의 온도로 유지된다. 과냉각의 정도가 클수록 생기는 핵의 크기는 작고 그 수는 증가한다. 따라서 용융금속을 급냉한 때가 서냉한 때 보다 응고 후의 결정립은 미세하게 된다.

응고할 때 고상이 생기면 응고의 잠열이 방출되어 주위의 액상에 주어진다. 이 때 열의 방출은 평면에서 보다 뾰족한 부분에서 빨리 일어난다. 따라서 녹은 금속 중에 생긴 핵이 성장할 때 뾰족한 부분이 한 번 생기면 그 부분의 성장이 촉진되어 더욱 크게 된다. 그리고 이 부분이 점차 크게 되면 평면과의 차가 적어진다. 이와 같이 응고과정에서 뾰족한 부분들이 연이어 성장한 결정은 그 모양이 나뭇가지 모양이 되므로 이것을 수지상정(dendrite)이라 부른다.

응고할 때 생긴 핵은 각각 수지 상으로 성장하여 가나 수지 사이에 남은 액체의 부분도 응

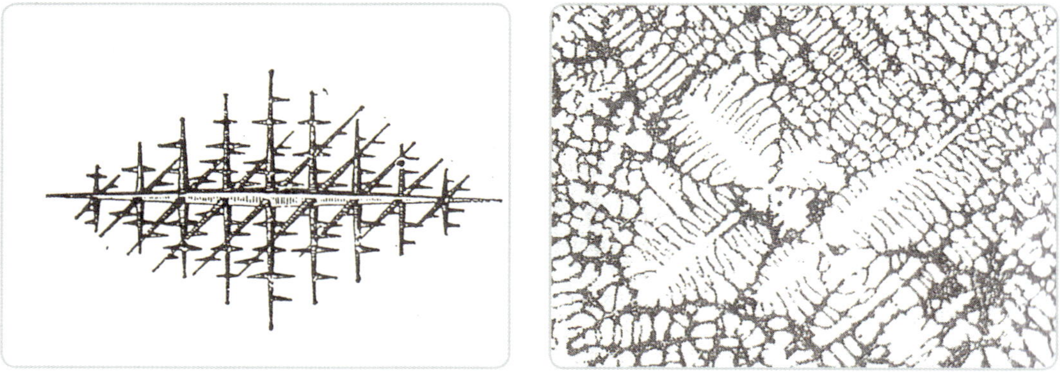

▲ 그림 5-11. 수지상정

고하면 결국 같은 결정이 된다. 합금인 경우에 처음에 응고한 부분과 후에 응고한 부분의 성분이 다를 때는 이와 같은 수지상이 더 명확히 나타난다.

많은 수의 핵에서 성장한 결정립이 커져서 서로 부딪힌 곳에서 경계가 생기면 응고가 끝난다. 따라서 결정립계의 부분은 최후에 응고하게 된다. 이 때문에 금속 중에 이종원자가 있어 결정 중에 고용되지 않는 것은 최후에 입계에 모이는 일이 많고 또 용해 상태에서 생긴 산화물 등의 불순물도 최후에 입계에 모이게 된다. 용융금속 중에 핵이 생기고 이것이 성장하여 결정립이 되는 응고과정을 그림 5-12에서 볼 수 있다.

실제로 금속재료를 생산하는 과정에서는 금속을 녹여 주형에 주입해서 주괴를 만든다. 대형의 금형에 주입된 때의 결정립의 성장은 그림 5-13에서 보는바와 같이 특징 있는 모양을 나타낸다. 즉 주형의 벽면에 접하는 부분은 급랭되므로 미세한 결정립이 생기나 냉각이 진행하여 주괴내부로 향하면 주형벽에 따라 열이 일정방향으로 흐르게 되므로 주상정이 생기고 중심부는 최후에 천천히 냉각되므로 조대한 결정립이 생긴다. 그러나 주조조건에 따라서는

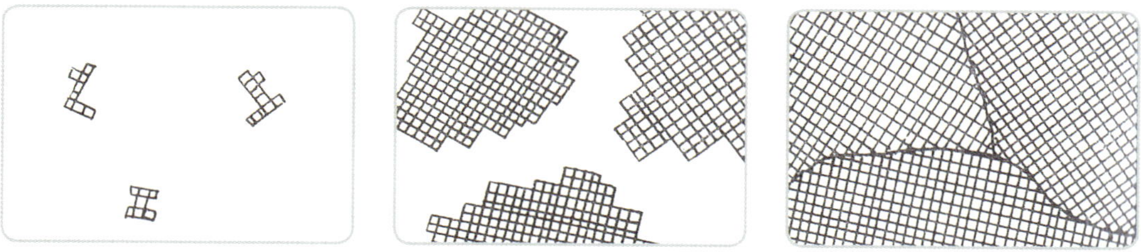

(a) (b) (c)

▲ 그림 5-12. 금속의 응고과정

중심부까지 전부 주상정이 생길 때도 있고 또 전부 입상의 결정립이 될 때도 있다.

금속이 응고 및 냉각할 때에는 항상 체적이 줄어들게 되는데 이 수축은 뚜렷하게 3단계의 수축을 거치게 된다. 주입온도에서 응고온도까지 냉각할 때에는 액체수축이 일어나고, 응고할 때에는 응고수축, 최후의 고체 주물이 상온까지 냉각될 때에는 고체수축이 일어난다.

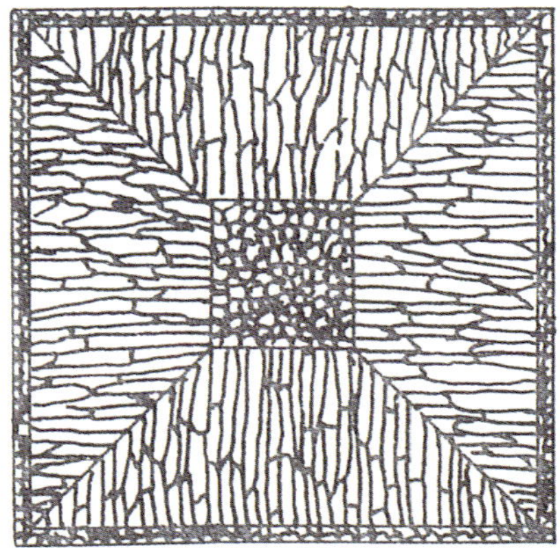

▲ 그림 5-13. 대형주괴의 응고조직

그림 5-14는 일정량의 저탄소강이 냉각 및 응고할 때 일어나는 수축을 알기 쉽게 도식적으로 표시한 것이며, 주물의 체적 및 외형에 미치는 액체, 응고 및 고체수축의 영향을 표시하기 위해 그린 것이다. 플라스크 또는 주형(매우 서냉하기 때문에 벽측으로부터의 응고는 일어나지 않는다고 가정한다.) 속에 있는 금속이 응고점까지 냉각될 때 L_0로부터 L_1까지 내려간다. 이 구간은 액체수축기간이며, 이 기간에 금속은 주위로 과열된 열을 방출하여 응고점까지 냉각된다. 전체적으로 서서히 그리고 균일하게 냉각되면 일정용량으로 갑자기 응고수축이 일어나서 금속은 L_2 수준까지 강하한다. 강의 액체수축은 약 1.6%/100℃이며 응고수축은 약 3%이다.

이 수치들은 대개 다른 금속에 대해서도 거의 비슷하다. 순금속에서의 응고수축은 일정온

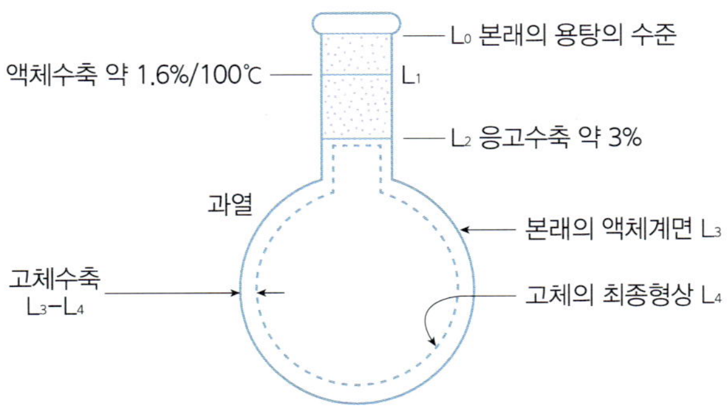

▲ 그림 5-14. 용탕의 수축과정

▶ 표 5-2. 금속의 응고수축(체적)

금 속	수축량(%)	금 속	수축량(%)
Au	5.2	Cd	4.7
Ag	5.0	Bi	−3.4
Cu	4.05	Sb	−0.95
Al	6.45	Sn	2.9
Zn	4.5	Pb	3.6

도 즉 응고점에서 일어난다. 여기서 말한 저탄소강과 같이 거의 순금속에 가까운 고순도 금속에서의 응고수축은 하나의 좁은 온도범위에서 일어난다. 고체주물이 상온까지 냉각되면, 그 주물은 수축이 계속되어 주물은 용기보다도 작은 크기로 수축한다.

주물에 압탕을 설치해야 할 필요성은 최초 두 개의 수축, 즉 액체 및 응고수축 때문이다. 이 두 개 중에 응고수축은 더욱 중요하다. 최후의 고체수축에 의하여 주물은 주형의 체적보다도 조금 작아진다. 따라서 원형은 소정의 크기보다 조금 더 크게 만들어야 하는 것이 이론적으로 타당하지만 주물의 크기에 따라 차이가 있다.

5.4 • 평형상태도

평형은 어떤 반응에 있어서 어느 한 쪽으로 치우치지 않고 안정한 현재의 상태를 유지하는 것을 뜻한다. 예를 들면 비커 속에 채워진 물이 수증기로 증발하기도 하고 공기중의 수증기가 응결하여 들어가기도 하는데 장시간 관찰해보면 습도에 따라 수위가 내려가거나 올라갈 수도 있지만 짧은 순간에는 증발과 응결속도가 비슷하여 수위 변화를 육안으로 분별하기 어렵다. 상태도는 어느 온도에서의 안정한 상과 그 상이 존재하는 온도범위를 나타낸 그림이다. 따라서 평형상태도란 평형조건에서 합금의 조성과 상태를 의미하며, 합금의 온도변화에 따른 상태를 그림으로 나타낸 것이다.

기본적인 합금인 2성분계 상태도(그림 5-15)를 살펴보면 합금의 조성별 냉각곡선들이 합해져서 상태도로 그려진다.

순수한 금속 A의 냉각곡선을 측정하면 융점은 일정온도 T_A에서 금속 전부가 석출하므로 냉각곡선은 a와 같이 되어 수평부분을 생기게 한다. 그림 5-15의 x_1조성의 합금에 대해서도 같은 방법의 냉각곡선을 만들면, 온도 T_1 때 고상 S_2가 석출하기 시작하여 온도 T_2 때 전체가

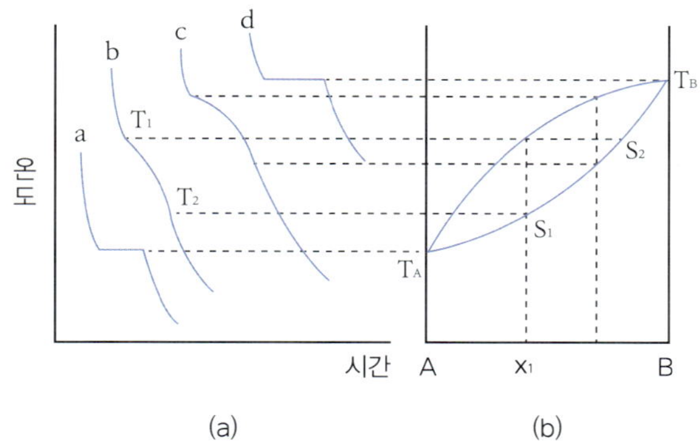

▲ 그림 5-15. 전율고용체합금의 평형상태도

균일한 S_1으로 되어 응고하므로 T_1과 T_2에서 휘어진 것을 볼 수 있다. 다른 조성에서도 이와 같이 c, d를 만들면 조성과 응고범위와의 관계가 구해진다. 이것을 연결하여 표시하면 그림 5-15의 (b)와 같은 상태도를 얻을 수 있다. 순금속 A와 B는 녹는점과 응고점이 일정한 온도인 융점을 갖지만 합금의 조성에서는 온도의 범위가 생겨 용융구간을 갖는다. 응고하기 시작한 점을 연장하면 액상선이 되고 응고가 끝난 점을 연결하면 고상선으로 된다.

합금을 빨리 냉각시키면 먼저 응고된 고체의 조성이 확산할 만큼의 시간적 여유가 없다. 그래서 각 결정입자의 조성은 중심의 1차 수지상정에서 외측으로 향하여 연속적으로 달라지게 된다. 이 조직을 현미경으로 조사하면 그림 5-16의 결정조직과 같이 국소적으로 조성차이가 난다. 이와 같이 결정입자 내에 최초와 최후로 형성된 부분의 조성차이가 있는 것을 유핵조직(cored structure)이라 한다. 유핵조직은 액상선과 고상선 사이의 응고온도 구간이 클 때 잘 발생된다. 응고온도 구간이 작은 합금이 응고할 때는 유핵조직의 형성이 적다.

용적이 작은 치과 주조용 귀금속 고용체 합금은 급랭하면 대개 유핵조직이 나타난다. 유핵조직이 생기면 합금 중에 국소적으로 내식성이 감소하는 현상이 생기며 화학조성 차이에 따른 갈바닉 부식이 커져 내식성이 저하된다.

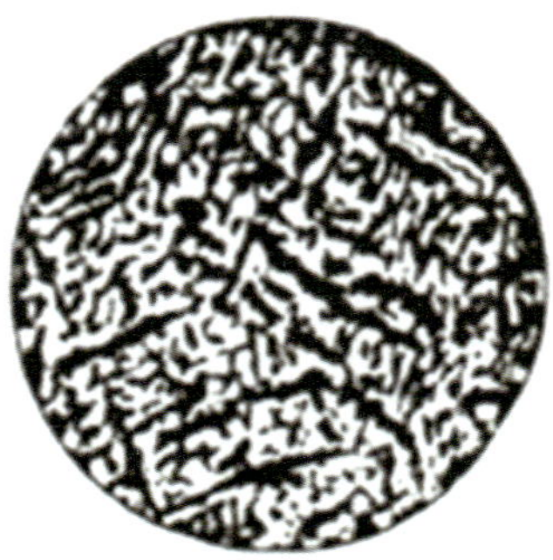

▲ 그림 5-16. 유핵조직

주조합금에서 유핵조직을 없애고 조성이 균일한 결정입자를 얻기 위해서는 충분한 열을 가해서 원자가 합금 중으로 확산되도록 하여 조성차이를 없애야 한다. 균질화 소둔은 일정 기간동안 고상선 직하의 온도에서 합금을 가열함으로써 행할 수 있다. 균질화는 냉간 가공한 입자조직에서는 쉽게 발생되는데 이는 고상 내의 확산거리가 짧아지기 때문이다. 균질화한 고용체 합금은 순금속의 조직과 비슷한 현미경상 조직을 보인다.

금합금의 2원계 상태도는 비교적 간단하다. 은의 융점은 960.8℃, 금의 융점은 1063℃ 로서 금과 은은 고상이나 액상이건 잘 혼합하며 고상에서는 물론 고용체로 된다. 고용체(solid solution)란 액체처럼 잘 섞여있는 고체 혼합물을 의미하는데 고용한계가 없이 어떤 비율이든 잘 섞이는 것을 전율고용체라 한다.

금을 중량 백분율로 x% 함유한 합금을 생각해 보자. x점은 그 조성의 합금을 충분히 가열하여 완전 용해시켜 서서히 냉각하면 xX와 곡선 L과의 교점 l_1에 도달할 때 결정이 석출하기 시작한다. 이 온도는 T_1에서 T_1을 통하는 수평선과 곡선 S와의 교점 S_1 조성의 고용체가 석출된다. 그림 5-17의 상태도에서 위 선을 액상선(Liquidus line), 아래 선을 고상선(Solidus line)이라 하며 계속 서서히 냉각되어 고상선 S를 만나게 되면 조성은 S_1에서 S_2 그리고 결국 S_3로

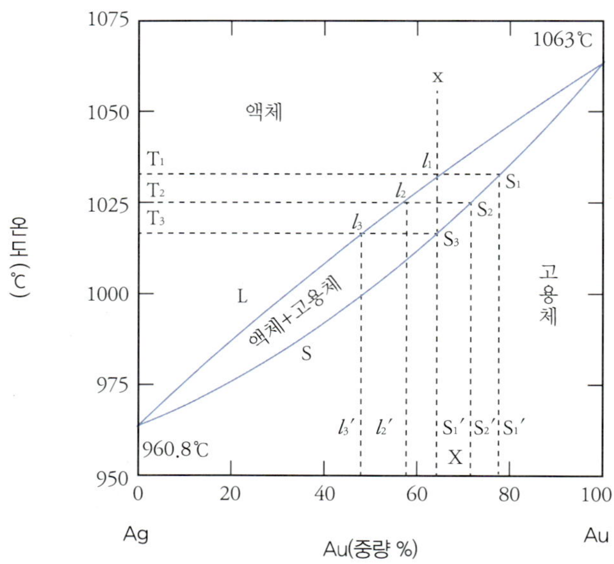

▲ 그림 5-17. 금과 은의 상태도

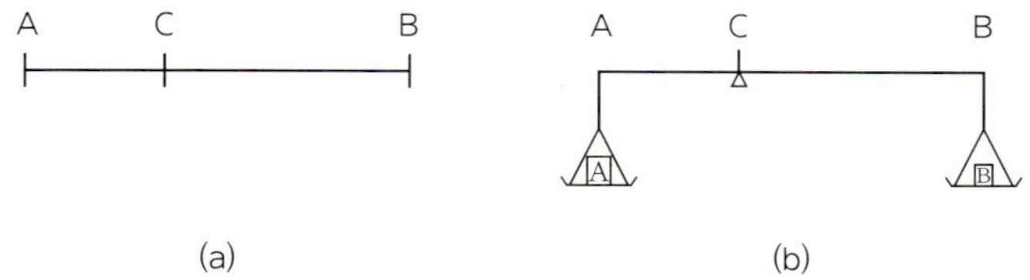

▲ 그림 5-18. 상태도의 금속 조성비

변하게 된다. 이 온도 T_3에서 액상은 전부 없어지고 합금은 전부 균일한 고용체 S_3로 된다.

2원계 상태도에서는 두 금속의 조성 비율 또는 고상과 액상의 비율을 쉽게 계산할 수 있다. 그림 5-18과 같이 좌단을 순수한 A금속, 우단을 순수한 B금속, C를 합금이라 하면 C점의 합금 중의 A와 B금속의 조성비를 다음의 식에 의해 구할 수 있다.

$$A\text{의 조성}(\%) = \frac{A\text{의 반대편}}{\text{전체}} = \frac{CB}{AB} \times 100$$

$$B\text{의 조성}(\%) = \frac{B\text{의 반대편}}{\text{전체}} = \frac{AC}{AB} \times 100$$

이것은 C를 기점으로 하는 천평에 A금속의 중량을 달 때 균형을 취하게 하는 것으로 이것을 지렛대 작용이라 한다. 이 식은 순금속 사이의 관계뿐만 아니라 두 개의 상(고상과 액상) 사이에서도 성립한다. 고상과 액상의 비율은 액상선과 고상선을 연결하는 수평선 상에서 구할 수 있다.

위에서 언급했던 전율고용체와는 달리 A, B 두 성분금속이 융액으로서는 상호간에 용해하나 응고 후에는 고상의 α상과 β상으로 분리되는 경우가 있는데 이러한 것을 부분고용체라 한다. 이러한 부분고용체에서는 공정반응과 포정반응 그리고 공석반응과 포석반응의 중요한 4가지 불변

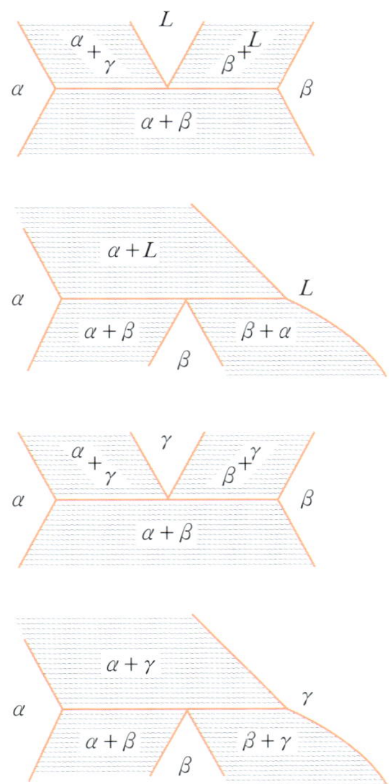

▲ 그림 5-19. 부분고용체의 불변반응

반응이 나타난다.

공정반응: L→α(s)+β(s)

포정반응: α(s)+L→β(s)

공석반응: γ(s)→α(s)+β(s)

포석반응: α(s)+γ(s)→β(s)

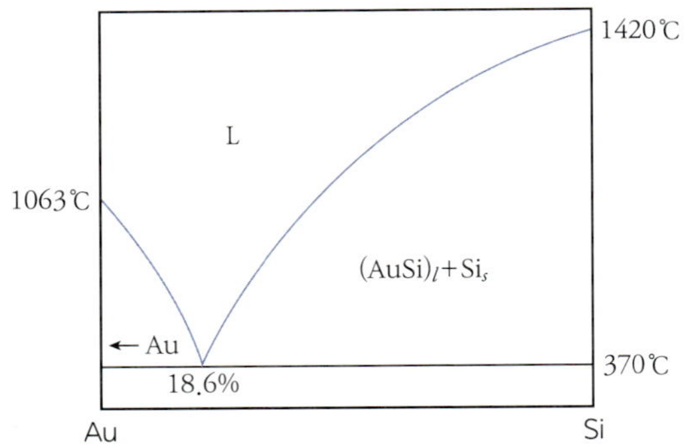

▲ 그림 5-20. 금과 규소의 상태도

이들 반응 중에서 납착용 합금 제조에 중요한 반응이 공정(eutectic)반응이며, 공정반응에 의해 공정합금(공융합금)이 만들어진다. 공정합금의 금속 성분들은 용해상태에서는 녹아있지만 응고하면 α상과 β상으로 분리된다. 공정합금의 성질 가운데 중요한 점은 어떤 조성을 갖는 공정합금의 융점이 합금의 각 성분들의 융점보다 훨씬 낮다는 것이다. 그림 5-20의 상태도에서 금과 규소의 경우 공정조성의 합금은 370℃에서 녹지만 금과 규소의 융점은 각각 1,063℃와 1,420℃이다. 그러므로 공정반응이 있다는 것은 융점을 최대로 낮출 수 있다는 것이다. 그러나 공정합금은 깨지기 쉬운 취성을 가지며 변색과 부식에 대한 저항성이 낮고 450℃ 이하에서 행해지는 땜납은 솔더링

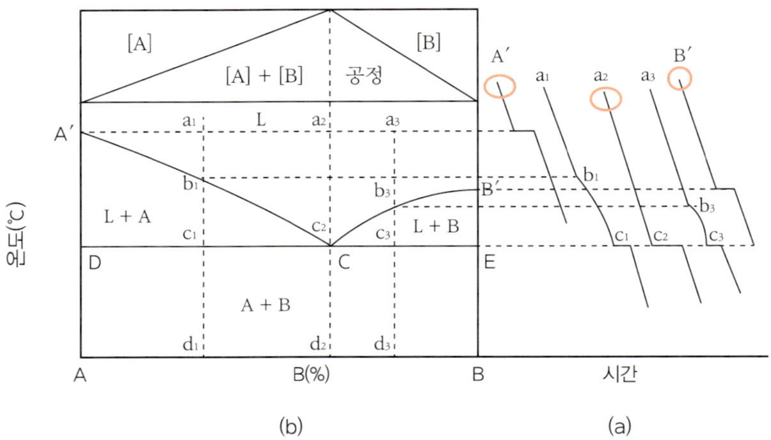

▲ 그림 5-21. 전형적 공정합금의 평형상태도

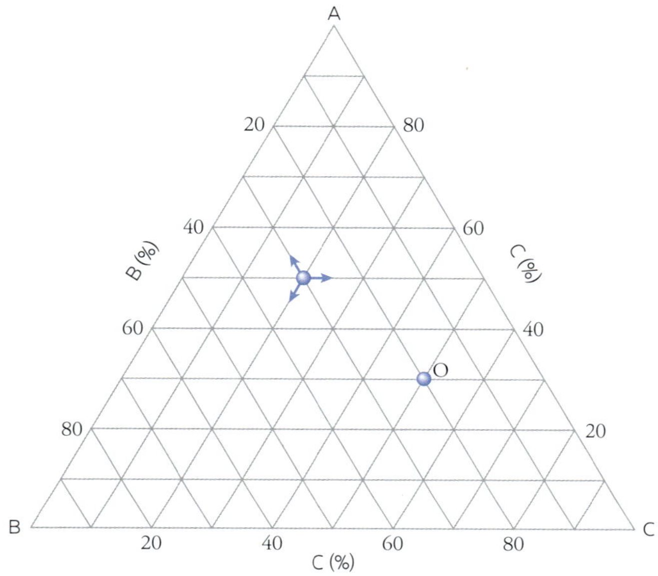

▲ 그림 5-22. 3원계 합금의 조성(P점: 50A-30B-20C 합금, Q점: 30A-20B-50C 합금)

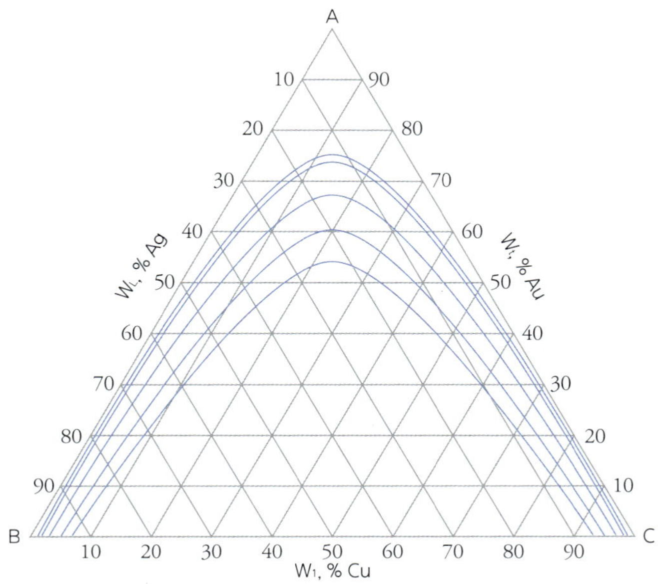

▲ 그림 5-23. Au-Ag-Cu 3원계 합금의 등온상태도

(soldering)이라 하고 그 이상의 온도에서 행해지면 브레이징(brazing)이라 한다.

그림 5-21은 이러한 종류의 합금의 상태도이다. 그림 중 A', B'은 각각 A, B의 융점 또는 응고점을 표시하며, A'CB'선은 액상선 또한 A'DCEB'선은 고상선이며 DCE선은 공정선이라고 부른다. 지금 a_1합금을 그 온도에서부터 서냉시키면 b_1에서부터 응고가 시작되며, A성분을 정출한다. A성분의 정출이 진행함에 따라서 잔여 용액 중의 B성분의 함유량은 b_1, c_2에 따라서 증가한다. c_1온도에 있어서는 c라는 공정비로 된다. 여기서 공정으로 응고가 완료된다.

실제로는 변화의 수에 의해 매우 복잡한 평형상태도를 형성하는 금속들을 볼 수 있는데, 예를 들면 Cu-Zn계에서는 수차례의 포정반응과 그 외의 변화가 일어난다. 그림 5-23의 Au-Ag-Cu계 합금에서 2상의 영역이 온도강하에 따라 넓어지고 있는 것을 나타내고 있다. 어떤 계의 반응에서는 응고 완료 온도보다 훨씬 낮은 온도에서 고체합금이 발생되는 것도 있다.

5.5 • 합금의 용해제조

지금까지 알아본 합금을 어떻게 만드는지 간단한 예를 찾아보면 매우 흥미가 있을 것이다.

대부분의 합금은 금속들을 용융상태에서 혼합해서 만든다. 혼합물을 금속주형이나 사형에 부어 응고시킨다. 일반적으로 융점이 높은 주요성분을 먼저 녹이고 다른 성분을 첨가해서 완전히 녹여야 한다. 예를 들어 연관공이 사용하는 땜납을 만들려면 납을 녹이고 주석을 넣은 다음 저어서 혼합물을 주형에 부어 막대 모양의 합금을 만들 수 있다. 그러나 어떤 배합 금속들은 이런 식으로는 녹지 않는다. 이렇게 되면 유용한 합금을 만들기는 어렵다. 따라서 만약 연관공이 납에다가 주석 대신 알루미늄을 섞는다면 두 개의 금속은 마치 기름과 물처럼 완전 용해가 되지 않는다. 이것을 주형에 부으면 무거운 납은 아래로, 알루미늄은 위로 떠올라서 두 개의 층을 이루며 분리될 것이다.

합금을 만들 때 한 가지 어려운 점은 금속들의 융점이 다르다는 것이다. 구리는 섭씨 1083℃에서 녹지만 아연은 419℃에서 용해되고 907℃에서 기화한다. 그러므로 놋쇠를 만들 때 도가니에 구리와 아연 조각을 넣고 1083℃ 이상으로 가열하면 두 금속이 다 녹을 것이다. 그러나 그렇게 높은 온도가 되면 액화 아연은 끓어서 기화될 것이며 기화된 아연은 공기 중에서 산화되고 말 것이다. 이런 경우에 사용되는 방법은 높은 융점을 가지고 있는 금속, 즉 구리를 먼저 가열하면 된다. 구리가 녹았을 때 고체의 아연을 넣으면 많은 양의 아연이 증발되지 않고 액화구리 속에서 빨리 용융된다. 그러나 놋쇠를 만들 경우에 아연량의 1/20 정도는 어쩔 수 없이 손실된다는 것을 고려해야 한다. 따라서 합금하기 전에 금속의 무게를 달아서 여분의 아연을 더 첨가해야 한다.

융점이 더 높은 금속의 합금 할당량이 오히려 적을 경우에는 합금하기가 어려울 때가 종종 있다. 예를 들어 어떤 가벼운 합금에 92%의 알루미늄과 8%의 구리가 들어 있다. 이런 합금을 만들기 위해 몇 그램의 구리에다 그 12배나 되는 무게에 상당하는 알루미늄을 섞는다는 것은 바람직하지 못한 일이다. 많은 양의 알루미늄을 녹일 수 있을 만큼 많은 열을 이 금속에 가해야 하기 때문에 기포가 포함되면서 견고하지 못한 합금이 되고 말 것이다. 다른 많은 경우와 마찬가지로 이런 경우에는 두 차례의 과정을 거쳐 합금을 만들어야 한다. 우선 구리 50%, 알루미늄 50%를 포함하는 중간단계의 모합금을 만든다. 이 합금의 융점은 구리의 융점보다 훨씬 낮고 알루미늄의 융점보다도 낮다. 그 다음 알루미늄을 녹이고 적정량의 모합금을 넣는다. 100 kg의 알루미늄-구리 합금을 만들려면 84 kg의 순 알루미늄을 먼저 녹인 다음 16 kg(구리, 알루미늄 각각 8 kg씩 들어 있음)의 모합금을 첨가시키면 된다.

몇 가지 경우는 계산에 의해서 합금의 융점을 대충 알아낼 수가 있다. 예를 들면 구리(m.p. 1083℃)를 니켈(m.p. 1454℃)과 합금할 경우 반반씩 섞으면 두 금속의 융점의 중간쯤에서 녹을 것이다. 이 경우도 물론 녹을 때의 합금의 반응은 간단하지 않다. 구리-니켈 합금은 고정된 온도에서 녹거나 응고되는 것이 아니고 일정 범위의 온도를 지나면서 단계적으로 응고된다.

따라서 50%씩으로 이루어진 구리-니켈 합금이 액화되었다가 점차 식을 경우 섭씨 1312℃에서 응고되기 시작하여 온도가 떨어져 감에 따라 점점 더 많은 양이 응고되다가 마침내 1248℃에서 완전히 응고된다. 몇몇 특수한 경우를 제외하고는 모든 합금과정에서 이 같은 응고범위(freezing range)가 있다. 그러나 순수한 단일 금속이나 비금속 혹은 화학약품합성물, 그리고 다음에 언급된 몇 가지 특수한 합금의 경우는 응고범위가 있는 것이 아니고 모두 일정한 온도에서 녹거나 응고된다.

주석과 납의 합금과정에서 이런 특수한 경우의 한 가지 예를 볼 수 있다. 납은 섭씨 327℃에서 녹고 주석은 232℃에서 녹는다. 만약 용융상태의 주석에 납을 넣으면 혼합물은 식어버리고 응고온도는 주석과 납의 응고온도보다 더 낮아진다는 것을 알 수 있다. 예를 들어 90%

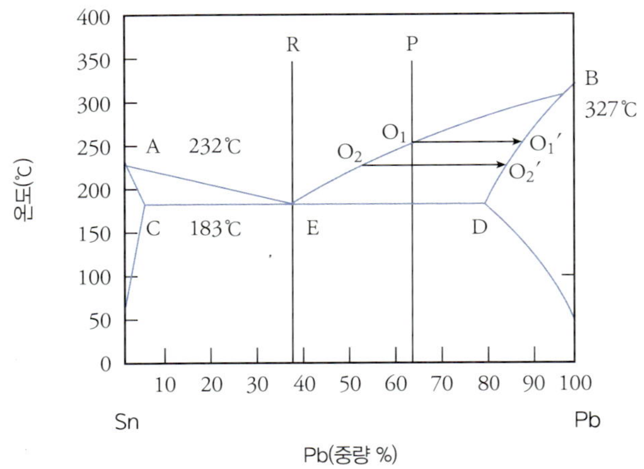

▲ 그림 5-24. 납과 주석의 합금 상태도

의 주석과 10%의 납이 들어있는 용융상태의 합금이 냉각될 경우 이 혼합물을 섭씨 217℃에 이르러서야 비로소 응고되기 시작한다. 그 다음 합금은 더욱 냉각되어 완전 액체상태로부터 묽은 죽과 같은 단계를 지나 걸쭉한 죽 모양이 되다가 마침내 183℃가 되면 합금 전체가 완전히 고체화된다. 납에다가 주석을 추가해갈 때 일련의 배분실험 중 마지막 단계에 이르면 어떤 현상이 나타날까? 또 다시 응고점은 더 낮아진다. 주석 20%에 나머지 80%는 납으로 구성된 합금은 279℃에서 응고되기 시작하여 바로 그 183℃에서 완전히 응고된다.

주석 62%, 납 38%로 혼합된 특수 합금도 분명히 183℃에서 용해되고 응고한다. 이 183℃라는 온도와 62 : 38%라는 구성비율은 주석-납 합금 물질에 있어서는 아주 중요한 의미를 가지고 있다. 다른 많은 합금 물질의 경우에서도 비슷한 결과가 나타나는데, 일련의 실험 사례에서 가장 응고점이 낮고 그 응고온도에서 완전히 응고되는 특수한 합금을 공정합금(eutectic alloy)이라 하고 앞에서 다룬 상태도를 통해 알고 있다. 이 때 그 응고온도(주석-납 합금의 경우 183℃)를 공정온도라 한다(그림 5-24).

구성요소를 잘 선별할 경우 융점이 아주 낮은 합금도 만들어 낼 수 있다. 이 같은 이융합금은 4~5가지의 금속으로 이루어진 복합적인 공정합금으로 선택된 금속의 혼합물이 최저의 융점을 갖게 될 때까지 융점을 낮추도록 혼합된다. Wood's metal로 알려져 있는 유명한 이융합금은 비스머스 4, 납 2, 주석 1, 카드뮴 1의 비율로 구성되어 있으며 융점은 70℃ 정도

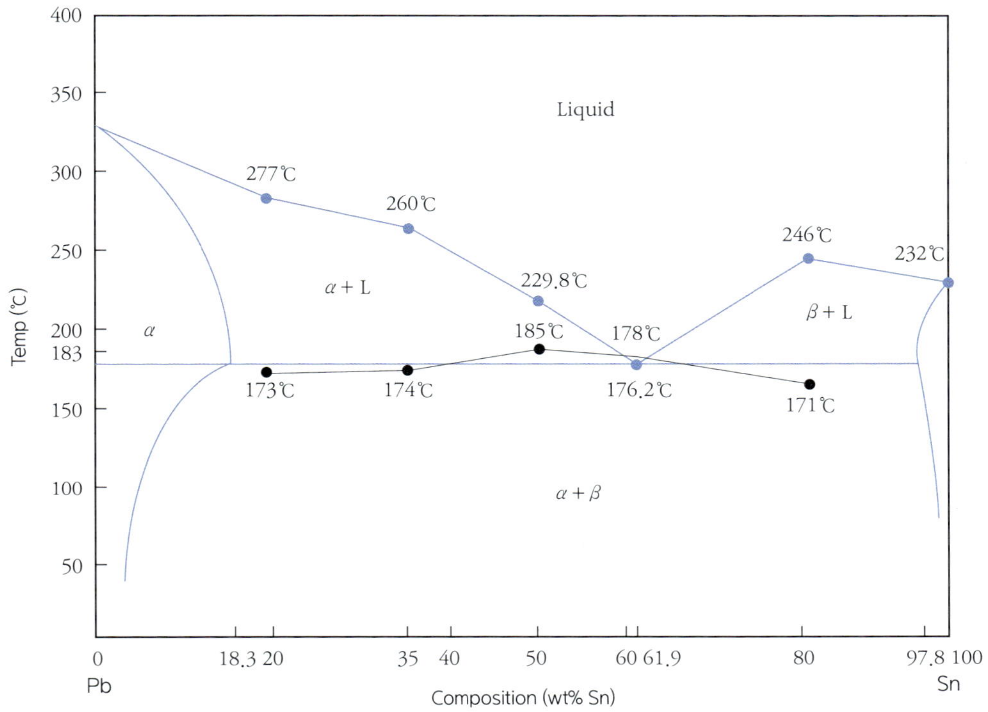

▲ 그림 5-25. 납과 주석의 실험적 합금 상태도

된다. 즉 이 온도는 물이 끓는 온도보다도 낮다. 마술을 하는 사람들은 때로 이 합금으로 찻숟가락을 만들어 뜨거운 홍차를 저을 때 녹아버리도록 하여 과학을 마술로 즐기기도 한다.

이처럼 낮은 융점의 합금들은 중요한 용도로 쓰이고 있는데, 예를 들면 건물의 천장에 설치된 방화용 자동살수기(sprinkler)에 부착되어 있는 것이 그것이다. 살수장치의 분출구에

▶ 표 5-3. 납과 주석 합금의 조성별 응고온도 실험결과

Group	조성비(Pb:Sn)	응고시작 온도(℃)	응고완료 온도(℃)
1	80:20	277	173
2	35:65	260	174
3	50:50	229.8	185
4	38.1:61.9	–	178
5	20:80	246	171

이융합금을 장치하여 화재로 온도가 올라가면 합금이 녹으면서 분출구로 물이 쏟아져 나오게 되어 있다.

그림 5-25는 한 대학의 금속재료 실험실에서 조별 과제로 실시한 납과 주석의 실험적 합금 상태도 결과이다. 각 조별 조성비와 냉각곡선상의 응고온도는 표 5-3과 같으며 약간의 오차를 보이긴 했으나 납과 주석의 합금상태도와 거의 일치하는 결과를 얻었다.

제06장 / 금속의 가공법

가공이란 원래의 재료나 형상을 가진 물질에 여러 가지 2차적인 작업을 통하여 새로운 형상의 물건을 만들어내는 것을 의미하며 이러한 작업방법을 가공법이라 한다. 금속제품은 일반적으로 압연, 단조, 절삭가공 등의 방법으로 제작되는데 복잡한 형상의 제품을 만들 경우에는 어려운 점이 많기 때문에 기계적 가공법 보다는 전기화학적 가공법이나 주조의 방법을 주로 사용한다.

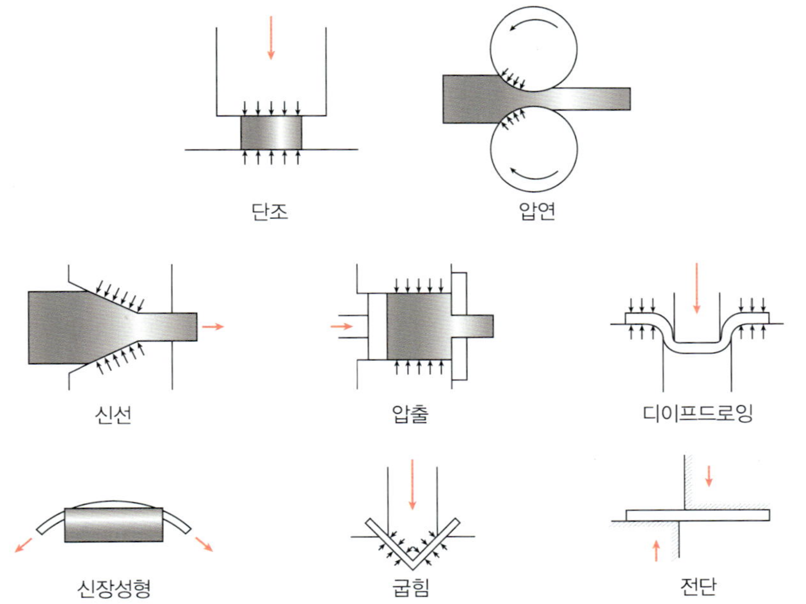

▲ 그림 6-1. 대표적인 가공공정

6.1 • 절삭가공

절삭가공은 소재보다 경도가 높은 공구와 소재와의 상대운동을 통하여, 소재에 국소적으로 큰 전단변형을 줌으로써 소재를 조금씩 파단시켜 제거하는 가공방법이다. 이것은 일반적으로 여러 가지 공작기계를 사용하여 가공하며 그 종류로는 선반, 드릴링 머신, 보링 머신, 형삭기, 평삭기, 슬로터, 밀링 머신 등이 있다. 삭제의 방식으로는 절삭공구는 고정되고 피삭체가 운동하는 경우와 피삭체는 고정되고 절삭공구가 운동하는 경우로 나눌 수 있다. 치과 분야에서 사용하는 것으로는 전기 모터로 구동하는 핸드피스와 압축공기로 회전시키는 에어터빈이 대표적이다.

6.2 • 소성가공

응력-변형률 곡선(stress strain curve)을 보면 금속의 변형을 쉽게 이해할 수 있다. 탄성한도(elastic limit) 내의 외력을 받으면 금속은 변형되고 외력이 제거되면 원래의 형태로 돌아온다. 그러나 비례한도(proportional limit)를 넘게 되면 영구변형이 일어나고 심한 경우

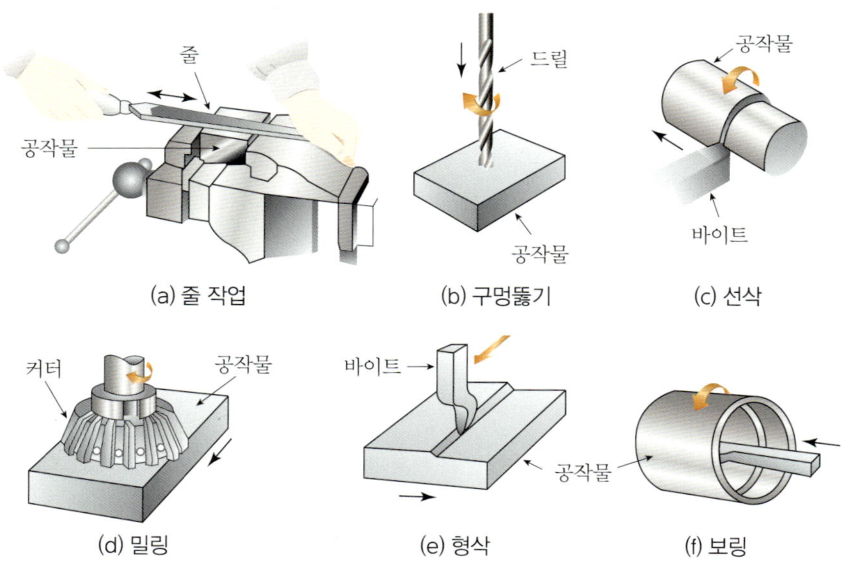

▲ 그림 6-2. 절삭가공

에는 파절(fracture)이 일어난다. 이러한 변형은 슬립에 의해서 일어나므로 달리 말하면 금속의 소성변형은 전위(dislocation)의 운동에 의해서 일어난다고 할 수 있다. 비례한도는 응력-변형률 곡선에서 초기 기울기 직선부에 해당하며 보통의 금속재료는 탄성한도와 일치하지만 탄성한도가 미세하게 높은 금속들이 있다. 탄성한도를 지나게 되면 항복점을 만나면서 외력이 제거되어도 원래대로 돌아가지 않는다. 외력이 항복점을 지나 계속 가해지면 작은 하중에 의해서도 쉽게 변형이 되며 최대하중을 지나게 되면 금속을 변형시키는 외력도 낮아지다가 파절점에 이르게 된다.

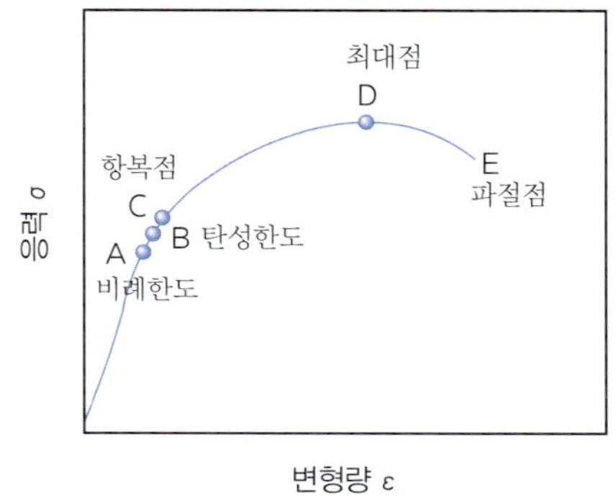

▲ 그림 6-3. 응력-변형률 곡선

그림 6-4는 ISO 22674(Dentistry-Metallic materials for fixed and removable restorations and appliances)에 따라 인장시험된 치과용 비귀금속합금의 응력-변형률 곡선이다. 시험결과는 시편의 제작방법과 시험조건에 큰 영향을 받기 때문에 6개의 시편을 규정에 의거하여 제작하고 기준시험법에 맞도록 시험하며 4개 이상의 시편이 판정기준을 통과해야

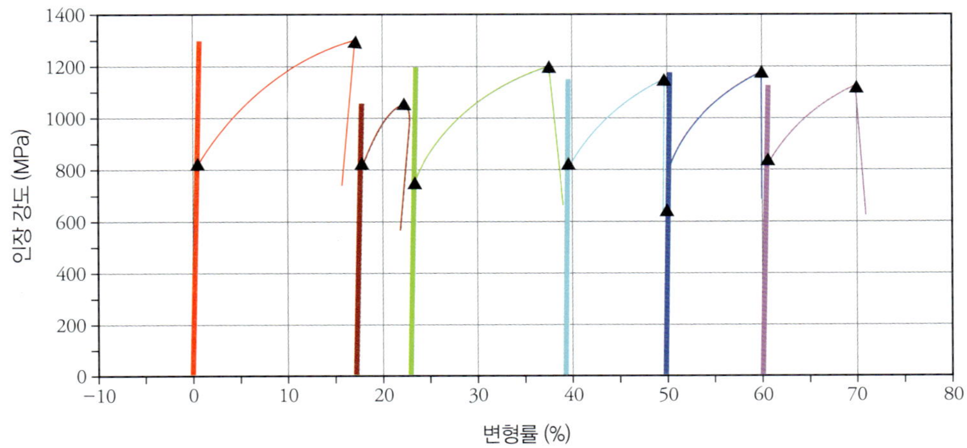

▲ 그림 6-4. 치과용 비귀금속합금 시편 6개의 인장시험 응력-변형률 곡선

재료의 적합성을 인정하고 있다.

소성가공은 압연, 압출, 인발, 프레스, 단조 등이 있으며 외력에 의하여 금속의 형태를 변형시키는 가공법이다.

압연가공은 회전하는 롤러 사이에 금속 재료의 소재를 통과시켜 성형하는 가공방법으로 판재의 제조에 주로 사용되며 적당한 형틀의 롤러를 이용하면 봉, 관, 형재, 레일 등의 제품을 제작할 수 있다.

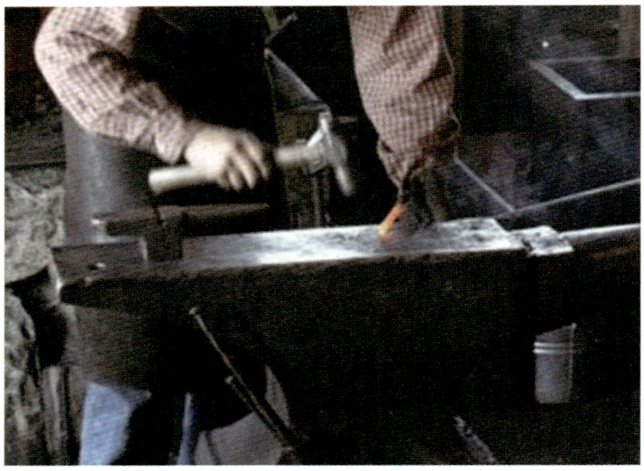

▲ 그림 6-5. 자유단조

압출가공은 금형의 틀을 통하여 소재를 강하게 밀어 넣어 통과시키는 성형가공법으로 봉상의 형재 등의 제조에 이용된다.

인발가공은 금형의 틀을 통하여 소재를 당겨서 성형하는 방법이며 봉, 관, 선 등의 제조에 이용된다. 지름 5 mm 이하 세선의 인발을 선인이라고도 한다.

프레스가공은 판재를 펀치와 금형 틀 사이에서 압축하여 성형하는 방법이며 판금가공이라고도 부른다. 이 가공법은 다시 전단가공, 굽힘가공, 딥드로잉가공, 압축가공 등으로 분

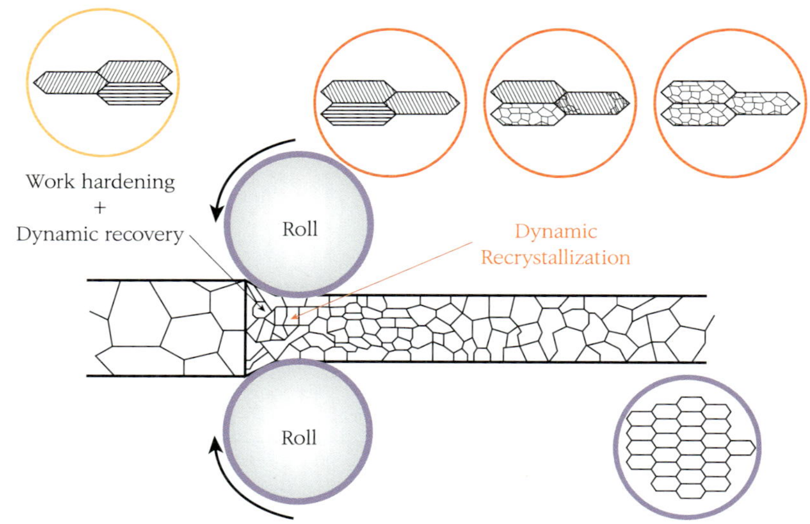

▲ 그림 6-6. 가공경화와 재결정화

류된다.

단조가공은 괴상의 소재를 고온도에서 가압하여 필요한 형상으로 성형하는 자유단조와 소재를 형틀에 넣고 희망하는 형태로 성형하는 형단조가 있다.

소성가공의 특징은 정확하고 균일한 제품을 높은 생산능률로 제조할 수 있다는 것과 성형과 동시에 재료의 성질도 개선할 수 있다는 것이다.

이와 같이 소성가공은 금속의 강도와 경도 그리고 전성과 연성에 큰 영향을 받는다. 특히 강도는 파괴와 관련된 개념으로 매우 중요하다. 금속의 강도는 압축, 인장, 전단 그리고 피로시험 등을 통해 시험되며 시험방법에 따라 압축강도, 인장강도, 전단강도 그리고 피로강도로 표현하고 있다.

6.3 • 방전가공

방전가공이란 가공전극과 전기 전도성이 있는 피 가공물 간에 전위차를 주어 통전하면서 양자 간을 수 μm 정도 접근 시켰을 때의 절연파괴에 의하여 마이크로 방전을 시켜서 그 방전 에너지에 의하여 피 가공물의 방전된 부분을 용해, 비산시키는 과정을 연속함으로써 피 가공물을 목적하는 형상으로 가공하는 방법이다.

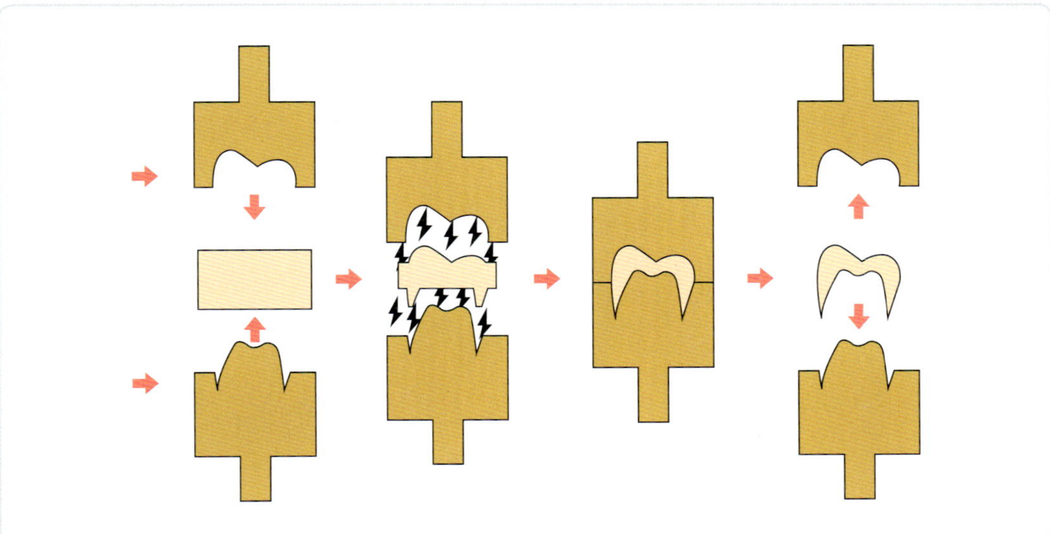

▲ 그림 6-7. 형조방전가공 모식도

6.4 • 주조가공

용해된 금속재료를 특정한 형태의 주형 속에 주입하여 응고시키는 행위를 주조라 하며 이것을 그대로나 또는 간단히 기계가공해서 사용하는 것을 주물이라 한다. 주조라는 말은 주물을 만드는 작업을 뜻하지만 흔히 주물과 같은 뜻으로도 사용된다. 주조로 제작되는 제품의 크기는 61.5 ton 크기의 원자로용 부품으로부터 몇 g 정도의 부속품들 그리고 1 g도 안되는 치과용 인레이까지 매우 다양하다.

주괴는 주물과 같이 용해한 금속을 일단 주형 속에 주입하여 괴상(막대기 모양)으로 응고시키는 과정으로 주조공정과 같으나 소정의 형태로 만들기 위해서 단조, 압연 등의 2차적인 가공과정을 거치므로 구별된다. 주물은 주형에 주입해서 응고시켰을 때 이미 희망하는 형상과 매우 비슷하게 되는 것이 보통이므로 2차 가공이 필요 없다는 것과 봉합선이나 연결부가 생기지 않는다는 것이 특징이다.

제07장 / 금속의 강화기구

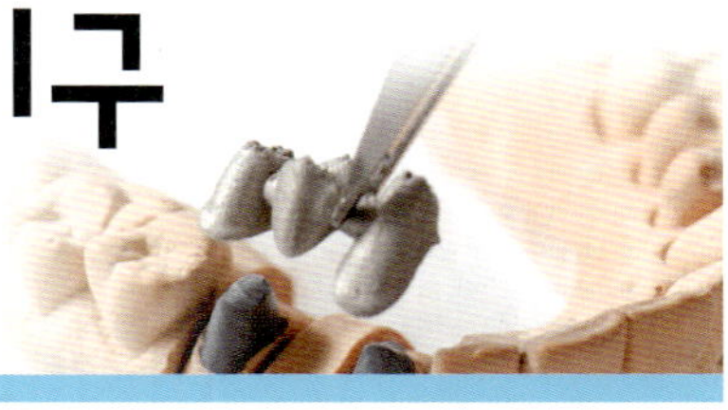

7.1 • 가공경화

금속을 재결정온도 이하에서 소성가공하면 경화된다. 이것을 가공경화라 한다. 냉간 가공에 의한 변형을 원자적 척도에서 관찰하면 소성변형은 전위가 응력의 작용에 의해 결정 내에서 슬립운동을 하는 것이다. 금속결정의 경우 원자 간의 결합을 분리하는 데 필요한 힘이 원자 면에 변형을 일으키는 데 필요한 힘보다 훨씬 크므로 결정이 파단하기 전에 원자 면에 따라 비스듬한 변형 즉 슬립(slip)을 일으킨다. 슬립이 일어나는 원자 면을 슬립면(slip plane), 그 방향을 슬립방향(slip direction)이라 한다. 변형의 초기에 전위운동은 비교적 쉽지만 변형이 진행함에 따라 전위는 차츰 그 수가 많아져서 서로 교차하여 엉키고 또 석출물, 결정립계, 부동전위 등의 장애물 때문에 움직이기 힘들게 된다. 이것이 가공경화의 구동력이다. 전위밀도는 충분히 소둔한 결정 중에는 10^6~$10^8/cm^2$인데 가공에 의해서 10^{10}~$10^{12}/cm^2$로 증가한다. 또 가공에 의해서 원자공공의 농도도 대단히 많이 증가한다. 가공에 의한 밀도의 감소는 이 원자공공의 증가로 설명할 수 있다. 통상 가공경화는 실온에서 실행하므로 열을 이용하는 열간 가공에 대하여 냉간 가공이라고도 한다. 금속을 가공경화 시키면 경도, 강도 및 비례한도는 증가되지만 연성과 부식에 대한 저항성은 감소되고 탄성계수는 크게 변하지 않는다.

전위는 슬립을 일으키는 선결함으로 대부분의 금속은 이 슬립에 의해 소성변형을 한다. 따라서 결정의 슬립된 영역과 슬립 되지 않은 영역을 분리하는 국부적인 격자혼란을 전위라고 생각할 수 있다. 전위는 결정의 슬립현상을 설명하는 데 있어서 중요할 뿐 아니라 가공경화, 항복점, 크리프, 피로, 취성파괴 등의 거의 모든 기계적 성질과 밀접한 관계를 갖고 있다. 전위의 두 기본적 형태는 칼날전위와 나사전위가 있다. 다른 표현으로 전위는 금속의 소성변형

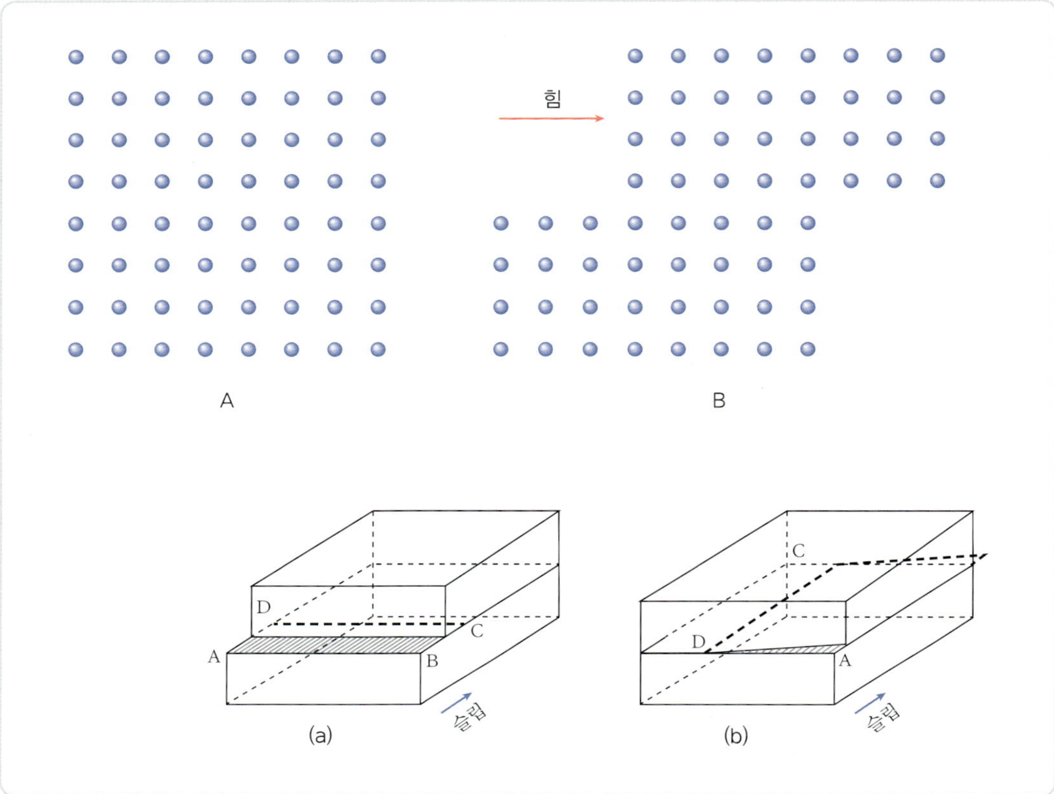

▲ 그림 7-1. 슬립과 슬립방향

을 일으키는 요인이 되는 선결함이라고 말할 수 있다.

7.2 • 고용체 경화

치환형 및 침입형 용질원자의 고용에 의한 경화를 고용경화 또는 고용체경화(solid solution hardening)라고 한다.

고용체가 형성될 때 침입형이건 치환형이건 이종의 원소가 결정기지에 용해되어 들어가면 격자 뒤틀림 현상이 생기게 되고 불순물원자 주위에 응력장이 형성된다. 결정격자에 변형이 생기면 전도전자가 산라되어서 그 이동이 방해되거나 혹은 원자 면에 따른 슬립이 일어나기 어렵게 되기도 한다. 이렇게 응력장들이 상호 작용하여 전위의 운동을 방해하므로 경화가 일어난다. 이런 방법에 의한 경화는 원자 직경의 차와 고용한에 의존하므로 어느 정도 이상의

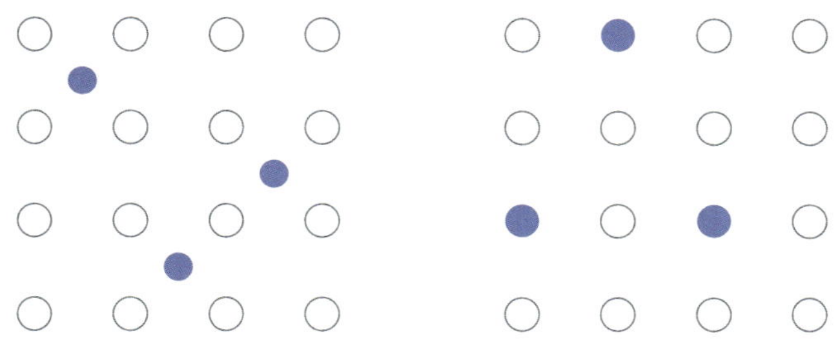

▲ 그림 7-2. 침입형과 치환형 고용체

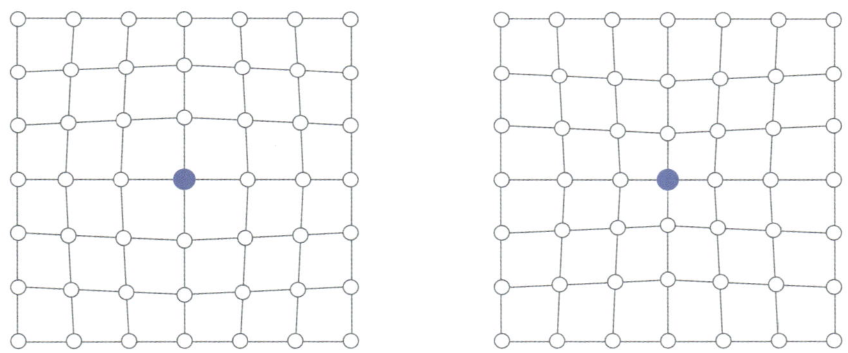

(a) 용질원자가 클 때　　(b) 용질원자가 작을 때

▲ 그림 7-3. 결정격자에 생기는 응력장

경화는 기대할 수가 없고 고온에서 안정한 경화작용을 나타낸다.

7.3 • 규칙화 경화(규칙-불규칙변태)

치환형 고용체에서는 일반적으로 용질원자와 용매원자는 불균질하게 배열되어 있으나 어느 종류의 합금에서는 용질원자와 용매원자가 규칙적으로 배열하고 있는 것이 있다. 이것을 규칙상태(ordered structure) 또는 규칙격자(super lattice)라 부른다. 규칙격자를 만드는 합금도 높은 온도가 되면 원자가 이동하므로 불규칙한 배열이 된다. 이 상태를 불규칙상태(disordered structure)라 부른다. 또 규칙상태와 불규칙상태의 상호 간의 변화를 규칙-불

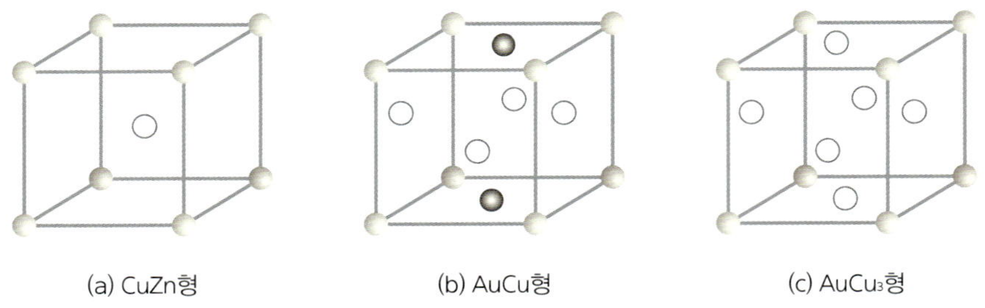

▲ 그림 7-4. 규칙격자의 원자배열

규칙변태라 부르고 있다.

A와 B 금속원소로 된 합금의 경우 규칙격자를 만드는 조성은 일반적으로 AB, A_3B, AB_3의 세 가지 유형이며 대표적인 예는 CuZn, AuCu, Au_3Cu, $AuCu_3$ 등이다. 이러한 합금의 규칙격자 내의 원자배열을 그림 7-4에 보인다. AuCu, $AuCu_3$는 면심입방격자이다.

고온에서 불규칙상태의 고용체를 천천히 냉각하면 어느 온도에서 규칙격자가 형성되기 시작한다. 이 온도를 전이온도(transition temperature)라 부른다.

불규칙상태에서의 변화는 원자의 이동으로 일어나는데 고체상태에서의 원자의 이동에는 시간이 걸린다. 결정이 완전히 불규칙상태인 때를 0, 또 완전히 규칙상태인 때를 1이라 하여 규칙화의 정도를 나타내며 이것을 규칙도라 한다. 이 온도에 대하여 규칙-불규칙변태가 진행하는 모양은 그림 7-5와 같다. Tc는 전이온도이며 이 온도 부근에서 변태의 진행은 아주 늦다.

규칙도가 0에서 1에 이르는 사이에서 결정 내의 극히 좁은 범위만을 보면 규칙격자가 형성되어 있는 상태가 된다. 이 상태를 단범위규칙상태, 전체가 완전히 규칙화된 상태를 장범위규칙상태라 부른다. 그림 7-6은 이러한 관계를 모형적으로 나타낸 것이다.

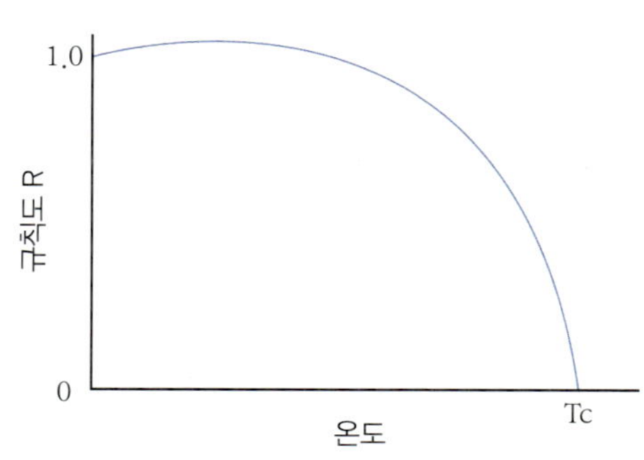

▲ 그림 7-5. 규칙도와 온도와의 관계

규칙격자가 생기면 합금의 물리적, 기계적 성질도 달라진다. 일반적으로 전기전도도는 커지고 경도와 강도도 커지나 연성은 나빠진다. 규칙격자가 될 때에 전기전도도가 커지는 것은 원자의 배열이

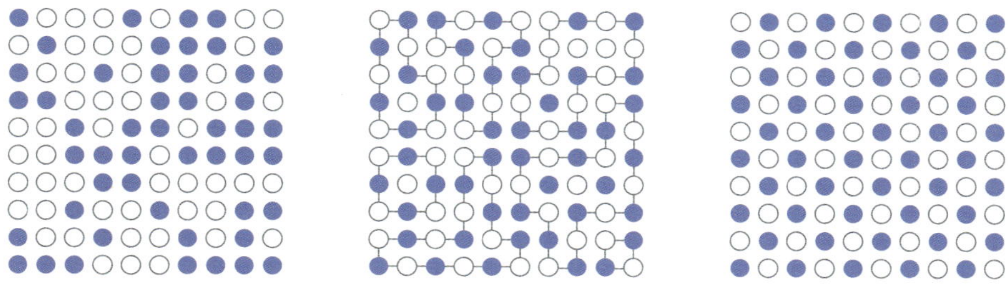

▲ 그림 7-6. 규칙격자의 형성단계

규칙적이 되면 불규칙한 때에 비하여 전도전자의 산란이 적어지기 때문이다.

전이온도 이상의 고온으로 유지하면 합금은 전부 불규칙상태가 된다. 이것을 물 속에 급랭하면 불규칙상태의 고용체가 얻어진다. 그러나 고온으로 유지한 합금을 서서히 냉각하면 규칙상태의 고용체가 얻어진다. 금속간 화합물에서는 AB, A_3B 등 합금이 규칙격자를 만드는 조성의 것이 많이 있으나 금속간 화합물의 성분이 금속원소 뿐임에도 불구하고 비금속적 성질을 강하게 나타내는 것은 원자의 결합방식이나 결정구조가 금속결정과는 다르기 때문이다.

경화효과가 발생될 수 있는 온도범위로 서서히 냉각시킴으로써 그 합금을 경화시킬 수 있는데 이러한 조작을 경화열처리라 하며 치과용 금합금에 있어서 특히 중요하다.

예를 들어 15~20%의 Cu를 함유하고 있는 금합금을 용융온도보다 약간 낮은 온도에서 물 속에 떨어뜨려 급랭시키면 공기 중에서 서서히 냉각시킨 것보다 강도, 경도 및 비례한도가 감소된다. 그러나 이 금합금을 공기 중에서 서서히 냉각시킨 경우에 있어서는 강도, 경도 및 비례한도는 증가되고 연성은 감소된다. 즉 동이 15~20% 함유된 금합금을 급히 냉각시키면 금과 동의 원자가 고체금속 안에 골고루 분포되어 전형적인 고용체를 형성한다. 그러나 만일 이 합금을 서서히 냉각시키면 금과 동의 원자가 고체금속 안에서 이동하여 금원자가 동원자를 둘러싸서 초격자 구조(super lattice)를 형성한다.

이 반응은 가역성이어서 다시 이 합금을 700℃까지 가열하여 10분 동안 유지하면, 초격자 구조가 사라지고 원자는 원래의 고용체 상태로 되돌아가는데, 이 때의 온도는 그 합금 용해 범위의 하한점보다 낮아야 한다. 이렇게 15~20%의 동이 함유된 금합금을 700℃로 가열하여 10분 동안 유지한 후 담금질하여 식히면 원자확산이 일어날 만한 시간이 없으므로 강도가 감소된다. 그러므로 이러한 방법을 연화열처리라 한다. 그러나 이 합금을 700℃에서 서서히 냉각시키면 초격자 구조가 다시 형성되어 강도가 증가하는데 이러한 처리를 경화열처리라 한다. 동과 반응하여 초격자 구조를 형성할 수 있는 금속 원소는 금 이외에 백금과 팔라듐이 있다. 그리고 은 역시 동과 반응하여 경화효과를 나타낼 수 있다.

7.4 • 석출경화

석출경화(precipitation hardening)는 시효경화라고도 하며 실용합금의 강화법으로 모체합금의 전면에 미세한 석출물을 분산시켜서 전위의 운동을 저지하고 이로 인하여 강도가 높아지는 것이다. 이것은 고용강화보다도 중요한 역할을 할 때가 많다.

어떤 합금은 액체상태에서는 완전히 용해되지만 고체상태에서는 부분적으로만 용해되는데 그 용해도는 온도와 함께 저하된다. 이 계의 형태는 공정체이지만 응고과정에서 최초로 분리하는 것은 단일금속이 아닌 고용체이다. 그 공정은 고용체의 혼합물에 의해 이루어지는 것이지 단일금속에 의한 것은 아니다. 만약 합금 a를 온도 t에서 서서히 냉각시키면 고용한선인 FG를 따라 α 고용체로부터 β 고용체의 석출이 발생한다(그림 7-7).

온도가 더욱 내려가면 β를 석출하면서 a의 조성은 용해곡선에 따라 변화한다. 그러나 이

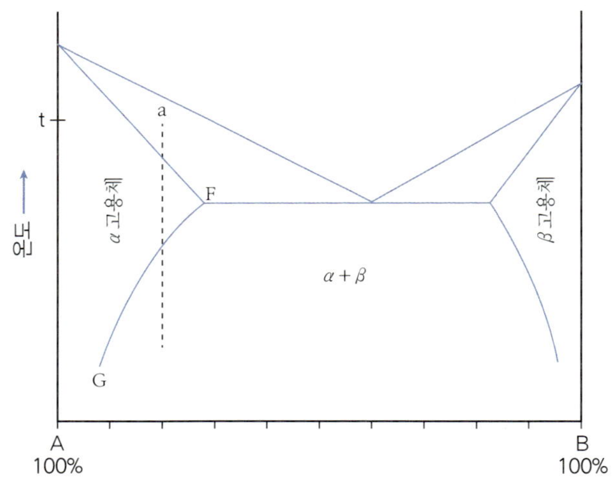

▲ 그림 7-7. 서로 다른 고체상태에서 부분적으로 용해되는 공정형 평형상태도

합금을 온도 t에서 급랭시키면 β를 배출시킬 시간이 충분치 못하게 되며 그 결과 과포화 고용체를 얻게 된다. 이와 같은 고용체를 실온과 용해도곡선 사이의 어느 온도에서 일정시간 가열하면 지극히 미세한 β가 서서히 석출된다. 그 결정립자 내의 β의 분산은 대단히 미세하기 때문에 광학현미경으로는 알 수가 없다. 그러나 그것은 전위의 운동에 저항하는 응력장을 형성함으로써 슬립 과정에 장애를 준다.

이와 같은 합금을 고상선온도 직하에서 급랭하면 규칙화 경화도 석출경화도 전혀 일어나지 않으며 그 합금은 단순한 고용체가 된다. 냉간 가공을 실시한 후에도 재 가열시킬 수 있다.

7.5 • 결정립 미세화에 의한 경화

다결정금속의 항복에서는 결정립계 등에서 이동이 중지된 집적전위군의 응력집중에 의해서 인접하는 결정립에 순차적으로 슬립을 일으킨다고 생각하면 결정립이 큰 쪽이 응력집중이 생기고 따라서 외력이 적어진다. 즉 항복응력이 적어진다.

다결정금속은 단결정금속에 비하여 슬립 변형을 일으키기 어렵다. 같은 이유에서 다결정금속에서는 결정립이 미세할수록 항복응력이 크다고 할 수 있다.

그 외에 결정립과 연결해서 볼 수 있는 것으로서 합금 내에 불순물이 들어간다면 응고 또는 기타 처리 시에 결정립경계를 따라 불순물의 막이 형성되므로 깨어지기 쉬운 합금이 된다. 합금을 녹일 때 산화가 일어나면, 이 산화물이 결정립 경계에서 응고되어 결정립 경계피막을 형성하므로, 합금의 강도나 경도 등은 크게 변하지 않을지 모르지만 연성이 크게 감소될 수 있다. 그러므로 주조 시 합금의 취급에는 각별한 주의를 기울여야 한다.

제08장 / 소둔 열처리

냉간 가공(cold work hardening)한 금속을 가열하면 가공으로 변화한 성질이 가공전의 상태와 가까운 상태로 돌아간다. 즉 금속의 냉간가공과 관련되어 생겼던 강도, 경도 및 비례한도의 증가와 연성의 감소 그리고 결정립형태의 변화와 같은 현상들은 단순히 적정 온도까지 가열에 의해 원래의 상태로 되돌아간다. 이렇게 냉간 가공된 금속을 가열하여 원래의 상태로 되돌려 주는 과정을 소둔(annealing)이라 하며, 냉간 가공이 심하게 된 금속일수록 소둔은 쉽게 일어난다.

소둔은 회복(recovery), 재결정(recrystallization) 및 결정립성장(grain growth)의 3단계로 진행된다.

각 단계별 인장강도와 연성에 대한 변화는 그림 8-1과 같다.

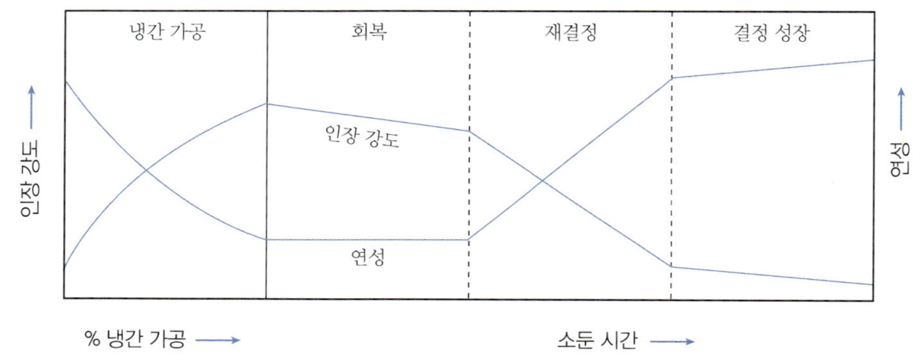

▲ 그림 8-1. 금속의 냉간 가공과 소둔 시간에 따른 인장강도와 연성의 변화

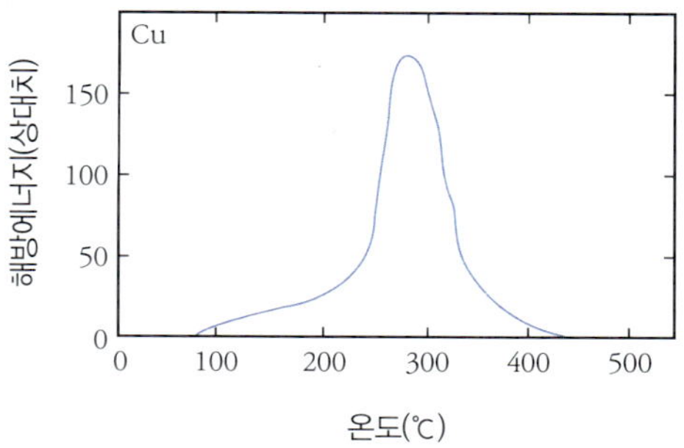

▲ 그림 8-2. 가공한 강의 가열에 따른 변형에너지의 방출

이와 같이 재결정이 일어나면 기계적 성질이 급격히 변화한다. 소둔은 냉간 가공으로 변화한 성질을 적당히 조절하는 방법으로서 중요한 처리이다. 냉간 가공에 소비된 에너지 중 금속의 변형에 소비된 양의 대부분은 열로 변하나 일부는 금속내부에 변형에너지로서 남게 된다. 그 양은 금속의 변형에 소비된 에너지의 약 10% 이하라 한다. 가공도가 증가할수록 남아 있는 에너지의 절대량은 증가하나 소비되는 에너지에 대한 비율은 오히려 감소한다.

냉간 가공으로 결정내부의 전위밀도는 증가한다. 전위의 증가 외에 공격자점이나 격자 간 원자 등의 점결함도 냉간 가공으로 증가한다. 이 때에 생기는 격자 간 원자는 침입형고용체에서와 같이 반경이 작은 이종원자는 아니므로 그 생성에는 큰 에너지를 필요로 한다. 따라서 냉간 가공에 의한 점결함의 증가는 공격자점의 생성 쪽이 더욱 많이 일어난다고 한다.

냉간 가공으로 결정내부에 남는 변형에너지는 온도가 올라가면 차차 방출된다. 변형에너지의 방출은 절대온도로 융점의 1/2 정도의 온도에서 일어나기 시작한다. 그림 8-2에서 보는 바와 같이 이 과정에서 하나의 피크(peak)가 나타나고 이것에 상당하는 곳에서 재결정이 일어난다. 한편 이 피크가 나타나기 전에 일부의 변형에너지 방출이 보이나 이것은 회복의 과정에 상당하다. 회복이나 재결정의 변화는 여러 가지 과정이 겹쳐서 나타나는 현상이나 그 기초적인 과정은 결국 원자 또는 공격자점의 이동에 기인한다.

8.1 • 소둔의 종류와 목적

소둔은 금속의 결정조직을 개선하거나 내부응력을 제거하기 위해 적당한 온도로 가열한 후 시간을 두고 천천히 냉각시키는 과정으로 풀림이라고도 한다.

소둔의 종류로는 처리 목적이나 방법에 따라 응력제거 소둔, 완전 소둔, 연화 소둔, 항온 소둔, 확산 소둔, 재결정 소둔 그리고 구상화 소둔 등이 있으며 주로 경화된 금속을 다시 연화시켜 연마작업 등을 쉽게 하기 위함이다.

8.2 • 회복

냉간 가공으로 금속이 받은 물리적, 기계적 성질의 변화는 소둔에 의하여 가공 전의 상태로 돌아가려는 성질을 가지나 결정립의 모양이나 결정의 방향에 변화를 일으키지 않고 물리적, 기계적 성질만이 변화하는 과정을 회복이라 한다. 융점이 낮은 금속에서는 가공 후 특히 가열하지 않고 실온에 방치하여도 회복이 일어난다.

냉간 가공된 금속내부에는 많은 응력이 존재하므로 외력을 가하면 변형될 위험성이 높지만, 회복기에서는 외력에 의한 변형의 위험이 사라진다. 만일 냉간 가공에 의한 변형이 적었을 경우에는 가열하여 소둔 시킬 경우 완전한 회복이 가능하다. 예를 들면 와이어를 구부려서 제작하는 치과교정장치물에 있어서 실온에서 외력을 가하여 구부렸던 스프링 등은 제 위치에서 고정시키기 전에 소둔 시켜 응력을 제거하는 것이 좋을 때가 종종 있다. 이렇게 되면 장치물은 형태가 안정되고 구강 안에 장착시켰을 때 힘의 작용이 정확할 수 있다.

8.3 • 재결정

냉간 가공으로 변형을 일으킨 금속을 가열하면 그 내부에 새로운 결정립의 핵이 생기고 이것이 성장하여 전체가 변형이 없는 결정립으로 치환되어 가는 과정을 재결정이라 한다.

저온의 소둔에서는 재결정이 일어나지 않고, 회복만이 일어나는 일도 있으나 재결정이 일어날 때에는 그 전에 반드시 어느 정도의 회복이 일어난다.

재결정은 새로운 결정립의 핵생성(nucleation)과 성장(growth)의 과정이므로 이것은 시간을 요하는 변화이다.

재결정은 금속을 재결정온도까지 가열하였을 때 이루어진다. 재결정온도에서는 원자가 이동하거나 또는 확산하여 결정립의 구조가 작고도 일률적으로 변화하므로 가공경화에 의해 생겼던 응력과 변형이 사라지게 된다. 이와 같이 새로운 재결정립은 가장 심하게 냉간 가공된 부위인 결정립경계나 격자가 심하게 구부러져 변형된 부위에서 나타난다. 결정화가 끝나면 금속은 원래의 연성을 되찾게 된다.

8.4 • 결정립성장

냉간 가공으로 변형이 생긴 결정립이 변형이 없는 결정립으로 전부 치환된 후에도 소둔을 더욱 계속하면 결정립의 모양에 변화가 생긴다. 이것을 결정립성장이라 한다. 이 경우에는 가공에 의한 내부변형이 없어진 후이므로 그 구동력은 결정립계가 갖는 계면에너지의 감소이다. 따라서 전체로서 입계의 면적이 감소하는 방향으로 변화가 일어난다. 이 때에 관찰되는 주요한 현상은 입계의 직선화, 미세한 결정립의 소멸과 이에 따른 인접결정립의 성장 등이다.

결정립의 성장현상은 주로 가공금속에서 일어나는데, 만일 주조체에서 큰 결정립이 생겨났다면 이런 현상은 소환온도와 주조온도가 너무 과도했기 때문일 것이다.

결정립이 성장하여 커지게 되면 연성은 증가할지 모르지만, 강도, 경도 및 비례한도는 상당히 감소하게 되며, 아주 심한 경우에는 금속구조물 전체가 한 개의 결정립으로 되어 전단파절을 일으킬 수 있다.

제2편

금속 및 합금의 주조

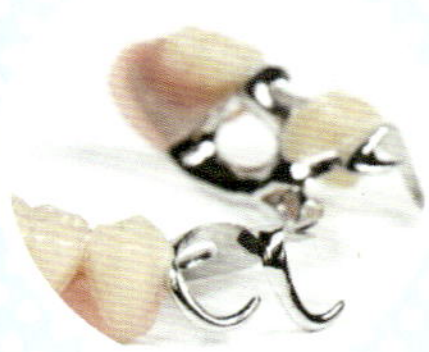

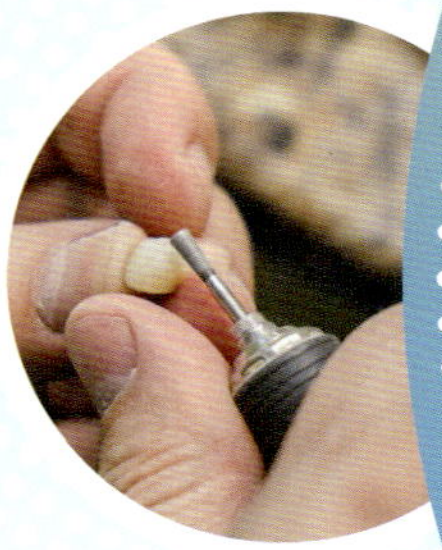

Science of dental casting

제09장 / 금속주조

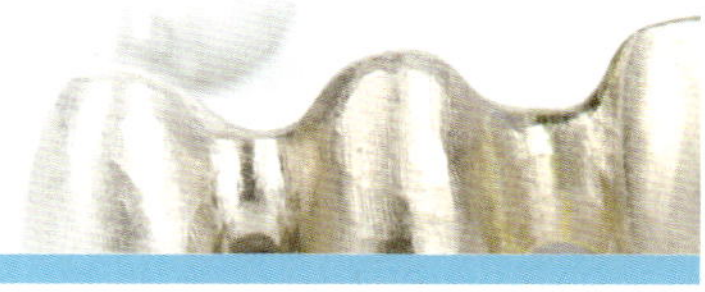

주조로 제작하는 주물은 우리의 일상생활과 직접 혹은 간접적으로 많은 관련을 가지고 있다. 예를 들어 밥솥, 수도나 가스의 밸브 또는 콕크, 재봉틀의 프레임, 우물펌프, 자동차나 오토바이의 엔진과 기타 부품 등 흔히 가깝게 보는 것에서부터 선박의 프로펠러, 공작기계, 섬유기계, 농업기계, 수차, 차량부품 그리고 로케트나 원자로용 부품에 이르기까지 광범위하게 사용되고 있다.

금속재료를 사용하는 치과 보철물은 대부분 주조로 가공하고 있으며 특히 정밀한 제품의 제작을 위해서 특수주조의 하나인 정밀주조법을 사용하고 있다.

치과에서 사용하고 있는 수복물의 재료로는 유기재료, 무기재료, 금속재료 등이 있으나 특히 금속재료를 많이 사용하고 있으며 이러한 재료와 가공법 등에 대해서는 많은 연구와 개발이 있어왔으며 그에 힘입은 치과의학의 발전도 그 면모를 달리하고 있다. 그 중에서 금속재료는 색채조화에 문제점이 있음에도 불구하고 여전히 많이 사용되고 있다. 그 이유로는 물리적 성질의 우수성, 내구성, 적합정밀성, 사용능률 등을 들 수 있겠다.

9.1 • 주물의 역사와 발달과정

금속 주조에는 동이나 청동 그리고 황동 등의 합금이 오래전부터 사용되어 왔다. B.C. 4000년의 메소포타미아에서 그러한 합금과 간단한 주조의 사용 예를 찾아볼 수 있다. 즉 단조로 제작된 것이 아닌 주조로 제작한 동 화살촉을 사용하였다. 또 진흙으로 제작되는 용해로와 주형은 도공의 기술에 의한 자연적인 부산물이었다. 이집트에서는 B.C. 2000년 경에 주조가 있었고, 중국의 복잡한 청동주물 등은 B.C. 1500~1600년경 시작되어 제기, 술잔,

식기까지 제작되었다. 이 고도의 문화는 말기에 이르러 동방으로 파급되어 한반도와 일본에까지 영향을 끼쳤다. 그러나 이 무렵부터 진, 한의 철기문화가 밀려와서 한반도나 일본에는 청동기의 기술은 전달되었어도 청동기 문화를 전개시키지 못하고 바로 철기시대로 들어갔다. 한편 중국의 기술은 원칙적으로 다른 곳에서 수입될 수 있었다. 실례로 로스트왁스법은 B.C. 3000년경 메소포타미아에서 개발되었다. 주조의 발전이 계속되면서 기본적인 주형의 제작에는 대단한 기술이 요구되었으므로 제자 전수나 부자세습 등의 형태로 존속해 왔다. 그리고 이렇게 오래된 역사의 주조이지만 1540년에 처음으로 출판을 통한 과학적인 접근이 있었다.

실제로 주조재료의 개발이 지연된 큰 이유는 아마도 미세조직과 응고현상, 성질에 대한 이해의 부족에서 기인할 것이다. 응고과정의 적절한 설명이 없었다면 주조는 과학보다 마술로 남게 되었을 것이고 이런 태도의 자취는 오늘날까지도 남아 있다고 할 수 있겠다.

근래에 와서는 기술과 예술의 차원에서 과학적인 과정으로 전환될 것이 기대되었으나 쉽지는 않았다. 20세기 중반에 와서 주조공업은 경험의 일에서 과학으로 전환기를 맞게 되고 후반에는 완전한 과학으로 발전하면서 많은 연구가 계속되고 있다.

우리나라의 주조산업은 장식품을 비롯하여 제기, 불상, 범종, 화폐 및 금속활자를 주조하면서 시작되었다. 그러나 생산량은 많지 않았으며 주조금속도 동합금을 주로 사용하였다. 원시적이긴 하나 9세기에 이르러 주철의 용해기술이 개발되면서 주철제 불상을 위시하여 농기구 및 가마솥을 주조하게 되었지만 19세기 말에 일본의 기술이 도입되고 일본 제국주의의 필요에 따라 근대화된 주물공장이 전국 각지에 건립되어 기계부품용 주물생산체제로 변화되었다.

9.2 • 주조방법과 종류

주조의 방법으로는 단순히 외부로 노출된 개방형 주형에 용융금속을 채우는 방법에서 상형과 하형을 합하여 그 사이에 이루어지는 밀폐형 빈 공간 내에 주입하는 방법이 있으며 전통적인 주형재로 모래를 사용하는 사형주조법과 그 밖의 독특한 주형제조법 또는 특수한 주조방법을 사용하는 특수주조법으로 크게 분류할 수 있다.

치과 금속주조에는 특수주조법 중에서도 정밀주조법을 주로 사용하고 있다.

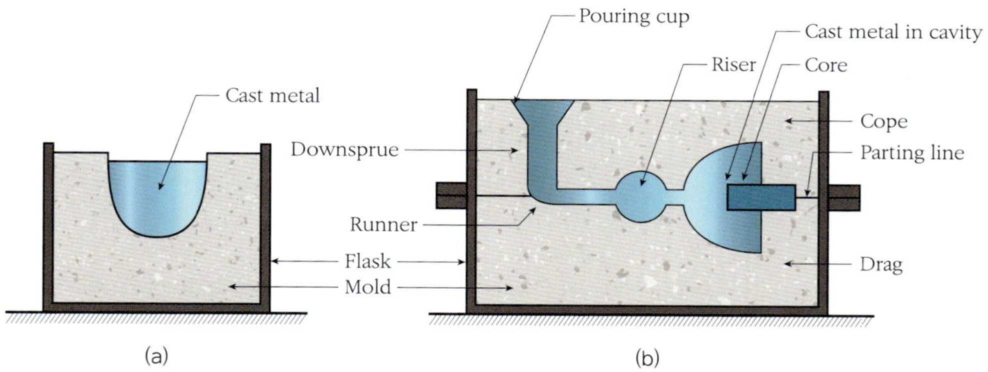

▲ 그림 9-1. 개방형 주형과 밀폐형 주형

9.2.1 사형주조법

주철, 주강 동합금, 경금속 주물의 대부분은 사형(모래를 이용한 주형 틀)에 쇳물을 주입하여 제작한다. 잘 조절된 모래는 주형을 만들기 용이하고 가격도 저렴하며 반복사용이 가능하기 때문에 오래 전부터 사형주조법이 널리 사용되고는 있으나, 주형재료인 모래나 점결제의 종류, 주조방법 등은 시대에 따라 일정하지 않으며 현재 주물공장에서 사용되는 모래도 다 같은 것이 아니다.

모래로 주형을 제작하려면 모래가 적당한 성형성과 강도를 가져야 하며, 고온의 쇳물에 견디는 내열성과 주형 내의 가스가 잘 빠져나가는 통기성이 필요하다. 이와 같은 모래를 골라서 주형을 제작하는데, 주형은 주물이 될 부분이 빈 공간(mold cavity)이 되도록 해야 한다. 이 음형의 공간을 정확히 확보하려면 미리 나무나 금속으로 주물의 모형을 만들어두고 그 둘레에 모래를 다지고 뒤에 모형을 빼내면 된다. 그러나 모형이 완전히 모래 속에 파묻히면 모형을 빼낼 수가 없으므로 상형(cope)과 하형(drag) 두 개의 주형으로 나누어 모형의 절반씩 대응하는 빈 공간을 각 주형이 나누어 갖도록 한다.

주물에 속이 빈 부분이 필요할 때는 모래로 만든 별도의 주형을 끼워 넣는다. 이를 중자 또는 코어(core)라고 한다. 코어는 주형에 견고하게 지지되어 쇳물이 주입될 때 움직이지 않도록 한다. 이 때문에 코어를 약간 길게 하여 지지에 편하도록 한다. 이러한 장치를 코어 프린트(core prints)라고 한다.

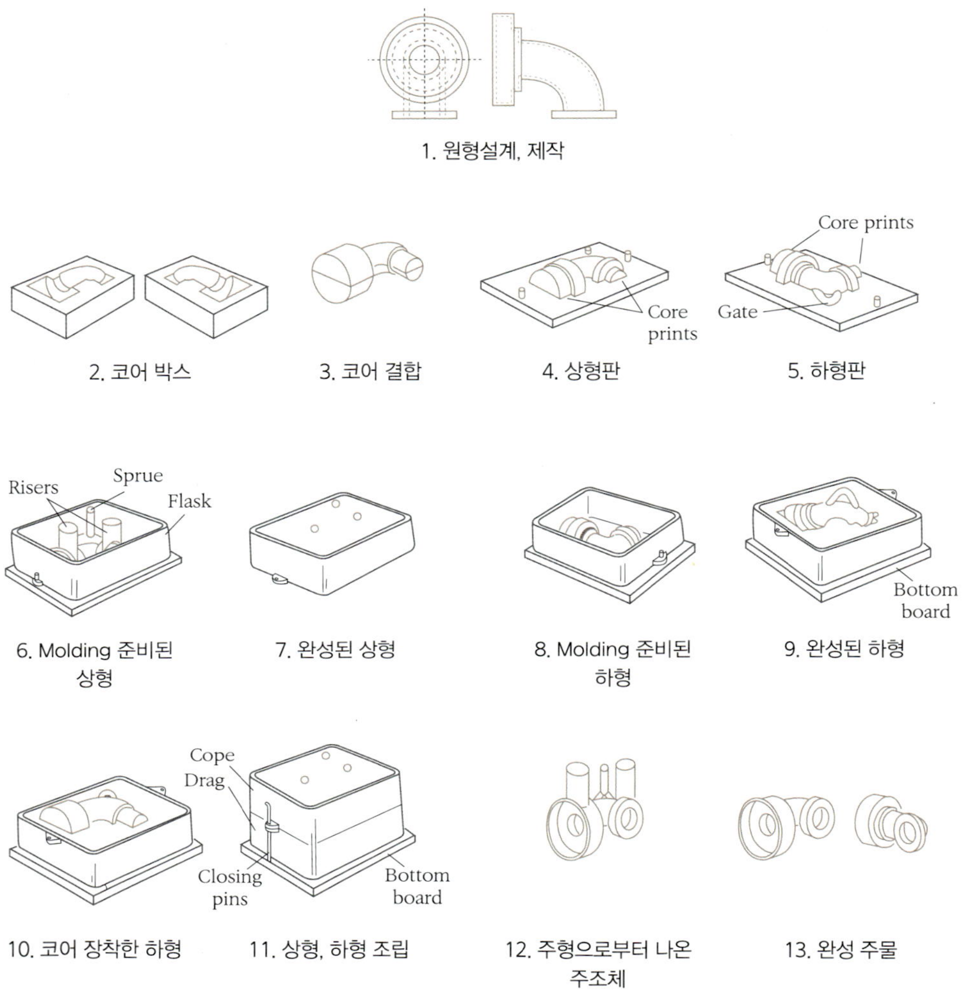

▲ 그림 9-2. 사형주물의 기본적인 제조공정

용융금속(쇳물, 용탕)을 주형 내의 빈 공간에 주입하려면 주형에는 주입구가 필요하고 용융금속이 되도록 조용히 그리고 계속하여 흘러 들어가도록 해야 한다. 이 주입구를 탕구라 하며 주물형상에 따라서는 탕구는 주물의 결함과 밀접한 관계를 가지며 매우 중요한 부분이므로 주형의 형상을 설계할 때 특히 주의해야 한다.

또 용융금속을 주입하는 동안이나 응고하는 동안에 주형과 주물로부터 가스가 배출되므로 이것이 잘 빠지도록 가스 뽑기 구멍(air vent)을 두는 것도 중요하다. 주물의 재질에 따라 차

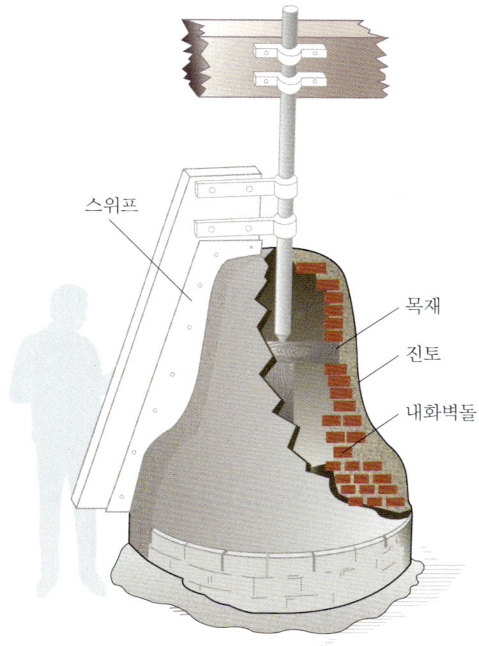

▲ 그림 9-3. 진토형법

이가 있으나 일반적으로 응고할 때 수축되므로 용융금속이 보급 될 부분을 주물 본체의 외측에 마련해 둘 필요도 있다. 이를 압탕(riser, reservoir)이라 한다.

주형이 준비되면 용융금속을 주입하고 응고 후 주형을 제거하고 주물표면을 청소, 다듬질하고 치수와 형태 등을 확인하는 절차를 거쳐 완성된다.

사형주조법에서 사용하는 주형재로는 점결제를 사용하는 생형(green sand molds)과 건조사형(dry sand molds)이 있으며 점결제를 사용하지 않는 자성주형(magnetic molding)과 감압조형주형(vacuum molding)이 있으며, 그밖에 자경성주형(skin-dried molds)과 진토형법(loam molding) 역시 사형주조에 속한다.

9.2.2 특수주조법

보통의 사형주조법과 달리 용융금속에 압력을 가하여 주조하는 방법이라든지 또는 정밀주형을 만들어서 치수정밀도가 높은 주물을 얻고자 하는 정밀주조법 등을 통틀어 흔히 특수주조법이라 한다. 용탕에 압력을 가하는 방법에는 원심력을 사용하는 원심주조법과 금형에 용탕을 사출가압주조하는 다이캐스트법이 있다. 다이캐스트법은 제작하고자 하는 형상으로 기계가공한 금형을 만들어서 용탕을 유입시켜 사출성형하는 방법으로 생산속도가 높아 대량생산에 사용한다. 정밀주조법에는 주형의 제작법에 따라 쉘몰드법, 인베스트먼트법 등이 있으며, 주조분위기를 조절하는 진공주조법과 주괴 생산을 위한 연속주조법 역시 일종의 특수 주조법이라 볼 수 있다.

대부분 주조법에서 주형은 소비성 주형을 사용하나 금형을 사용하는 비소비성 주형도 있다.

특수주조에 속하는 주조법으로는 다음과 같은 방법들이 있다.

1) 금형주조법(중력금형주조)

용탕을 중력에 의해 주형에 주입하여 주물을 제조하는 방법이다. 미국에서는 permanent mold casting이라 하며 영국에서는 casting gravity, gravity die casting이라 불린다. 다이캐스팅에 비해 상당히 두꺼운 주물로 1/4~1/2 inch 정도 이상인 경우에 사용하며 금형은 세로방향으로 분할하도록 설계되며, 재질은 고급 주철, 내열강, 동합금 등을 사용한다.

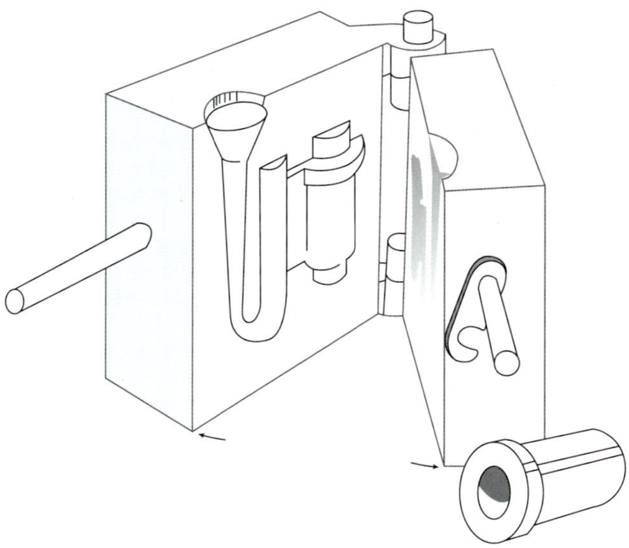

▲ 그림 9-4. 영구금형(permanent mold casting)

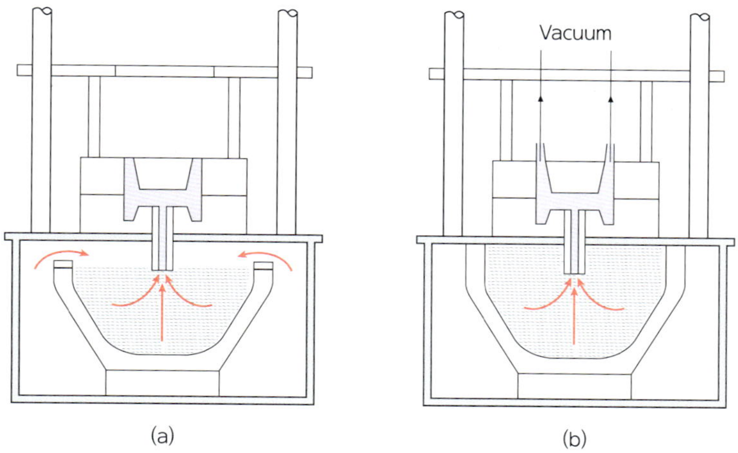

▲ 그림 9-5. 저압주조장치의 개략도

금형주조주물은 치수가 정밀하고 금형은 열 전달 속도가 크므로 용탕이 급랭 응고되어 결정립이 미세화 한다. 따라서 금형 주조한 알루미늄합금 주물은 기계적 성질이 향상된다. 급랭효과로 용탕 중에 흡수하였던 가스를 강제 고용시킴으로써 가스석출에 따른 핀홀을 감소시킨다. 불량률도 감소된다. 다이캐스팅 같이 주입 시 공기를 흡입치 않으며, 또 사형주물같이 수축공을 발생치 않으므로 두 주조방법에 비하여 건전성이 높은 편이다. 또한 주물표면이 사형주물에 비하여 깨끗한 점을 들 수 있겠다.

2) 저압주조법

저압주조법이란 저가압주조법(low pressure die casting)을 뜻하는 것으로, 밀폐된 용기 내의 용탕면에 압축공기 또는 압축기체의 압력으로 비교적 작은 압력을 가하여, 용탕 중에 삽입한 급탕관을 통하여 용탕을 중력과 반대방향으로 밀어 올려서, 급탕관 상부에 설치한 주형에 주입하는 주조방법을 말한다.

밀폐된 용해로 중의 용탕의 표면에 약간의 기압을 걸면, 용탕은 도가니 중에 침적된 도관내를 중력에 반하여 상승하여, 도관의 상부에 부착된 금형의 하부 탕구에서 금형 내로 주입된다. 이것이 그림 9-6에 나타내는 저압주조법이다. 알루미늄 경합금 주물에 적용되는 수가 많다. 이 방법의 특징은 불활성 가스의 분위기 중에서 용해할 수 있고, 또한 조용히 주입할 수 있

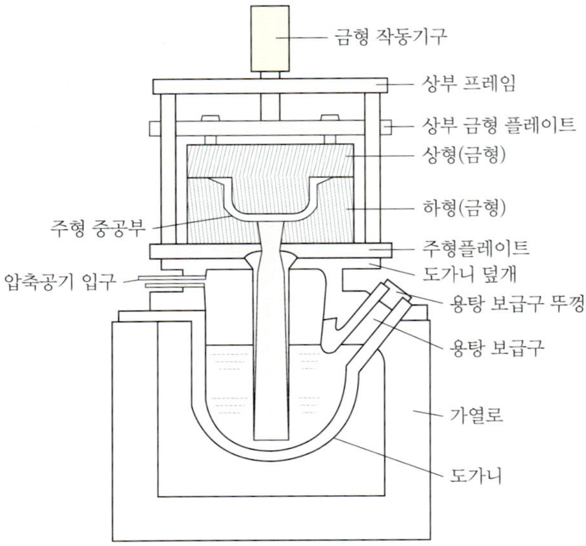

▲ 그림 9-6. 저압주조장치

기 때문에 불순물의 혼입이 없다. 또, 큰 탕구 및 압탕을 필요로 하지 않으며 응고는 상부에서 시작되고 최후에 탕구 부근이 응고된다. 따라서 탕구를 가늘게 해두면 회수율은 거의 100%가 된다. 혼자서 몇 대의 주조기를 조작할 수 있기 때문에 생산성이 높다는 장점이 있다.

3) 진공주조법

용해과정에서 분위기의 오염을 방지할 목적으로 분위기를 진공으로 처리하는 주조방법을 말한다. 이 방법은 대기 중의 수소, 산소, 질소 등의 유해가스 성분을 용탕으로부터 제거할 수 있고 불순원소를 제거할 수 있다. 또한 진공처리로서 정련반응을 촉진시킬 수 있고 티타늄과 같이 산소에 대한 활성금속도 용해 주조할 수 있다.

그밖에 진공상태에서 용해만 실시하거나 대기 중에서 용해하여 진공처리하거나 대기압 하에서 용해하여 주조만 진공 분위기에서 진행하는 방법들도 모두 진공주조법에 포함된다. 또한 불활성 가스 분위기에서 진행하는 주조공정에서도 전 단계로 진공분위기를 형성하게 되면 진공주조법에 속한다고 할 수 있다. 이처럼 특수한 환경에서 금속을 용해하는 기술을 특수용해기술이라고 하는데 이들 기술을 보다 상세히 분류하면 표 9-1과 같이 요약된다. 활성

▶ 표 9-1. 특수용해주조기술 분류

대분류	세분류	내용(범위)
특수 용해 기술	진공아크 용해기술	· 진공에서 아크열에 의한 전극의 용해기술
	비소모성 아크 용해기술	· 장입된 원료를 진공에서 비소모성 전극에 의해 용해
	전자빔 용해기술	· 진공에서 전자빔의 열원에 의한 활성금속의 용해기술
	프라즈마 용해기술	· 진공에서 프라즈마 열원에 의한 활성금속의 용해기술
	수냉 동도가니 용해기술	· 반응성이 큰 금속을 도가니와 반응하지 않고 청정용해

*소재기술백서2011

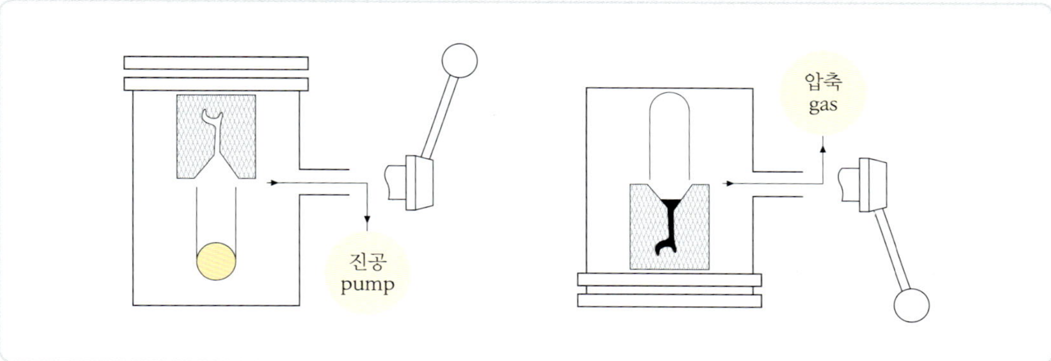

▲ 그림 9-7. 진공가압주조 모식도

금속을 높은 온도에서 용해하면 대기 중의 산소 또는 질소와 반응하기 때문에 특수한 분위기(진공, 가압, 저압, 불활성 가스 분위기, 자장 등)에서 용해하는 동시에 주조 제품을 성형하는 공정기술이 필요하다.

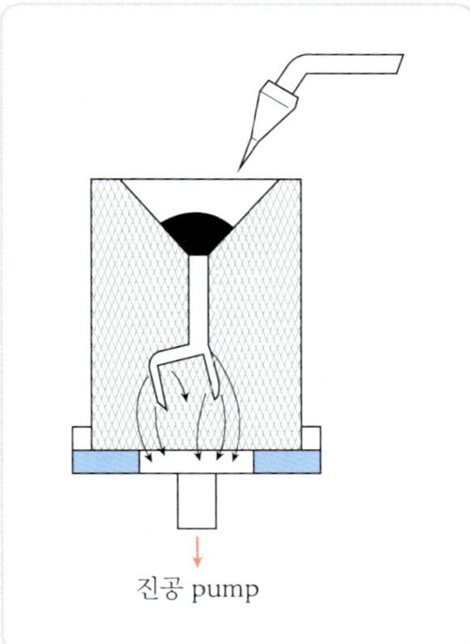

▲ 그림 9-8. 흡인주조법 원리

4) 다이캐스트법

알루미늄, 아연, 마그네슘, 구리 등의 용융금속을 고속고압으로 압입, 급속응고 시키는 방법이다. 미국에서는 용탕을 고압으로 금형의 빈 공간에 주입시켜 주물을 제조하는 방법을 지칭하며 영국에서는 pressure die casting으로 표현한다.

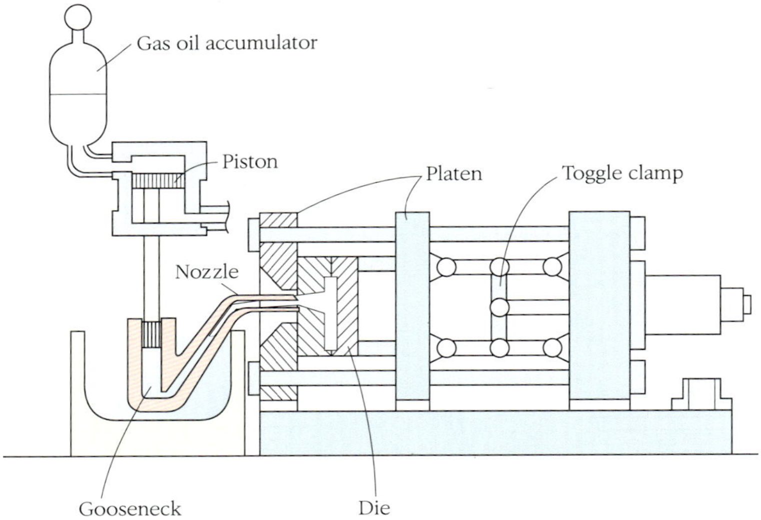

▲ 그림 9-9. 다이캐스팅 기

5) 원심주조법

원심주조법으로는 진원심주조와, 반원심주조 그리고 원심가압주조법이 있다.

진원심주조법은 원통형의 주형을 회전시키면서 용탕을 주입하여 관 형태의 원통주물을 제조하는 방법을 말하는 것으로 주철관, cylinder liner, sleeve bushing 등의 제조에 활용된다. 제품 두께는 주입되는 용탕의 양에 따라 조절되며 빈 공간에 코어를 넣을 필요가 없다.

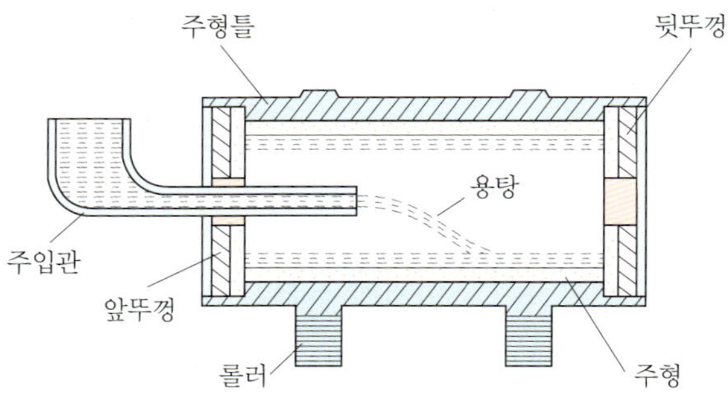

▲ 그림 9-10. 진원심주조법

장점으로 원심력이 작용되므로 내부 기공과 수축공 등의 결함이 없는 치밀한 주물을 얻을 수 있다. 재질이 치밀하므로 기계적 성질이 양호하고 품질이 안정된다. 압탕과 탕구가 없으므로 주조수율이 높아 원가절감이 된다. 단점으로는 용탕이 주형 밖으로 샐 경우 매우 위험하며 기계의 진동이 심하고 또 주형이 급열 및 급랭되므로 파손되거나 휘어지기 쉽다. 비중이 다른 금속조직 성분이 혼합되는 경우에는 편석이 되기 쉽다.

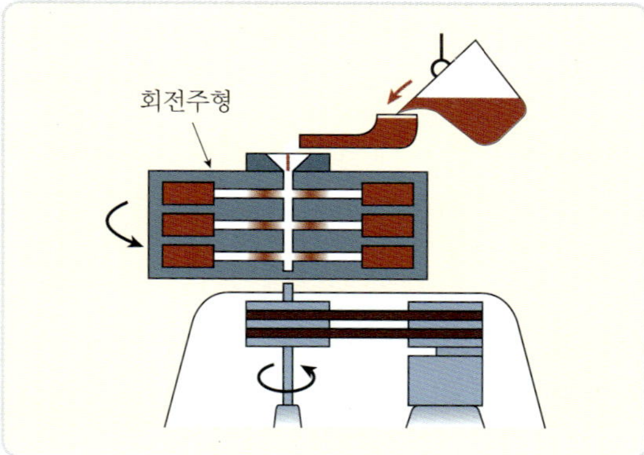

▲ 그림 9-11. 반원심주조법

반원심주조법은 원판형의 치차, 차륜, 풀리, 시브, 스프로켓의 제작에 활용된다. 주물의 축이 회전축이 되며 주조수율이 향상된다.

원심가압주조법은 불규칙하고 복잡한 형상의 제품의 주조에 많이 활용되는데 주입압력 증가 목적으로 원심력을 활용하므로 반원심주조와 유사하다 하겠다. 이 경우는 주물의 축을 회전축으로 하지 않으므로 회전 시의 균형이 중요하다. 작고 간단한 형상의 주물에 사용한다.

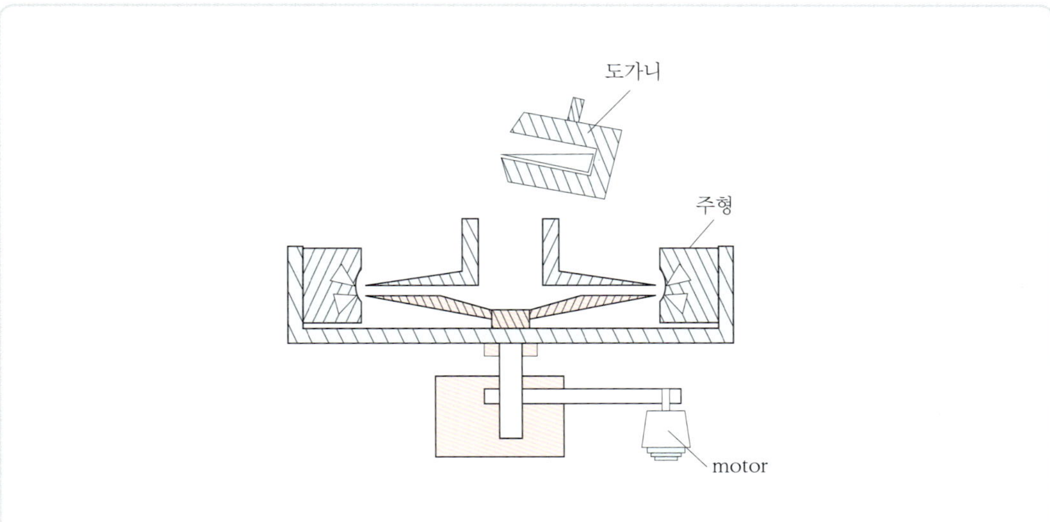

▲ 그림 9-12. 원심가압주조법

6) 고압응고주조법

고압응고주조법이란 주형 내의 용탕에 프레스에 의한 기계적 고압력을 가해 응고시키는 주조법으로 주형 내에 주입된 용탕이 완전액상이거나 반용융상태에 있을 때 기계적으로 고압력을 가하여 성형하고 응고가 완료될 때까지 압력을 유지하는 주조방법이며 용탕단조법, 반용융단조법, forging cast법이라 한다.

가압 방법에는 세 종류가 있으며 프란자가압응고법이라 불리는 것은 용탕 면에 직접 고압력을 가한다. 그림 9-13은 직접압입용탕단조법으로 펀치와 주형 상호의 위치에서 공간을 형성한다. 가압입용탕단조법은 별도로 설치한 정밀한 다이캐비티에 용탕을 압입하는 방법이며 작은 물건에 적당하다.

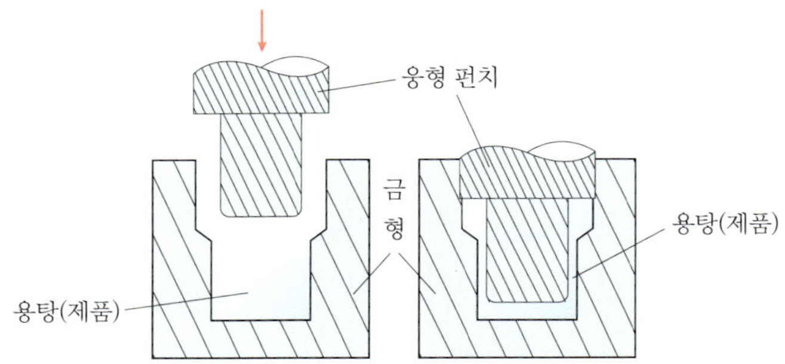

▲ 그림 9-13. 용탕 단조법

7) 연속주조법

연속주조법은 주괴, 빌레트, 바 등을 연속적으로 다수를 주조하던가 하나의 경우이면 매우 긴 것을 주조하는 방법이며, 일반적인 주물을 만드는 방법은 아니다. 주괴의 예로, 보통의 주조법에 있어서는 다수의 주괴 케이스를 나열해 두고 각각의 한 개씩 주입하는데 연속주조법에 의하면 단지 한 개의 주탕받이와 주형을 사용하여 긴

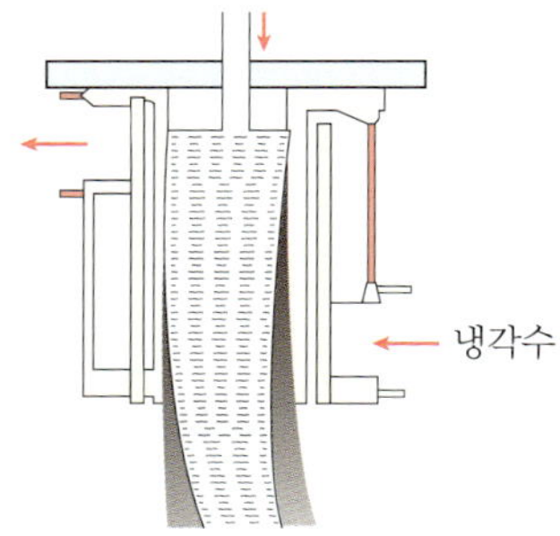

▲ 그림 9-14. 곡면주형의 예

주괴를 제조하는 것이다. 이 주조법의 일례로서 강의 연속 주조기의 개략을 그림 9-14에 나타내었다. 이것을 곡면주형으로 응고한 강을 주형 아래로 내리고 나서, 수평방향으로 만곡시켜서 수평방향으로 빼내도록 한 것이다.

8) 정밀주조법

정밀주조법은 사형주조법보다 특별히 치수정밀도가 높은 제품을 만들 수 있는 주조법의 총칭이며, 그 범주에 들어있는 주조법에는 인베스트먼트법, 세라믹몰드법 그리고 플라스터몰드법 등이 있으나 세 가지 방법 모두 주형재와 주형의 제조방법에 차이가 있을 뿐 원리는 유사하다. 세라믹-몰드(ceramic-mold)라는 명칭은 소성주형의 총칭이며 넓은 의미에서는 인베스트먼트법의 세라믹쉘몰드와 플라스터몰드라는 의미도 모두 포함하나 구별되어 칭하고 있다.

정밀주조법이 공업적으로 소개된 것은 제1차 세계대전에서였고 발전한 것은 제2차 세계대전 중(1940~1944)이다. 그 이유는 대전 중에 병기의 소모가 예상 이상으로 격심해서 그것을 보충하기 위해서는 대량생산하지 않으면 안되게 되었다. 대량생산하기 위해서는 대량의 공작기계가 필요하기 때문에 먼저 공작기계부터 제작하게 되었다. 그런데 전쟁 중간에 공작기계를 만들기 시작해서는 병기의 소모를 보충할 수 없는 사태로 되었다. 그래서 주목된 것이 정밀주조법이다.

정밀주조는 대량생산에 적합하고 더구나 주조품은 약간의 기계가공을 하는 것만으로 제품으로 사용할 수가 있다. 그래서 재래의 공작기계를 끝마무리 가공용으로 돌릴 수가 있기 때문에 공작기계부터 만들기 시작할 필요가 없게 됨으로써 병기의 소모를 단시간에 보충하는 것이 가능하게 되었다.

우리나라에서 공업화된 것은 미국으로부터 문헌이 입수된 후로써 상당히 늦은 약 1950년대 이후부터이며, 항공우주산업, 일반기계산업, 귀금속공예, 조형미술공예 그리고 치과 수복물 제작에 주로 이용되고 있다.

인베스트먼트 주조법에는 솔리드몰드(solid mold)법과 세라믹쉘몰드(ceramic shell mold)법이 있으며 세라믹쉘몰드법은 솔리드몰드법을 개량한 방법이다.

솔리드몰드법은 주조하고자 하는 최종 제품과 거의 같게 제조과정 상의 사용재료의 열팽창량, 수축량 등을 고려한 치수의 모형을 왁스(wax) 또는 유사한 재료로 미리 제작하고 그 모

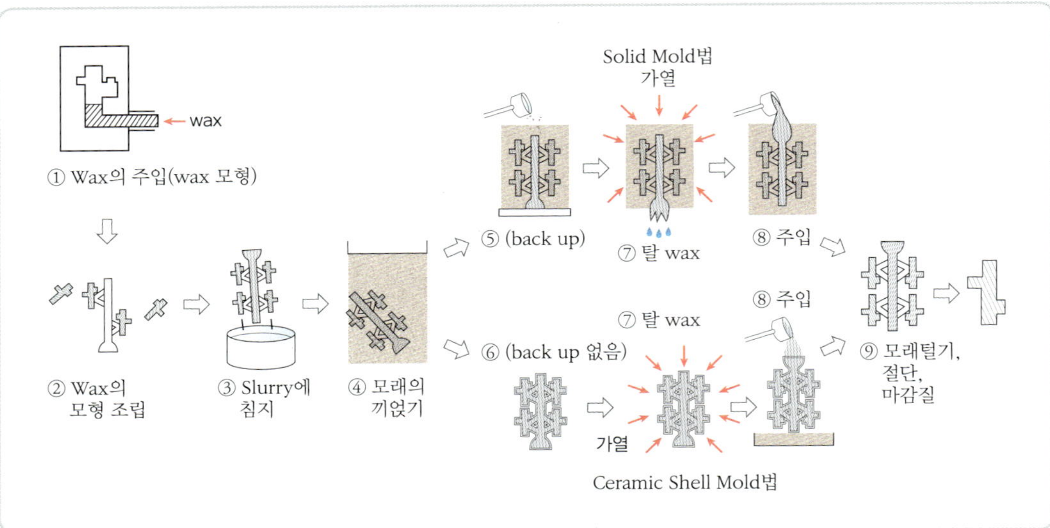

▲ 그림 9-15. 인베스트먼트 주조법의 기본공정

형의 표면을 미립자의 내화물과 점결제를 혼합한 슬러리(slurry)로 피복한 다음 그것이 건조하는 중에 거친 내화물 입자를 덧뿌린다. 이것을 건조시켜 주형틀에 위치시키고 점결제와 함께 혼합된 내화물 입자를 주형틀의 나머지 부분에 채운 후 건조한다. 이 과정을 치과정밀주조에서는 매몰(investment)이라 칭하며 이중 매몰법과 유사하다. 그 다음은 가열하여 왁스 모형을 용출시켜 주형을 만든다. 주형 내에 남아있는 소량의 왁스는 고온까지 가열하여 연소시킨다. 이렇게 해서 주형 내부에 완전한 공간을 만들고 주형을 고온상태로 유지하면서 용탕을 주입하는 것이다.

세라믹쉘몰드법은 인베스트먼트법의 하나로서 왁스 모형의 제작까지는 솔리드몰드법과 동일하다. 왁스 모형에 내화물의 피복은 솔리드몰드법과 같은 방법으로 하고 이 작업을 수 회 반복하여 소정의 두께로 만든다. 다음에 건조한 후 가열하여 왁스 모형을 용출시킨다. 그 후 주형의 가열주입방법은 솔리드몰드법과 동일하다.

솔리드몰드법과 세라믹쉘몰드법의 공정차이를 설명하자면, 슬러리에 침적과 내화물 입자의 피복이 솔리드몰드법의 경우에는 1회 혹은 2회만 반복하나 세라믹쉘몰드법의 경우에는 5~10회 반복하여 피복(coating)층을 두껍게 한다. 솔리드몰드법에서는 이것을 주형틀에 위치시키고 나머지 공간에 내화물 슬러리를 채워 백업(back-up)한다. 그러나 세라믹쉘몰드법의 경우에는 백업을 하지 않는다.

정밀주조법의 장점은 복잡한 형상의 제품제작이 가능하다는 것과 표면거칠기와 형상정밀도가 우수하다는 것 그리고 분할면이 없다는 것이며, 단점은 주물의 제작시간이 오래걸린다는 것과 주형의 재사용성이 낮아서 비용이 높다는 것이다. 따라서 경한 재질에 형상이 복잡하고 밀링 가공과 마무리 손질이 많은 제품을 제작할 때 정밀주조 방법이 적합하다.

9.3 • 일반주물의 제조공정

일반적인 주물의 제조 순서는 모형제작→주형제작→용해→용탕운반→주입→주형해체→후처리→제품검사로 이어진다.

공업계에서는 대량생산위주로 주조방법을 이용하기 때문에 주형제작을 위한 모형부터 대량생산을 하는 경우가 많다. 모형은 최종제품과 거의 같은 크기와 형태로 제작되며 주형 내에서 제거되어야 하므로 보통은 가열에 의해 소각되는 원자재를 사용하게 된다. 여러 가지 방법으로 모형이 준비될 수 있으며 주형도 여러 방법에 의해서 제작될 수 있다. 주형이 준비되면 합금을 용광로 등에서 용해시키고 그 용탕을 운반하여 주형에 주입한다. 일정 시간이 지나고 합금이 고상으로 응고하면 주형을 해체하여 주물을 얻는다. 주물은 최종 완제품과 거의 일치하기 때문에 주입선만 절단하고 살짝 연마하면 그대로 완성되나 특수하게는 도금이나 열처리 등이 필요하기도 한다. 마지막으로 제품을 검사하는데 육안검사로 마무리하는 경우와 초음파 또는 엑스선 촬영 등의 비파괴검사가 필요한 경우가 있다.

전통 가마솥의 주조에서는 먼저 내부의 코어를 주물사로 제작한다. 다음은 미리 준비된 외형의 거푸집 틀을 결합하여 중간에 빈 공간이 형성된 주형을 제작한다. 용광로에서 용융금속을 운반하여 주형에 주입하고 금속이 응고하면 주형을 해체하고 코어역할을 했던 주물사를 제거한다. 마지막으로 표면처리와 제품검사를 마치면 소비자에게 판매되는 것이다.

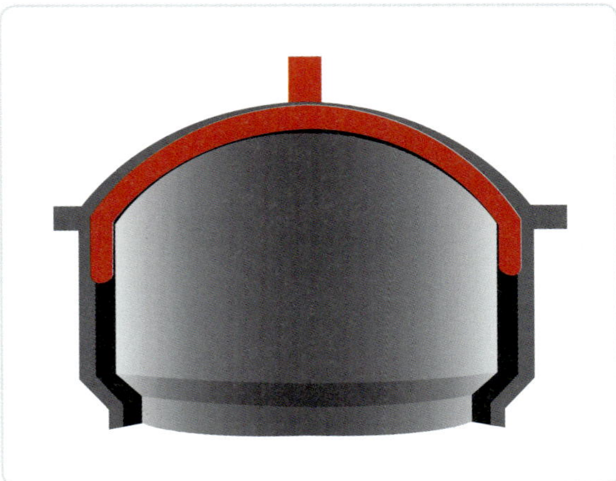

▲ 그림 9-16. 가마솥 주형의 모식도

9.4 • 정밀주조

9.4.1 개요

일반적인 주조방법으로는 제조가 곤란한 형상의 제품, 재질이 치밀하고 안정한 강도를 특히 필요로하는 것 등의 주조에는 각각 특수한 주조법이 행해지고 있다. 이들 특수주조법에는 원심주조법, 다이캐스트법, 저압주조법, 금형주조법(중력주조법), 인베스트먼트 주조법(lost wax법), 연속주조법 등 여러 가지 기술이 개발되고 있다. 각각 주형이나 응고거동에 주된 특색을 가지고 있다.

정밀주조법은 주형으로 사형을 사용하지 않고 보다 특별히 치수정밀도가 높은 제품을 만들 수 있는 주조법의 총칭이다.

그 범주에 들어있는 주조법에는 investment법(lost wax법), ceramic mold법, plaster mold법이 있다.

이 중의 investment process의 원리는 현대인이 개발한 것은 아니나, 이 원리를 이용하고 주형재료, 제조공정을 개량하여 훌륭한 주조법으로 발전시켰다. 이것은 고대의 중국이나 이집트에서 개발된 것으로 그 역사가 매우 길다. 이집트에서는 기원전 수천년 전부터 청동제 미술품주물을 만들기 위해 원시적인 정밀주조법을 이용하였다. 아프리카 대륙에는 현재도 여전히 원시적인 방법이 전해져 내려오고 있다. 그 당시의 주조법은 원시적으로 공예품(청동제의 미술주물) 등을 만드는 데에 이용되는 정도로서 단일 품을 양산하는 방법으로까지는 발전되지 못하였다. 원시적인 방법은 예를 들면, 동물의 형을 한 조그만 허수아비를 만들 경우 그 동물의 모형을 밀랍을 사용하고 손으로 가공하여 완성시킨 다음에 그 밀랍모형에 주입구를 붙이고 그 다음에 물로서 연화한 점토를 밀랍모형의 주위에 대체로 일정한 두께로 발라서 대기 중에서 건조한 후에 구워서 밀랍을 태워버린다. 그렇게 하면 내측이 동물의 형을 한 점토의 껍질이 된다. 한편 동물의 내장으로 만든 풀무로 청동을 용해하여 앞에서 구운 껍질 형태의 주형에 주입한다. 그 다음에 주형을 파괴하여 주물을 얻는다.

이 방법이 오래된 주조법 가운데 하나이며 인도, 중국을 거쳐서 우리나라와 일본에 전해졌다. 그 동안 제조방법은 상당히 개량되었다. 중국에서는 2,000년 이상 전부터 이용되어 왔다. 이것은 진토형법(loam mold법)으로 불리며 불상과 공예품의 주조에 이용되었다. 현재에도 진토형법은 미술 공예품의 주조에 많이 이용되고 있다.

정밀주조법은 1897년 미국의 B. F. Philbrook에 의해 재발견되어 치과 인레이 주조에 활용되었다. 치과의사들은 의치를 주조로 제작하기 위하여 정밀주조법을 이용했다. 치과에서 사용되던 주조법을 이전에는 인레이(inlay)법으로 불렀다.

인레이법은 밀랍(wax)으로 의치형상의 모형(pattern)을 만들고 이것에 탕구를 달아 석고와 크리스토발라이트(cristobalite)와 물을 혼합시킨 주형재료의 층에 매몰하여 건조하고, 가열하여 밀랍을 태워버린 후 금과 은합금을 주입하여 의치를 제작하였다.

정밀주조의 발달에 인레이법이 끼친 큰 진보는 점토 대신에 석고와 크리스토발라이트(cristobalite)의 혼합물을 주형재료로 사용함으로써 치수정밀도의 향상, 평활한 주물표면, 섬세한 표면형상이 얻어질 수 있게 된 것이다.

그 후 인레이법이 기계부품을 만들기 위해 공업분야로 도입되어 왔다. 그러나 기계부품은 재질적으로 보아 고융점의 강(steel)이 대부분이기 때문에 인레이법 그대로는 이용할 수가 없다. 왜냐하면, 주형재료에 이용되고 있는 석고는 분해온도가 강의 주입온도보다 낮기 때문에 강을 주입하면 분해되어 가스가 나오므로 주물에 기공(blow hole)이 발생하기 때문이다. 그리하여 공업기술자들은 주형에 내화도가 높은 점결제와 내화물입자를 사용해서 융점이 높은 금속재료의 주입을 가능하게 했다. 그래서 현재의 정밀주조의 기반을 완성시켰다.

정밀주조를 크게 나누면 현재 두 분야의 산업에서 이용되고 있다. 하나는 항공우주산업이고 다른 또 하나는 일반기계산업이다. 전자는 극도의 고성능과 고신뢰성이 있는 정밀주조품을 필요로 하고 있으며, 후자는 비교적 단순한 형상으로서 대량으로 공급될 수 있는 정밀품을 필요로 하고 있다.

현재 항공기용 제트엔진, 화력발전용 가스터빈, 디젤 엔진용 과급기 등은 정밀주조의 힘을 빌리지 않으면 고성능을 얻을 수 없을 정도까지 정밀주조는 기술의 면에서 성장했다.

그리하여 제품의 치수정밀도와 표면조도가 과거의 정밀주조법보다 월등히 개선되었고 기계화가 됨에 따라 정밀성이 높은 주조와 대량생산이 가능하게 되었다.

Ceramic mold법은 Shaw process, Unicast process 등으로 대표된다.

Shaw process는 1950년경 영국의 Shaw 형제에 의해서 개발된 주조법이다.

Unicast process는 1960년경 미국의 그린우드에 의해서 개발된 주조법이다. 모두 금형, 일반기계 부품의 제조분야에서 필수적인 기술로 되어 있다.

▶ 표 9-2. 각종 정밀주조법의 비교

주조법 성질	Investment법	Ceramic mold법	Plaster mold법
적용재질	모든 재질에 적용 가능(특히 특수합금에 적합)	모든 재질에 적용 가능	동합금 이하의 용융점 금속에 한정됨(Al, 동합금)
치수정밀도	일반공차 ±0.5% 이하(일체형에서 방향성이 없다)	일반공차 ±0.5~2.0%	일반공차 ±0.5~2.0%)
주물표면	2~20 μm(R_{max})	5~30 μm(R_{max})	3~20 μm(R_{max})
형상	매우 복잡한 것에도 적합함(나사, 막힌 구멍도 가능)	상당히 복잡한 것도 가능	상당히 복잡한 것도 가능
두께	최소두께 0.5 mm 정도까지	최소두께 1.0 mm 정도까지	최소두께 1.0 mm 정도까지
크기	수 g~100 kg 정도도 가능 (수 g~10 kg에 적합)	10 ton 정도도 가능 (0.5~300 kg에 적합)	30~40 kg 정도도 가능 (0.1~20 kg에 적합)
기계적 성질	방향성이 없다 (macro조직의 조절에 의해 향상이 가능)	비교적 양호 (냉각속도가 비교적 빠르다)	금형, 사형에 비해 약간 나쁘다(냉각속도가 늦고 결정이 조대화하기 쉽다)
생산성	소량에서 다량생산까지 적용 가능 생산성은 중간 정도(공정의 기계화가 가능)	소량에서 중간 정도까지로 생산성이 낮다	소량에서 다량 생산까지 적용 가능 생산성은 중간 정도
경제성	가격이 비싸다(다량생산에 의해 저감할 수 있다)	가격이 약간 비싸나 특수한 것에 유리(금형 등)	가격이 약간 비싸나, 비철합금(특히 경합금)에 유리
용도 · 기타	제트엔진 (초합금), 가스터빈, 내열 · 내식, 원자로, 일반기계, 농기구 등의 부품, 그 외 광범위하게 적용, 진공용해 주조에도 적합	금형(주철, 강, 동 합금)제작에 가장 많이 이용된다. 내열 · 내식 부품(고합금, 특수합금), 터빈노즐 외에 일반 기계 부품	금형(Al합금, 동합금), 일반기계 부품, 미술품 등

Plaster mold법은 investment 주조법과 마찬가지로 역사적으로 오래 되었으며, 중세 청동상의 제조에서 비롯된다고 한다. 공업적으로 1940~1944년경에 구미, 특히 미국에서 발전하여 현재에 이르고 있다. 금형, 일반기계 부품의 제조분야에서 필수적인 기술로 되어 있다.

표 9-2는 이 주조법들의 개략적인 비교를 나타낸 것이다.

9.4.2 Investment 주조법 개론

1) 장점과 용도

인베스트먼트 주조법의 특징과 장점으로는 다음과 같은 점을 들 수가 있다.

1. 정밀주조품에 대한 크기의 상업적 한계는 길이 최대 70 cm 정도이고 제작하기 쉬운 길이는 20 cm 정도 이하이다. 중량의 상업적 한계는 최대 100 kg 정도로서 일반적으로 많이 제작되고 있는 것은 10 kg 정도 이하이다. 주조하여 얻어지는 최소두께는 면적, 주입된 금속의 종류에 따라서 차이가 있으나 대체로 0.5~1.5 mm 정도이다.
2. 주조상태의 치수공차는 20 mm 정도의 크기에서 ±0.13 mm 정도 ; 100 mm 정도의 것에서 ±0.30 mm 정도, 200 mm 정도의 것에서 ±0.43 mm 정도이다. 작은 치수의 것에서도 ±0.10 mm 이하로 하는 것은 쉽지가 않다. 각도공차는 ±0.5~2.0° 정도이다.
3. 주물의 표면조도(surface roughness)는 보통 Rmax 4S~12S 정도이다.
4. 주입금속의 재질 선정에 있어서는 알루미늄합금, 마그네슘합금, 티타늄합금, 동합금, 강, 스텐레스강, 코발트계 내열합금, 니켈계 내열합금 등 대기용해 재료, 진공용해재의

▶ 표 9-3. Investment 주조품의 용도

기 종	Investment법
가스터빈, 제트엔진 부품	동익, 정익, 노즐, 회전자(rotor), 콘넥터(connector), 크레비스 하우징(housing), 어댑터(adaptor), 기타
항공기 기체 부품	조종장치, 날개기구, 좌석장치, 전기조절장치의 레버, 프레임, 조인트, 힌지, 통신기용 샷시
내연기관 부품 차량 부품	예비연소실 노즐, 과급기 블레이드, 노즐, 입구안내용 블레이드 밸브, 시이트, 토크 컨버터 wheel, rotary plate shifter, 헬리컬 클러치, 세그먼트 기어(segment gear), 스토퍼(stopper), 기타
식품기계, 인쇄기계, 제지기계	웨아링 플레이트, 캠, 홀더, 디스크 플레이트, 부속장치(attachment), 기타
압축기 밸브 부품	밸브 시트, 밸브 가이드, 밸브 몸체, 기타
전기통신기 부품	노휴즈 브레이크 부품, 변압기 부품, 도파관, 스프로켓(sprocket), 캠특수모터, 프레임 코어, 요오크(yoke), 레이타용 horn, 기타
계측기 부품	마이크로 프레임, 하이드게이지, 슬라이드, 후이라, 쟈이로, 레버, 캠, 암(arm), 조인트 wheel, 기타
방직기 부품	캠(cam), 레버, 라디에이터, 가이드 홀더, 기타
공업용 미싱 부품	천 이송장치, 천 누름장치, 기타
총 · 화기 부품	소총, 엽총, 권총 등의 방아쇠, 격침, 가늠쇠, 가늠쇠자리, 개머리판, 탑스냅, 기타
사무기기	컴퓨터 부품의 레버, 프레임(frame), 드라이버 샤프트, 넘버링기, 세그멘트 기어, 칭거, 기타
원자로	연료제어봉용 벨로시니(속도제한기), 연료봉용 플레이트, 미릿터
기타	엘리베이터 부품, 목재목공기계부품, 버너 부품, 공구류, 의료용기구, 스포츠용품, wheel, 기타

거의 대부분 금속을 주조할 수가 있다.

5. 복잡한 형상의 물품을 만드는 경우 상당히 자유로운 설계를 할 수가 있다.
6. 주조상태 그대로 어느 정도의 형상, 치수까지 가능하므로 후가공이 적게 되고 기계가공비를 절감할 수 있다.
7. 소비재를 절약할 수 있다.
8. 대량생산할 수 있다.

정밀주조는 제트엔진, 가스터빈, 스팀터빈, 항공기 기체, 내연기관, 차륜, 식품기계, 인쇄기계, 제지기계, 압축기밸브, 펌프, 전기장치, 통신기, 계측기, 방직기, 공업용 미싱, 총 · 화기, 사무기기, 원자로, 기타의 기계기구 부품으로 널리 이용되고 있다. 그들 분야에서 사용되고 있는 부품의 예를 표 9-3에 나타내었다.

또한 정밀주조의 특징에 입각하여 정밀주조의 적용을 생각해 보면 다음과 같은 물품들을 들 수가 있다.

(1) 밀링(milling) 가공이 많은 제품

밀링가공은 정밀도가 선반가공과 쉐이퍼(shaper) 가공과 같을 수는 없고 절삭에 대단히 많은 시간이 걸린다. 그러므로 밀링가공을 많이 요하는 물품은 많은 비용이 발생한다. 만일 밀링가공을 거의 필요로 하지 않는 형상의 소재를 얻을 수 있다면 기계가공 공수를 상당히 절감할 수 있다. 소재를 정밀주조로 만들면 주조품의 단가는 단조품의 단가보다 높게 되나 절삭가공비가 상당히 절약되기 때문에 최종제품은 가격 경쟁력에서 우위를 차지할 수 있다. 이와 같은 물품은 정밀주조품이 유리하다.

(2) 경한 재질의 제품

경한 재질의 물품은 예를 들어 선반가공으로 절삭하는 것이 골칫거리이다. 더구나 쉐이퍼(평면이나 홈을 깎는 기계)가공과 밀링가공 등은 생각하지 않는 편이 좋다. 또 연마가공하는 것은 가공공수가 매우 많이 든다. 방전가공과 전해가공으로는 형상의 제약을 받아 극히 한정된 간단한 형상의 물품밖에 이용할 수 없다. 이상과 간은 경한 재질의 물품을 선반가공으로 끝마무리한 것 같은 형상의 물품에서도 정밀주조가 유리하다.

(3) 끝마무리에 손질이 많이 드는 제품

기계가공으로는 제작할 수 없는 구조의 형상을 갖는 물품은 게이지에 맞춰보면서 손으로 끝마무리 가공을 하여 형상을 만든다. 이와 같은 형상도 정밀주조로서는 쉽게 만들 수가 있으므로 그러한 물품에는 정밀주조가 유리하다.

(4) 복잡한 형상의 물품

형상이 복잡한 물품은 기계가공으로 끝마무리하여 제작하기가 곤란하다. 그래서 이와 같은 물품은 여러 조각으로 분할하여 기계가공한 다음, 각 조각을 조립하여 최종 형상으로 만들고 있다. 이와 같은 작업은 가공공수가 대단히 많게 된다. 그러므로 정밀주조를 이용하면 원하는 최종형상의 물품을 주물의 상태로 얻을 수 있으므로 매우 유리하다.

2) 제작법

인베스트먼트 주조법은 크게 나누어 두 가지의 제작법이 있다. 즉 솔리드몰드(solid mold)법과 세라믹쉘몰드(ceramic shell mold)법이다. 세라믹쉘몰드법은 솔리드몰드법을 개량한 방법이다.

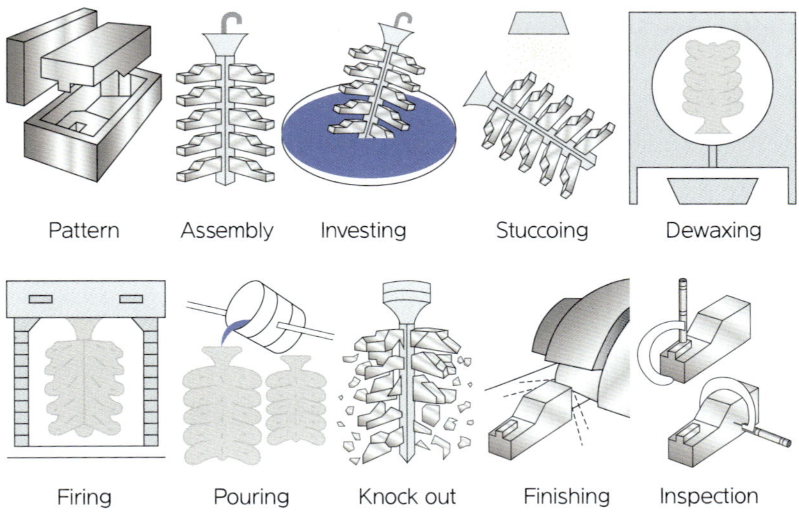

▲ 그림 9-17. Ceramic shell mold법의 공정

솔리드몰드법의 제작방법을 간단히 설명하면, 우선 주조하고자 하는 제품과 거의 같게 제조과정 중 사용재료와 열팽창량, 수축량을 고려한 치수의 모형을 왁스 또는 유사한 재료로 만들고, 그 모형의 표면을 미립자의 내화물과 점결제를 혼합한 슬러리(slurry)로 피복하여, 그것이 건조하는 중에 거친 내화물 입자를 끼얹는다. 이것을 건조하여 주형상자에 넣고, 점결제와 함께 혼합된 내화물 입자를 그 둘레에 채운 후 건조한다.

다음에 가열하여 왁스 모형을 용출시켜 주형을 만든다. 주형 내에 남아있는 소량의 왁스는 고온으로 가열하여 연소시킨다. 이렇게 해서 주형내부에 완전한 공간을 만들고, 주형을 고온 상태로 유지하면서 용탕을 주입하는 것이다.

또한, 세라믹쉘몰드법을 간단히 설명하면 왁스 모형의 제작까지는 솔리드몰드법과 동일하다.

왁스 모형에의 내화물의 피복은 솔리드몰드법과 같은 방법으로 하고, 이 작업을 수 회 반복하여 소정의 두께로 만든다. 다음에 건조한 후, 가열하여 왁스 모형을 용출시킨다. 그 후의 주형의 가열과 용융금속의 주입은 솔리드몰드법과 동일하다.

인베스트먼트법(solid mold법과 ceramic shell mold법)의 공정과 그 차이를 대략적으로 보면

1. 주조하고자 하는 제품과 꼭 닮은 모형을 왁스 또는 이것과 유사한 재료로 제작한다(금형에 왁스를 주입하여 제작하거나 손으로 직접 제작하는 방법을 이용).
2. 그 모형의 겉 표면에 고급내화재료와 이것을 결합시키는 결합제(binder)와의 혼합물을 반죽형상의 용액으로 하여 dip, spray 또는 brushing에 의하여 도포하여 적당한 피막을 형성한다(내화물인 슬러리에 왁스 모형을 침적시킨다).
3. 이것을 건조하여 처리한 왁스 모형을 적당한 틀(ring형, 원기둥형)속에 넣고 그 주위에 이미 도포한 피막과 동질의 반죽 상의 내화재료를 주입한 다음 건조시켜 주형을 만든다. 왁스 모형의 표면에 부착된 슬러리가 건조하는 동안에는 내화물 입자를 끼얹어, 내화물 입자로 왁스 모형을 피복한다. 슬러리에의 침적, 내화물 입자의 피복은 솔리드몰드법의 경우에는 1회 혹은 2회만 반복하나, 세라믹쉘몰드법의 경우에는 5회~10회 반복하여 코팅층을 두껍게 한다. 솔리드몰드법에서는 이것을 주형상자에 넣고, 그 둘레에 내화 슬러리(잘 반죽된 매몰재)를 채워 백업(back-up)한다. 그러나 세라믹쉘몰드법의

경우에는 백업하지 않는다.

4. 주형이 건조되면 가열하여 주형 내부에 존재하는 왁스를 용해 유출시켜 버리고 그래도 내부에 남아 있는 소량의 왁스는 보다 고온으로 가열하여 연소시킴으로써 내부에 완전한 공동(cavity)을 만든다. 가열방법은 주형재에 따라 다르다. 이 작업을 탈 왁스(lost-wax)라고 한다. 인베스트먼트법이 왁스 소실법이라고 불려지는 것은 이 때문이다.
5. 주형을 고온상태로 유지한 채 용융상태의 금속합금을 주입하여 주조한다. 금속의 주입법으로는 원심주조법, 경사가압주조법, 압박주조법 등이 있다.
6. 모래떨기(매몰재 제거), 탕구절단(주입선 절단), 가공과정을 거친다.
7. 제품이 완성된다.

즉 솔리드몰드법과 세라믹쉘몰드법과는 코팅(coating)부터 탈 왁스까지의 작업이 서로 다르다. 세라믹쉘몰드법은 솔리드몰드법에 비해 다음과 같은 장점이 있다.

1. 주조 핀(fin)의 발생이 보다 적다.
2. 치수의 변동이 약 절반으로 감소된다.
3. 내화물의 사용량이 적다.
4. 경량이기 때문에 취급이 용이하다(따라서 보다 큰 주형, 주물을 만들기 쉽다).
5. 조형법이 반복작업이므로 부분적인 기계화, 프로그래밍이 가능하다.
6. 세라믹 쉘 몰드는 분할된 주형(cope와 drag)을 사용할 수 있다.
7. 제조단가가 싸다.
8. 몇 종류의 합금에 대해서 기계적 성질이 약간 상승한다.

이것은 얇은 세라믹 쉘 몰드를 통해서, 열의 이동이 보다 신속하고 균일하게 이루어짐으로써 균일하고 보다 빠른 응고와 냉각속도가 얻어지기 때문이다.

설계기술자(engineer)들은 기술제휴와 간행물 혹은 실지의 경험을 통하여 정밀주조의 특징과 이점을 많이 이해하게 되었다. 그러나 설계기술자들은 정밀주조보다도 단조, 기계가공, 용접, 조립 등의 가공법이 더욱 친숙하기 때문에 어떻게 해서라도 그 방법들을 채용하려는 경향이 많다.

최근에는 그 방법들로 제작할 것을 계획한 후에 기계가공비용, 조립비용, 용접의 문제, 성능의 문제 등에서 난관에 부딪친 때에 그 해결책으로서 정밀주조를 거론하는 것이 일반적인 경향이다. 정밀주조의 특징, 장점을 잘 이해하여 처음부터 그 방법을 선택하였으면 시간, 비용의 손실을 막을 수가 있었을 것이다.

9.4.3 기초이론

정밀주조법은 이름이 나타내는 바와 같이 일반주조법보다는 매우 정밀도가 높다. 즉 주조에 의한 치수변화가 적고 납형의 모양과 비슷한 주물을 얻을 수 있음이 그 특징이다.

도대체 어느 정도까지 치수의 오차를 허용할 수 있는 것일까? 일반적으로 ±0.2% 이내의 정밀도라야만 한다는 사람도 있으나 실제 각종 실험결과에 의하면 정밀도를 ±0.2% 이내로 한다는 것은 매우 어려운 일이다. 그러나 충분히 주의하여 금속과 매몰재 등의 거동을 잘 이해하면 매우 정밀도가 높은 주조를 할 수 있다.

정밀주조법은 주로 미국을 중심으로 발달하여 왔으며 미국에서는 특히 금합금에 많이 적용하고 있다. 우리와 같이 저카라트 금합금, 은합금, 양백, 비귀금속합금 등을 많이 사용하는 곳에서는 그에 적합한 기술의 개발이 있어야 한다. 근래에는 훌륭한 주조기와 합금용해기술의 발달 등의 기술에 힘입어 고융점합금이나 주조가공하기에 어려웠던 범위까지 많이 확대해 가고 있다.

우선 주조에 의한 치수 오차가 어떻게 하여 생기는가에 대하여 알아보고 그 오차를 줄이기 위한 구체적 방법을 기술하고자 한다.

1) 납형의 치수변화

납형은 반용융상태에서 사출되므로 실온까지 냉각하는 동안 수축하여 치수가 변화하는 결점이 있다. 실온 정도에서 왁스의 선열팽창계수는 대략 0.00035/℃이다.

2) 금속의 응고수축

일반적인 금속은 가열에 의해 팽창되며 냉각에 의해 수축된다. 일례로 수은 온도계는 수은의 열팽창을 이용한 것이고, 철로의 레일 사이의 간극은 여름에 레일이 팽창하게 됨을 고려한 것임을 쉽게 알 수 있다. 금속의 열팽창은 액체 금속에 있어서도 같다. 또한 금속이 액체에서 고체로 응고할 때는 반대로 수축된다(비스머스 등의 예외도 있다). 이 수축치를 표 9-4

에 표시하였다. 따라서 금속을 주조할 때 주입온도에서 액상선 온도까지의 액상수축, 액체에서 고체로 변화할 때의 응고수축(합금에서는 일반적으로 어느 온도 범위에 걸쳐있다) 최후에 고상선 온도에서 실온까지의 고상수축의 3단계에 걸쳐 수축이 생기게 된다.

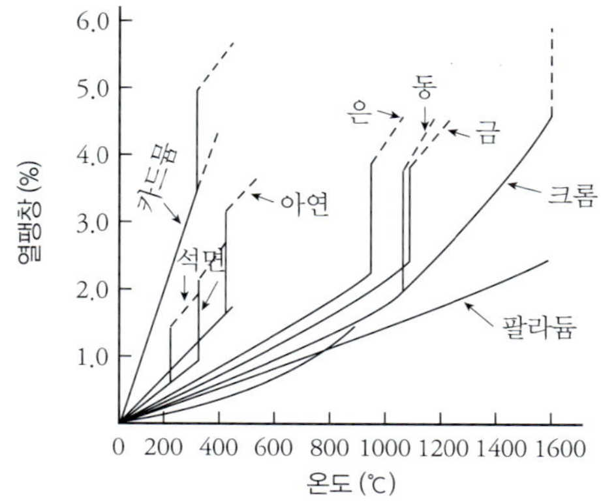

▲ 그림 9-18. 순금속의 열팽창곡선

그림 9-18에는 각종 순금속이 상기한 3단계에 따라 어떻게 변화하는가를 그래프로 표시하였다. 지금 금을 1,000℃로 주조하였다고 하면 전체의 3.8%에 해당하는 선 수축이 생기게 된다. 그러나 이 중 액체의 수축은 당연히 실제의 수축에는 영향이 적으므로 주조에 있어서 고려될 수 있는 것은 응고 수축치 1.73%와 고체 수축치 1.83%이다. 여기에 융점에 가까운 고체의 열팽창은 정확히 측정되어 있지 않고 이 곡선들은 융점까지 곡선을 연장하여 구한 것으로서 본래의 값은 1.83%보다도 훨씬 클 것이라고 생각된다.

실제로 금에 대하여 주조했을 때의 수축에 대해서는 많은 연구가 있다. 이것들을 정리하면 표 5-2과 같다.

그림 9-18에서 얻어진 값과 표 9-4의 값을 비교하여 보면 실제의 주조수축치는 매우 낮은 것을 알 수 있다.

표 9-4의 Hollenback과 Skinner의 값을 보아도 1.76%로서 그림 9-18에 나타난 고체의

▶ 표 9-4. 순금의 주조수축치

연구자명	주조수축치(%)	발표한 연도	비 고
W. A. Price	2.2	1911	
Shell	1.71	1923	주형을 가열
Shell	1.99	1923	주형은 가열되지 않음
R. L. Coleman	1.25	1928	
W. Sounder	1.25±0.1	1934	
W. Sounder&G. C. Paffenbarger	1.25±0.2	1942	
G. M. Hollenback&E. W. Skinner	1.76	1946	

열 수축치 1.83%보다도 작다. Sounder와 Paffenbarger의 값에서는 1.25%±0.2%로 더욱 작다.

이 점을 명확히 하기 위하여 금속응고의 상황에 대하여 고찰하여 보기로 한다.

일반 공업계에서 쓰고 있는 금형이나 사형주조에서는 주형의 온도가 보통 상온에 가까우므로 주형에 면한 부분부터 응고되며 용탕을 주입한 소위 탕구나 압탕의 부분은 맨 나중에 응고된다.

따라서 액체수축이나 응고시의 수축은 최후에 응고되는 부분, 즉 주물의 상부에 파이프상의 오목한 형태로 되어 나타난다. 이것을 보통 파이프라 한다.

정밀주조법에서는 주형의 온도가 매우 높으므로 용탕의 표면, 즉 대기에 접하고 있는 부분부터 응고하기 시작한다. 그 다음은 탕도나 두께가 얇은 부분의 벽면이 응고하기 시작한다. 따라서 응고수축의 전부와 액체수축의 일부는 주물의 두꺼운 부분의 중심에 생겨 공공을 만든다. 이것을 수축공이라 한다. 이와 같이 응고수축은 파이프(수축공)로 나타나 주물의 치수에는 영향이 적다.

보통 이 수축공은 주물의 내부에 생겨 결함이 되므로 이것을 피하기 위하여 압탕(reservoir)을 부착시킨다. 즉 왁스 패턴을 만들어서 탕도의 중간에다 주물의 두꺼운 부분보다 체적이 큰 왁스 모형을 만들어 주면 수축공은 이 속에 생기게 되어 주조결함의 발생을 막을 수가 있다.

이상과 같이 액체수축이나 응고수축은 주물의 치수에는 영향이 없음을 알 수가 있다. 따라서 주조수축은 고상수축만이 관계되는 것이다. 일반적으로 주조수축치는 고체의 전체수축치보다 작다. 이것은 다음 이유에 기인한다. 응고가 막 완료될 무렵 응고온도에 바로 가까운 온도에서는 그 속은 대단히 약하고 외력에 대하여 충분한 저항력을 갖고 있지 않기 때문에 최초로 주형의 벽면에서 응고한 부분은 용탕 자신의 무게 또는 용탕이 요철이 많은 주형의 벽면에 끼어있게 됨으로써 수축할 수가 없게 되지만 온도가 내려가 벽면의 응고부분이 충분한 강도를 가지게 되면 수축하기 시작한다. 따라서 주조수축치란 주형에 면한 외측부가 응고 후 압탕으로부터 받는 힘 또는 기타의 힘보다도 큰 강도를 갖게 되는 온도에서부터 상온에 이르기까지의 수축치라 할 수 있다. 정밀주조법에 의할 때의 주조수축치는 금이나 금합금에 대하여는 잘 조사되어 있으나 금 이외에 대하여는 별로 알려져 있지 않다.

이 값은 상기 이유에서 주물의 크기 형상(두께의 정도, 주형과 접하는 면적 등)이나 냉각의 방향과 속도, 주형의 종류 등에 따라 당연히 변하는 것이다. 또한 동일주물이라도 장소에 따라 변하는 것이 당연하다고 생각된다.

3) 수축보상

주조수축은 표 9-4에 표시한 바와 같이 매우 크므로 제 치수대로 주조한 것은 실제 제품과 전혀 맞지 않는다.

일반공업계에서는 이를 보상하기 위해서 납형을 주조수축하는 것만큼 크게 만들고 있다. 이 양을 수축대라고 한다. 그러나 매몰주조법에서는 수축대만큼 납형을 크게 한다는 것은 곤란하므로 다른 방법을 이용하지 않으면 안된다. 즉 매몰재를 팽창시켜서 주형을 크게 하는 방법이다. 매몰재의 팽창은 다음 세 가지의 과정에서 일어난다. 즉 경화팽창, 열팽창, 수화팽창이다. 현재의 주조법에서는 앞의 두 가지 방법을 주로 이용하고 있다.

① 경화팽창

물론 혼화한 매몰재를 방치하면 시간이 지남에 따라 경화된다. 경화시간이나 경화팽창량은 매몰재 중의 석고의 종류와 양, 가해진 물의 양과 온도 및 혼합방법과 속도 등에 따라 다르다. 물의 양이 적으면 팽창이 커지고 경화시간도 빨라지지만 너무 적으면 반죽의 점성이 너무 커서 매몰작업이 곤란하게 된다.

석고로서 α석고를 사용하면 경화팽창이 크고 또한 매몰재의 강도도 커진다. 경화팽창으로서 보통 얻어지는 값은 0.1~0.4%이다. 플라스크에 매몰하게 되면 자유로이 팽창할 수 없게 되므로 보통 석면(asbestos)을 플라스크의 내측에 한 겹 설치하여 경화팽창이 자유로이 일어날 수 있도록 하고 있다.

② 열팽창

매몰재는 가열에 의해 일반물질과 같이 팽창한다. 이 팽창량은 매우 크므로 현재의 매몰주조법에서는 매몰재의 열팽창을 가지고 금속의 수축을 보완하는 주요수단으로 이용하고 있다.

매몰재의 주성분은 석영으로서 경우에 따라서는 크리스토발라이트가 사용되고 있다.

석영은 그림 9-19에 표시한 바와 같은 열팽창을 나타낸다.

500~600℃에서 열팽창이 급격히 크게 일어나는 것은 여기에서 α석영이 β석영으로 전이

가 일어나기 때문이다. 따라서 충분한 열팽창을 얻기 위해서는 전이온도 이상으로 가열할 필요가 있다.

또 석영 매몰재에서는 강도가 저하되는 온도범위가 두 가지 있다. 첫째는 100~125℃로 석고의 결정수가 소실되는 온도, 둘째는 470~630℃로 석영의 변태점 온도구간이다. 이 점을 고려할 때 이 경우의 주형온도는 700~750℃로 가열해야 할 것이다. 경험에 의하면 이 온도로 유지하면 그후의 주조에 요하는 시간을 고려하더라도 주형의 온도가 제한온도인 650℃ 이하로 되는 일은 없다. 석영이 좋은 점은 630℃ 이상에서는 곡선이 거의 평탄하여 온도의 차이가 근소하므로 치수가 변화되지 않게 된다는 점이다.

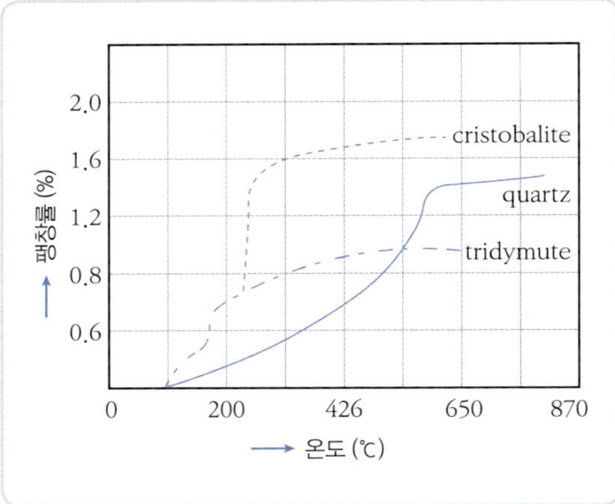

▲ 그림 9-19. 매몰재의 열팽창곡선

크리스토발라이트 매몰재를 사용했을 때는 낮은 온도에서 주조한다. 이것은 그림 9-19에서 볼 수 있는 바와 같이 α 크리스토발라이트가 β형으로 전이하는 온도가 낮기 때문이다. 이 전이에 의해 1.0%에 가까운 대단히 큰 팽창이 일어난다. 크리스토발라이트는 210~260℃의 범위에서 전이 때문에 강도가 저하되므로 350℃ 이상에서 주조하지 않으면 안된다. 크리스토발라이트는 이와 같이 비교적 저온에서 대단히 큰 팽창을 나타내므로 매몰재로서는 최적이나 고가인 것이 결점이다. 트리디마이트는 온도에 따라 팽창량이 매우 달라지므로 허용 주조온도 범위가 좁고 전 팽창량도 그렇게 크지 않으므로 별로 사용되지 않고 다만 다른 매몰재에 혼합하여 팽창량을 조절하는 데에 사용될 정도이다.

상기한 실리카의 동소체는 모두 팽창하나 이것들의 점결제인 보통석고는 역으로 가열에 의해 수축한다. 이 점에서 석고의 양이 적은 편이 좋으나 강도로 보아서는 많은 편이 좋다. 이 양쪽의 요구를 동시에 충족시키는 배합률은 대략 석고 25%이다. 경화한 석고의 열팽창곡선을 그림 9-20에 표시하였다. 125℃까지 약간(0.12%) 팽창하나 320℃에서 결정수가 방출되어 반수화물황산칼슘으로 되므로 약간 수축한다. 거기에서 결정수를 모두 잃어버리게 되면 황산칼슘으로 되므로 500℃까지는 급격히 수축한다. 이것을 냉각하면 다시 약간 수축한다.

그러나 이 석고의 수축은 식염이나 붕산을 가하면 어느 정도 감소시킬 수 있다. 이 조절제들은 매몰재의 경화를 촉진시키기 때문에 사용되고 있는데 한편 이상과 같은 수축억제의 작용도 있다. 또 혼수량을 적게 하면 매몰재의 열팽창을 크게 할 수 있다. 석고가 많아지면 강도 면에서는 좋으나 상기와 같이 매몰재의 열팽창량이 감소하고 내화성이 저하되므로 고온강도가 적게 된다. 또한 통기도가 나빠진다.

이상 기술한 바와 같이 경화팽창과 열팽창으로서 거의 금속의 주조수축을 보상할 수가 있다.

현재는 주조기술의 발전에 따라 매우 복잡한 것도 주조에 의하여 제작하게 되었다.

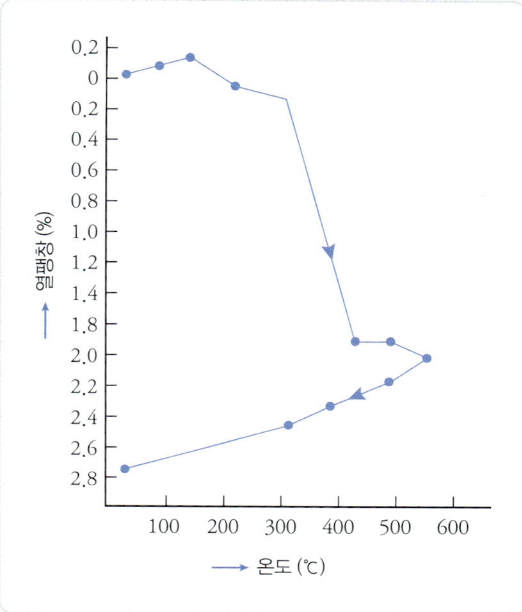

▲ 그림 9-20. 석고의 열팽창곡선

4) 주형의 요구조건

인베스트먼트법에서는 주형의 역할이 매우 중요한데 특히 팽창을 통하여 용탕의 수축을 보상하는 점과 정밀주조에 맞는 입자 미세성으로 정밀한 주물을 제작하기 위한 기본조건이기 때문이다.

주형이 갖추어야 할 기본적인 조건은

적당한 강도를 가지고 있어야 한다.

적당한 통기도를 가져야 한다. 용융금속의 주입 시 점결제, 첨가제, 수분 등의 열분해로 인하여 상당량의 가스가 발생한다. 또 용융금속도 온도 저하 및 응고되는 동안 가스를 방출한다. 따라서 주형은 이들 가스를 외부로 방출시키는데 필요한 통기도를 가져야 한다. 통기도가 작을 때는 주형의 배압이 용융금속압보다 크게 되어 주물에 기포가 발생한다. 너무 크면 주형의 배압이 용융금속압보다도 작게 되어 주물표면이 거칠어진다. 이러한 현상을 침투현상이라고 하며 용융금속이 주형입자 사이에 침입하게 되어 나타나는 현상이다. 용융금속과 배압의 관계는 서로 비슷한 수준일 때 주물표면이 정상적이다.

적당한 열간 성질을 가지고 있어야 한다. 충분한 열간 강도가 필요하다. 부족 시에는 균열이 발생되는 등의 파손이 생기고 이물질의 혼입이 발생된다. 또 열간 팽창, 열간 강도, 열간 변형량 등의 여러 가지 열간 성질이 적당치 않으면 buckle, scab 등의 표면결함이 생긴다. 주형의 내열성이 부족 시는 화학적인 소착도 발생한다. 내화재, 점결제, 첨가제, 수분, 혼화 방법, 조형방법 등에 의해 영향을 받는다.

잔류강도가 낮아 주형해체 시 조작이 쉬워야 한다.

9.5 • 모형과 주형의 제작법

9.5.1 설계상의 주의사항

정밀주조품을 채용하는 경우 또는 다른 공작법으로부터 정밀주조로 전환하는 경우 설계상 고려해야 할 중요한 사항으로서 다음과 같은 것을 생각할 수 있다.

1. 정밀주조에는 기계가공에서는 볼 수 없는 많은 설계상의 자유가 있는 반면 정밀주조의 작업에서 생기는 많은 제약이 있다는 것을 특히 설계할 때에 고려할 필요가 있다. 일반적으로 주조품에 대한 설계상의 제반 원칙은 대부분 정밀주조에도 적용되나 정밀주조 특유의 설계상의 제한도 존재한다.
2. 기계가공용으로 설계된 물품을 그대로의 치수로서 정밀주조로 제작하려면 대체로 정밀주조는 부적당하다. 기계가공용으로서 제작되는 물품에는 기능적으로 불필요한, 살이 두꺼운 부분이 많이 남아 있는 것이 종종 있다. 정밀주조로 하도록 설계변경하는 경우에는 기능상 불필요한, 살이 두꺼운 부분은 피하여야 한다. 이는 수축공과 주조응력을 방지하기 위해서 필요하다.
3. 사형주조에 적용되고 있는 내부냉금, 외부냉금의 수단을 이용할 수가 없으므로 고립한 두꺼운 부분을 설치하는 것은 피하지 않으면 안된다. 두꺼운 부분을 없게 하는 것은 이면의 두께를 적게 하든가 얇은 단면에 리브(rib)를 붙이는 수단이 취해진다. 만일 어쩔 수 없이 고립한 두꺼운 부분이 필요한 경우에는 그 부분에 별도의 gate를 붙여 가능한 한 물품의 외측으로 돌출시킨다.
4. 통상 기계설계자가 정밀주조로 물품을 만드는 경우 그 물품의 재질선정에 있어서 기계적 성질만을 고려하고 주조성은 생각지 않고 선택하는 수가 많다. 그 결과 만족한 물품

을 얻는 것이 곤란하게 되는 경우가 있으므로 설계자는 주조성을 충분히 고려하고 재질을 선정하지 않으면 안된다.

5. 상당히 넓고 평활한 평면 또는 곡면을 조그마한 흠까지도 없게 주조하기는 어렵다. 따라서 기능상으로 지장이 없으면 표면 흠은 허용해도 무방하다. 정밀주조품의 검사양식에 물품의 각 면에 허용되는 흠의 수와 크기의 한계를 명시해 둘 필요가 있다.

9.5.2 주모형(master pattern)

주모형은 왁스 또는 기타의 모형재료를 성형하기 위한 금형을 만드는 데에 필요한 것으로, master pattern이라고도 한다.

주모형의 형상은 만들고자 하는 주조품의 형상과 거의 유사하다. 주모형의 치수는 왁스 모형의 수축, 주형의 팽창, 주조금속의 수축 등을 고려하여 결정한다.

예를 들면 성형온도로부터 실온까지의 왁스 모형의 수축률을 1.2%, 예열온도까지의 주형의 팽창률을 0.7%, 주입 후의 주조금속의 수축률을 1.7%로 하면, 주모형의 신율은 다음과 같이 2.2%로 된다.

즉 주모형은 각 공정 중에서 일어나는 팽창률, 수축률을 서로 상쇄한 일정한 신율을 더해서 만들어진다. 일반적으로 각 공정에 사용하는 재료 및 작업을 가능한 한 일정하게 하고, 주조금속의 종류 및 형상 인자만으로써 신율을 변화시키고 있다. 주모형의 재질은 일반적으로 Al합금, 동합금, 동도금한 강, 스테인레스 등이다.

왁스모형의 수축률	−1.2%
주형의 팽창률	+0.7%
주조금속의 수축률	−1.7%
신율	−2.2%

왁스 모형을 만들기 위해서 사용되는 금속모형은 기계가공에 의해 만드는 경우와 저융점합금을 사용하여 주조에 의해 만드는 경우가 있다. 이 후자의 경우는 master pattern을 필요로 한다. 이 master pattern의 재료로서는 경질의 목재 또는 금속이 사용되고 있으나 최근에는 주로 동합금, 스텐레스 강 등이 사용되고 있다. 이것은 왁스형을 만들 금형을 만드는 것이므로 그 표면은 될 수 있는 대로 평활하게 완성시켜야 하고 또 이 master pattern은 만들

어질 제품과 같은 형상이어야 한다. 그리고 작업공정 중에 생기는 팽창수축에 의한 치수변화를 감안한 치수로 제작할 필요가 있다.

이 수축대의 수치는 실제로 많은 실험효과에 의하여 결정되고 있다. 또 다른 예로서 참고로 석고계 매몰재를 사용하여 황동모형을 제조하는 경우, 주모형의 수축대를 각 공정 중의 팽창수축률로부터 계산한 값을 표시한다.

가. 수축

왁스모형의 수축	1.20%
황동의 주조수축	1.80%
합계	3.00%

나. 팽창

매몰재의 경화팽창	0.30%
매몰재의 열적팽창	1.00%
합계	1.30%

따라서 수축−팽창=3.0−1.3=1.7%로 된다. 이 값이 주모형(master pattern)에 가하는 수축대가 된다.

9.5.3 왁스모형 성형용 금형

이 왁스모형 제작용 금형은 본 주조법 중 가장 중요한 공정의 하나로 경제적 견지에서 본다면 이 금형을 정확히 신속하게 제작하는 것이 제품생산비에 가장 좋은 영향을 미치게 된다. 일반적으로 형상이 간단한 경우나 대량생산의 경우에는 강재를 기계가공하여 만드는 것과 주모형을 기본으로 해서 저융점합금을 유입 또는 spray해서 만드는 것과, 주모형을 초소성 금속판에 압입함으로써 만들어지는 것이 있다. 생산량이 적고 정밀도가 별로 높지 않을 경우에는 valcanized, rubber, plastcs, plaster of paris, hydrolyzed wood 등이 사용되고 있으며 또 중간정도의 생산량으로서 정밀도가 높은 것을 필요로 하는 경우에는 저 수축 저융합금이 사용되고 있다.

이 저 수축 저융합금으로서 현재 사용되고 있는 것은 Sn 60%, Bi 40%의 합금 및 Bi 50%,

Pb 32.2%, Sn 17.8%의 합금이며 이 합금들은 거의 응고 때의 수축이 0에 가까운 것이다.

9.5.4 왁스모형 재료와 그 제작방법

1) 왁스모형

정밀주조법에 사용할 수 있는 모형재료로는 여러 가지가 있으나 요컨대 상온에서 취급 시 변형되지 않고 안정한 것이어야 하며 1000℃ 정도로 가열할 경우 회분(탄소잔유물)이 남지 않는 것이 적당하다. 여기에 적합한 것으로서 예로부터 사용되어왔고 현재에도 많이 사용되고 있는 것이 바로 왁스(wax)이다.

왁스는 일반적으로 단량체가 아니고 여러 가지를 혼합하여 만든 것이다. 즉 microcrystalline의 것과 amorphous한 것과의 혼합물이다. 융점이 77℃ 이상의 것은 고융점왁스라 칭하고 이 온도보다 낮은 것은 저융점왁스라 칭한다. 또 일명 전자를 고압력왁스, 후자를 저압력왁스라고도 한다. 일반적으로 정밀주조용 왁스로서 적당한 성질은 다음과 같다.

1. 60~80℃의 낮은 용해온도 범위여야 한다.
2. 60℃ 정도의 낮은 조작온도여야 한다.
3. 상온에 방치하여도 연화되지 않고 강도를 유지해야 한다.
4. 깨끗하고 평활한 표면을 가진 주조물이 될 수 있어야 한다.
5. 주형과 잘 분리할 수 있어야 한다.
6. 주입 중 주조물에 변형 및 응력이 남지 않아야 한다.
7. 될 수 있는 한 수축이 적어야 한다.
8. 용이하게 제거될 수 있어야 한다(왁스 용해제).
9. 가급적 팽창계수가 적어야 한다.

그림 9-21은 대표적인 왁스팽창곡선을 표시한 것이다. 이러한 주조용 왁스로는 현재 paraffin, bees wax, carnauba, 합성 왁스 등이 배합되어 사용되고 있으며 표 9-5는 대표적인 왁스의 배합을 표시한 것으로 치과용과 일반주조용이다.

다음에 이들의 왁스를 사용하여 모형을 제작하는 방법을 살펴보고자 한다. 왁스는 일반적으로 반유동상태로 용해하여 주입을 한다. 이 경우 왁스의 온도는 규정온도에 될 수 있는 한 정확하게 맞추어야 하는데 대략 ±20.% 정도로 유지하고 있다.

이 규정온도는 사용하는 왁스의 종류, 부품의 형상, 두께 및 주조법에 따라 다르다.

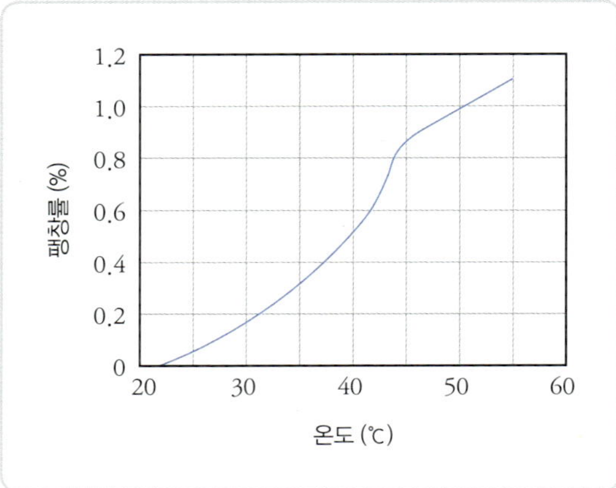

▲ 그림 9-21. 왁스의 팽창곡선

왁스가 적당한 온도로 되면 금형에 주입한다. 이때 금형에는 형분리를 좋게하기 위하여 각종의 분리제(윤활제, lubricant)를 도포한다. 이 분리제로는 유지, 비누 등이 사용되고 있다.

또 금형의 온도는 항상 일정하게 하는 것이 중요하며 이 온도가 변화하면 모형은 일정한 치수를 얻을 수 없다. 이 왁스의 주입은 주조제품의 측면에만 높은 정밀도와 평활성을 요구하는 경우에는 중력법만으로 주입하고 있으나, 전 표면에 걸쳐 평활하고 정밀도를 높게 해야 하는 경우에는 주로 압력을 주어서 하고 있다. 이 압력은 모형의 크기, 왁스의 종류, 금형

▶ 표 9-5. Wax 배합의 예

치과용					일반주조용				
왁스명칭	배합(%)				왁스명칭	배분(%)			
	1	2	3	4		1	2	3	4
Paraffin	60.0	4.0	30.0	35.0	Diglycol	16.5			
Carnauba	25.0		30.0		Stearate "S"				
Ceresin	10.0		10.0		Armo wax "B"	19.5			
Bees wax	5.0	1.0	10.0	55.0	Bees wax	12.0	10.0		67.0
Stearic acid		43.0			Ceresin	42.0			
Damar		43.0	10.0		Paraffin		10.0		
Tamarack		4.0			Carnauba		40.0		
					Rosin		40.0		
					Orokerite				
					Venica nupentive				소량

의 종류 등에 따라 다르다. 그리고 이 사용압력범위는 7~12 kg/cm²이나 미리 주입압을 올려 50 kg/cm² 정도로 하는 경우도 있고 왁스 대신 플라스틱을 사용하는 경우의 주입압은 140 kg/cm² 정도가 필요하다.

또한 고압력으로 주입하는 경우 수동의 injection gun과 수압, 기압 및 유압을 이용한 automatic injection machine 등이 사용되고 있다. 이 기계를 사용했을 경우 그 조작시간은 소형인 것은 3분 정도, 대형은 5분 정도 걸린다.

이 왁스형의 왁스는 후술하는 처리에 의해 그 대부분은 회수되지만 회수된 것은 다소의 고형물을 함유하므로 체로 걸러서 이것을 제거하여 다시 사용하고 있다.

그러나 한 번 사용했던 왁스는 그 성질이 다소 나빠졌으므로 새로운 왁스를 조금 더하여 탕구, 압탕 등 별로 중요치 않은 부분에 주로 사용된다. 또 모형용 재료로서 polystyrene계통의 고분자 재료도 정밀도가 별로 높지 않아도 되는 경우에는 사용되고 있다.

2) Core

간단한 형상의 중공(中空)인 제품, 가늘고 긴 구멍, 좁고 깊은 틈이 있는 제품, 혹은 중공부의 형상이 복잡해서 coating slurry의 부착이 어려운 제품에는 각종의 코어(core)가 사용되고 있다. 인베스트먼트 주조법에서는 왁스 모형을 만드는 경우와, 세라믹 코어처럼 용탕이 주입된 후에 그것을 용제로 제거하여 중공의 주물로 하는 경우가 있다.

왁스 모형의 단계에서 중공체를 만드는 경우에는, 금속 코어를 사용하는 것과 용해성 왁스 코어가 사용된다. 용해성 왁스 코어는 수용성 물질로 만들어져 있으며, 미리 코어 부분을 이것으로 성형하여 두고, 왁스 모형을 성형할 때에 이 코어를 금형 속에 고정하고 왁스를 주입하여 모형을 제작한다. 모형을 그대로 물 속에 넣어 코어를 용출한다.

용해성 왁스코어가 모든 형상의 것에 사용되는 것은 아니다. 예를 들면, 용해성 왁스 코어를 사용함으로써 중공부의 형상이 복잡한 왁스 모형을 만들 수는 있어도, 그러한 형상의 것은 코팅 슬러리를 피복 하는 데에 곤란한 점이 많으며 코팅 불량을 일으키기 쉽다. 또한 중공부가 가늘고 긴 것 등은 용해성 왁스 코어를 이용할 수가 없다. 강도의 불충분으로 왁스를 주입할 때에 변형되거나 휘어지기 때문이다.

현재, 이러한 것에는 세라믹 코어가 이용되고 있다. 세라믹 코어의 원료는 골재로는 alumina, zircon, spinel, 바륨티타네이트, 용융석영, 크리스토발라이트 등이 사용되며, 결합제로는 에틸-실리케이트, 콜로이달-실리카, 자경성 수지, 열 경화성 수지 등이 사용되고 있다.

세라믹 코어의 성형방법에는 압출법, 주입법, 인발법, 흡인법, press법, injection법, transfer-molding법 등이 있다.

3) Wax 모형의 조립

일반적으로 제품용 모형, 탕구용 모형 등은 각각 성형된 후, 왁스를 붙여서 조립된다. 이 조립된 것을 tree, 혹은 cluster라고 부른다.

왁스 모형의 조립작업은 인베스트먼트법의 전 공정 중에서 가장 많은 시간이 걸리는 공정이며, 이 단계의 여하에 따라서 경제적 생산을 할 수 없는 경우도 있다.

9.5.5 왁스의 표면 피복(coating)

Wax 모형 tree에 내화물을 피복하는 작업을 coating이라 한다. 합금강과 같은 고융점합금의 주조에는 우선 내화물의 미분말을 얇게 피복한다. 이 조작을 제1차 investment 처리라 부른다. 납형에다 제1차 investment 하는 방법으로는 spray법, dip법 및 brush법 등이 있다. 이것을 수회 반복하여 소정의 두께로 한다. 이후, 세라믹쉘몰드법에서 탈 왁스 공정으로 이어지며, 또한 솔리드몰드법에서는 백업으로 이어진다. 이 조작에 있어서 납형 표면에 기포가 부착되지 않도록 주의하는 것이 중요하다. 따라서 왁스 모형은 매몰하기 전에 먼저 계면활성제를 이용하여 이형제 성분을 완전히 제거한 다음에 표면에 도포하며 경우에 따라서는 이것을 진공 중에서 처리하여 기포를 완전히 제거하도록 한다. 이 코팅되는 상태의 양부는 최후의 제품의 표면상태의 양부를 결정하므로 가장 중요한 사실의 하나이다.

다음에 내화성 결합제와 내화물 미립자를 혼합한 슬러리 중에 침적한다. 이 내화재료는 될 수 있는 대로 미분말로서 내화도가 높은 것이 적당하다. 현재 주로 사용하고 있는 것은 미분말의 규사, 지르콘사 등이다.

방법으로는 침적, 내화물 입자의 stucco, 건조의 세 가지를 조합하여 사용한다. 일반적으로 세라믹쉘몰드법에서는 앞의 각 공정들이 5~10회 반복된다. 솔리드몰드법에서는 매몰을 하기 때문에 세라믹쉘몰드법보다 횟수가 훨씬 적다.

주물표면을 좋게 하기 위하여 제1층의 슬러리는 필러(filler)의 첨가량이 많고 점도가 높은 것이 사용되며, 제2층 이후부터는 점도가 낮고 침투성이 좋은 것이 사용된다. 코팅층의 두께는 주조품의 형상, 크기 등에 의해서 적절히 선정되며 코팅 횟수는 증감된다. 세라믹쉘몰드에 있어서 쉘의 두께, 즉 코팅층의 두께는 보통 4~8 mm 정도이다.

용탕에 접하는 세라믹 쉘의 제1층의 성질은 주물표면에 직접 영향을 미치므로 매우 중요하다. 이 제1층용 슬러리의 성질 중에서, 왁스 모형에 슬러리가 균일하고 쉽게 부착되도록 하는 것, 즉 슬러리의 강한 접착이 중요하다.

슬러리의 비중은 슬러리를 구성하는 결합제와 필러의 배합비로 결정된다. 일정 조건하에서 부착성으로 높이기 위해서는 점도의 증가, 혹은 칙소트로피성(thixotropy)은 슬러리를 계속 강하게 교반하면 좋은 유동성을 나타내나, 교반을 멈추면 곧바로 응고되는 성질을 말한다. 즉 칙소트로피성이 좋은 슬러리에 왁스 모형을 침적하고 꺼낼 때에는 왁스 모형의 표면에 슬러리가 적당한 두께로 코팅되며, 또한 빨리 응고되기 때문에 떨어짐을 적게 할 수가 있다. 따라서 코팅 시에는 슬러리를 계속 기계적으로 교반하면서 처리할 필요가 있다.

9.5.6 주형틀(flask)

주형을 만들 때는 왁스패턴을 주형틀 속에 넣어 그 주위에 주형재(매몰재)를 주입하고 있다. 이 주형틀 재료로서는 이 주형을 후처리과정에서 1000℃ 정도까지 가열하게 되므로 이 온도에 견딜만한 내화도와 강도가 필요하다. 따라서 현재는 18-8 스텐레스 강 등의 내열재료가 주로 사용되고 있다. 그리고 일반적으로 이 주형틀은 원통형 또는 각형으로 두께 1~2 mm 정도의 판이 사용되고 있다.

9.5.7 주형재료와 매몰방법

전술한 제1차 매몰 처리한 왁스 모형을 판 위에 놓고 그위에 틀을 세우고 그 하부에 물이 새는 것을 방지하기 위해 왁스를 용해해서 봉하고 틀의 상부에는 유지의 연장부를 만들어 이곳도 틀과의 사이를 왁스로 막고 또한 내표면도 왁스를 흘려 매몰재가 부착되지 않도록 한다. 그리고 난 다음에 주형재로서 매몰한다. 이때 물론 진동을 가하여 기포가 발생하지 않도록 주의해야 한다.

이 주형재에는 그 합금의 융해점 및 기타 여러 가지 조건에 따라 두 종류가 사용되고 있다. 그 중의 하나는 황동, 청동, 경합금 등의 저융점합금을 주조하는 매몰재에는 내화재료로서

▶ 표 9-6. 매몰재의 배합

배합재료	배합량(%)			
	1	2	3	4
Plaster	30.0	50.0	30.0	
Silica(분말)	70.0			
Mica(분말)		25.0		
대리석(분말)		25.0		
Cristobalite			50.0	
Tridymite			50.0	69.0
Calcined Gypsum				30.0
Strontium chloride				1.0

분말규사를 결합제로서는 석고 등을 사용하고 있다. 그 대표적 배합은 표 9-6에 표시한 바와 같다.

이 주형재는 종래의 사형(주형)과 달라서 매몰한 후 경화 중에 팽창이 일어난다. 또 왁스를 추출시키기 위하여 가열하게 되는데 이때에도 다시 팽창이 일어난다. 이 팽창에 의해 주형 중의 공동의 형상, 크기가 변화한다. 따라서 이 값을 정확히 파악하지 않으면 안된다. 그러나 대개의 경우 이 경화 때의 팽창은 1.0% 전후이다.

그림 9-22는 여러 가지 상태에 있어서 석고를 결합제로 한 경우의 매몰재의 경화팽창곡선이다. 그리고 이 경화시간은 물론 여러 가지 조건에 따라 다르지만 대개 40시간 정도이다.

이 주형을 노(furnace) 속에 넣어 95~100℃로 약 5~8시간 가열하여 왁스를 주형에서 녹여낸다. 그런 다음에 이것을 650~700℃로 가열한다. 이 때 주형재는 다시 팽창한다. 지금 주형재의 팽창에 대하여 검토하여 보면 그 주성분인 실리카의 가열에 의한 팽창은 그림 9-23과 같이 실리카의 종류에 따라 다소 다르다. 어쨌든 어느 정도는 팽창한다(다만 fused quartz는 대단히 적다). 한편 결합제인

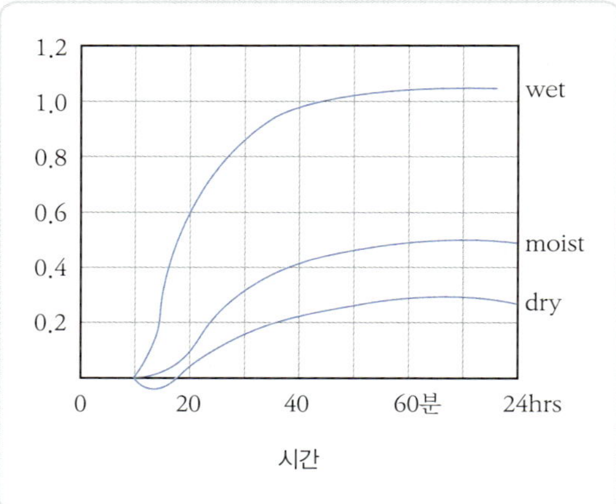

▲ 그림 9-22. 여러 조건 하에서 매몰재의 경화팽창 곡선

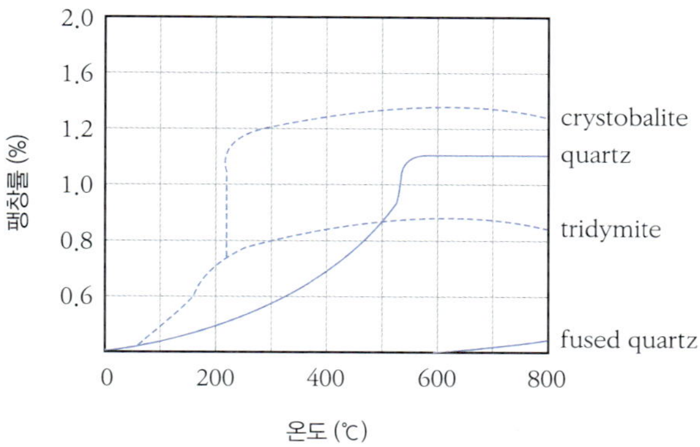

▲ 그림 9-23. 각종 silica의 열팽창 곡선

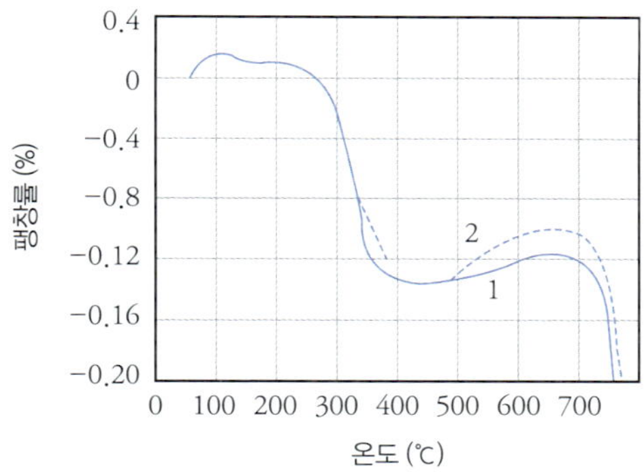

▲ 그림 9-24. 석고의 열팽창 곡선

석고는 심하게 수축한다. 그림 9−24는 이것을 나타낸 것이며, 따라서 매몰재의 열팽창은 그림 9−22~24에 나타낸 바와 같이 규사의 종류, 석고의 첨가량 및 수분함량에 따라 그 경향이 다르다.

또 주입 시 주형은 급가열되었다가 다시 온도가 저하되므로 온도하강에 의한 균열이 생기는 경향이 있다. 그림 9−25, 9−26은 이 매몰재의 가열 냉각에 의한 팽창수축경향을 표시한 것이다. 석고를 결합제로 한 주형은 상온건조상태에서 1000~3000 psi, 고온에서 400 psi의 강도가 있으나 통기도는 보통 주형의 약 1/10 정도이다.

실제조작에 있어서는 1시간 또는 그 이상동안 경화시킨 다음에 90℃ 이하의 노(爐) 속에 넣어 서서히 가열하여 결정수를 추출하고 결정수가 전부 없어지게 되면, 어느 정도 급속히 가열하여 650~670℃에서 약 30분 간 유지한 후, 이 것을 노에서 꺼내어 약 370~430℃ 정도에서 주조하면 결과가 양호하다.

상술한 석고를 결합제로서 사용한 주형은 매몰 주조용으로서는 가장 널리 사용되고 있으나 735℃ 이상이 되면 $CaSO_4$가 분해되어 황산의 화합물이 생성되고, 이 것이 용융금속과 작용하여 그 표면이 침해됨으로써 주물의 표면이 나빠진다. 그래서 이 온도 이상의 융점을 갖는 합금의 주조에서 사용할 수 없다.

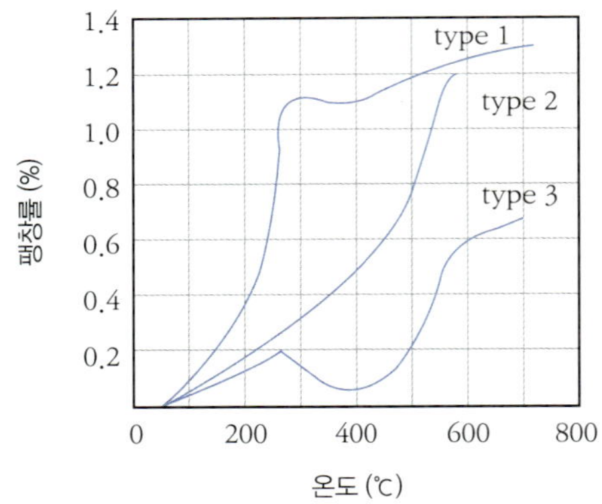

▲ 그림 9-25. 매몰재의 열팽창 곡선

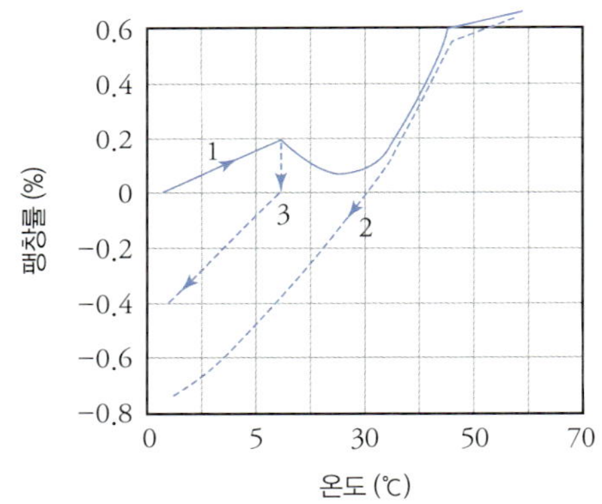

▲ 그림 9-26. 매몰재의 열팽창과 수축

$$CaSO_4 + 4C \rightarrow CaS + 4CO$$

$$CaS + 4CaSO_4 \rightarrow 4CaO + 4SO_2 + CaSO_4$$

$$4CO + 2CaSO_4 \rightarrow CaO + CaS + SO_3 + 4CO_2$$

그리하여 현재에는 ethyl silicate를 가수분해한 silica gel이 사용되고 있다.

이 silica gel의 주조를 위해서는 전술한 바와 같은 처리를 실시하고 있다. 제2차 매몰재의 배합은 대개 표 9-7에 표시한 바와 같다. 그리고 제2차 매몰재에 사용되는 규사의 입도 분포는 그림 9-27와 같다.

결합제로 사용되는 콜로이달 실리카의 겔화는 여기에 가하는 전해질 염류, 알칼리, 산, 알코올, glycol 또는 물에 가용성인 유기물 등에 따라 다르다. 즉 겔의 안정도는 pH가 낮아지면 감소하여(안정한 것은 pH 10이다) 대개 pH 6일 때 최소로 되며 여기에서 다시 커지는 경향이 있다. 그래서 실제 주형 제작의 경우에는 그 겔화 시간을 적당한 약품을 가하여 작업에 알맞도록 조절하고 있다. 이 목적에는 현재 MgO가 가장 많이 사용되고 있다. 그림 9-28은 investment의 setting time에 대한 MgO의 영향을 표시한 예이다.

근래 이 silica gel로 굳게 한 매몰재는 겔이 될 때까지 상당한 시간(수 시간 정도)이 걸리며 소성 시 여러 가지 결함이 생기고 가경이 비교적 비싼 관계 등으로 점차 phosphate gel structure의 것을 이용하게 되었다. 이 phosphate gel의 structure는 gypsum과 똑같은 가열에 의한 탈수 메카니즘을 갖기 때문에 물

▶ 표 9-7. Ethyl silicate를 사용한 매몰재의 배합

배합재료		%
silica		**67.0**
테트라에틸 실리케이트	8 vol	
물	1 vol	33.0
알코올	1~2 vol	
염산	몇방울	

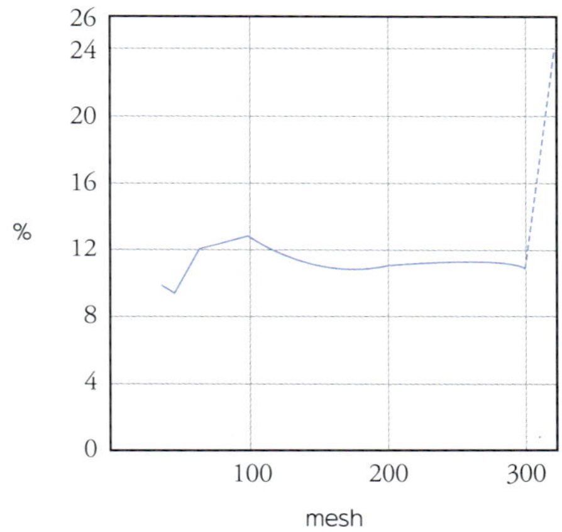

▲ 그림 9-27. 규사의 입도 분포

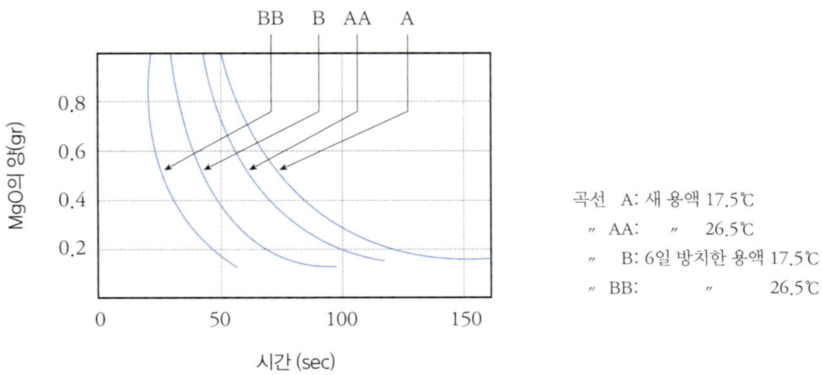

▲ 그림 9-28. 각종 매몰재의 경화시간에 미치는 MgO의 영향

리적 및 화학적 성질은 gypsum에 비하면 매우 안정하다. 따라서 1100℃ 이상의 합금 주조에 적합하다. 표 9-8은 이 일례를 표시한 것이다. 이 종류는 primary의 phosphate solution과 금속산화물 또는 수산화물이 작용하여 불 용해의 secondary 및 tertiary의 phosphate가 되고 이것이 gel로 되어 binder의 작용을 하는 것이다. 또 같은 종류의 것으로 MgO, phosphoric acid(H_3PO_4) disodium phosphate($Na_3PO_4 \cdot 12H_2O$)와의 혼합물도 사용되고 있다. 이것도 그 배합비 여하에 따라 setting time이 달라진다. 일반적으로 국내에서 사용되는 인산염계 주형재의 배합은 인산염 30%, SiO_2 70%, 정도로 간단한 편이다.

▶ 표 9-8. Phosphate를 사용한 매몰재의 배

배합재료	배합량
규사	90.0
마그네시아	6.0
Monobasic ammonium phosphate	3.0
Monobasic sodium phosphate	1.0
염산 또는 질산 10% 용액	적량

9.5.8 특수매몰법

복잡한 것이나 주조수축이 큰 것을 주조하기 위하여, 금속의 주조수축을 보다 완전하게 보상하는 방법이 여러 가지로 고안되어 왔다. 또 주조에 수반되는 제 결함을 될 수 있는 한 적게 하여, 양질의 주조품을 얻을 수 있는 방법이 시도되고 있는데 이에 대하여 간단히 그 방법의 개요를 기술하고자 한다.

1) 수화팽창법

실제 주조할 때 보상이 충분치 못하고 부족한 경우가 많다. 이 보상의 부족은 주형을 만들어 보면 바로 알 수 있다. 이 때문에 수화팽창법이 고안 되었다. 이 방법은 1932년에 Scheu가 처음으로 치과에 응용하였으며 그 후 Hollenback, Peyton 및 Docking 등에 의해 발전되었다. 이 방법은 한 번 경화된 매몰재에 다시 여분의 수분을 가하면 다시 큰 팽창이 생긴다는 특성을 이용한 것이다. 물을 가하는 방법이 여러 가지로 연구되었으나 대별하면 세 종류로 나눌 수 있다.

(1) 직접 침지법

주형틀과 함께 수중에 일정시간 담구어 수중팽창시키는 방법(보통 37~38℃의 물에 30분

정도)으로서 Hollenback에 의해 발전된 것으로 Hollenback법이라고도 한다. 이 방법에서는 팽창능력이 크며 주물표면이 고와지는 이점이 있으나 팽창량의 조절은 매몰재의 수분을 변화시키므로 재현성이 부족되는 난점이 있다.

(2) 함수 아스베스토스법

플라스크에 라이닝하는 아스베스토스에 일정량의 물을 함유시켜 그 물을 매몰 중에 삼투시켜서 수화팽창을 일으키는 방법이다. 이 방법은 팽창량의 조절이 곤란한 결점이 있다.

(3) 직접 주사법

주사기에 의해 물을 필요량만 직접 매몰재에 가한다. 이 때문에 주조합금에 따라 가하는 물의 양을 변화시켜 팽창량을 제어하기가 용이하며 따라서 정확하게 주물이 되는 것이 특징이라 할 수 있다.

이상 수화팽창법에 의할 때는 금속의 주조수축이 충분히 보상될 정도로 큰 팽창을 일으킬 수 있다. 이 방법의 결점은 납형의 변형이 생길 우려가 있게 된다. 가령 U 형태의 것을 주조하면 납형 내측의 매몰재가 팽창에 의해 윗 부분이 벌어지게 된다.

수화팽창법에 있어서 수화팽창량에 영향을 미치는 인자로서는 매몰 시의 W/P(물의 양/매몰재)비, 매몰재 중의 석고의 양과 질, 혼화의 정도, 물의 온도와 가해주는 물의 양과 온도 또는 시간 등이 있다.

2) 이중매몰법

매몰 시의 혼수량이 적으면 열팽창이나 경화팽창을 크게 할 수 있으나 너무 농밀하게 되어 매몰이 곤란하게 되는 결점이 생긴다는 것은 전술한 바와 같다.

이중매몰법은 이 결점을 피하여 주형의 팽창량을 크게 할 수 있는 방법이라 할 수 있다.

우선 물이 많은 매몰재를 납형에 바르고 다음으로 매몰재 분말을 충분히 뿌린다. 여분의 분말은 불어서 털어버리고 다시 이 위에 비교적 얇게 매몰재를 바른다. 이 조작을 되풀이하면 처음의 1차 매몰재의 물은 건조된 매몰재의 살포 층에 충분히 흡수되어 전체로서 W/P비가 낮은, 점조한 형을 얻을 수 있다. 소정의 충분한 크기로 되면 이것을 보통의 방법으로 매몰재 중에 매몰한다. 이 법에서는 경화팽창 외에 수화팽창도 하고 있어 전체로서 볼 때 매우 큰 팽창을 얻을 수가 있고 또 주물 표면도 고와진다고 한다. 이 방법의 결점은 첫째 층상으로 되기 쉬우므로 각 층의 열팽창이 다르면 내부층에 흠이 생길 우려가 있고, 둘째 장소에 따라 팽창량이 달라지기 때문에 주형에 변형이 생길 우려가 있다. 그러나 이와 같은 것들은 조심해서 조작하면 어느 정도 피할 수가 있다.

3) 진공매몰법

매몰할 때 또는 매몰 후에 매몰재 중에 함유되어 있는 기포가 납형의 표면에 모이는 수가 있다. 이대로 주조하면 기포 부분도 주조되어 그 부분에 혹이 생긴다. 이것을 없애기 위하여 기계적 진동을 주는 방법도 실시되고 있다. 그러나 이 진동법은 기포를 완전히 제거하지 못하며, 납형의 하부가 평평한 면을 하고 있을 때에는 오히려 거기에 기포를 모이게 하는 결과가 되므로 진동기(vibrator)의 사용을 반대하는 이도 있다.

진공매몰법은 진동법을 다시 확실히 하기 위하여 고안된 것으로 플라스크를 bell jar 속에 넣어 진공펌프로 감압시키면 매몰중의 기포가 외부로 빠져나오게 되는 것이다. 이때의 진공도는 낮아도 되므로 수압이 충분한 곳에서는 수류펌프를 사용할 수 있다.

또 모터에 의한 보통의 진공펌프로 해도 된다. 이 경우에는 납형의 형상을 고려하여 기포가 도망가는 것을 방해하지 않도록 놓는 것이 중요하다.

4) Ringless(flaskless) technique

주형재의 팽창을 최대한으로 확보하기 위해 플라스크를 사용하지 않거나 주형재가 경화할 때까지만 플라스크를 사용한 후 제거하는 방법이다. 치과정밀주조에서 많이 사용하고 있다.

9.5.9 탈 납과 주형의 소성

상술한 조형작업이 끝나면 이것을 상온에서 건조시킨다. 이 건조시간은 주형의 크기, 결합제의 종류에 따라 일정하지 않으나 주형의 크기가 15 × 15 cm 정도이면 대개 16~24시간 정도이다. 또한 이 건조를 촉진하기 위하여 30~40℃ 정도로 curing 하는 수도 있다.

다음에 이 주형을 가열하여 왁스를 용해하여 그 일부를 회수한다. 이 가열에는 일반적으로 연속식 전기저항로가 사용되고 있으며 그 온도는 105~110℃로 온도조절은 자동적으로 할 수 있게 되어 있어 왁스를 그 전기로에서 회수할 수 있도록 되어 있다.

이 제거한 왁스는 전술한 바와 같이 여과하여, 혼입되어 있는 고형물을 제거하여 재 사용한다. 이 왁스 회수작업에서 전 사용량의 85% 정도는 회수되나 나머지는 표면장력에 의해 주형의 내표면에 부착하거나 또는 모세관현상에 의해 주형 속에 침투하고 있다. 그래서 이 왁스를 완전히 제거하기 위하여 주형을 1000℃ 정도까지 가열한다. 이때의 가열속도는 주형재료의 열전도도가 낮으므로 매우 천천히 하지 않으면 각 부분의 팽창의 차에 의해 주형이 균열 파괴될 우려가 있다. 따라서 이 주형 소성에 있어서는 일반적으로 연속 conveyer식의 노가 사용되고 있다. 그리고 그 노의 입구의 온도는 200℃ 이하로 하고 있다.

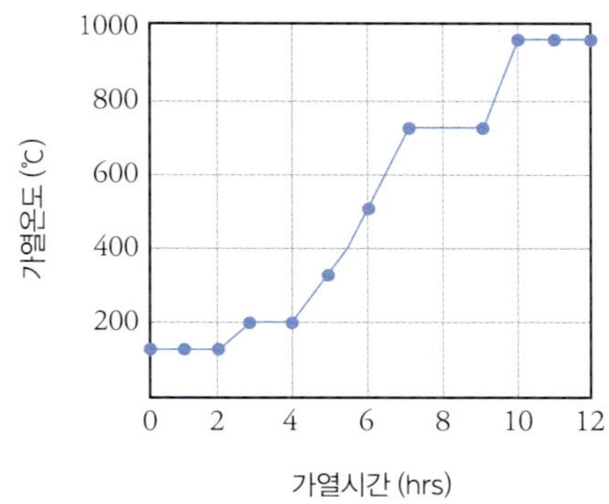

▲ 그림 9-29. 주형의 가열시간과 가열온도와의 관계

주형가열온도와 가열시간의 관계는 그림 9-29와 같다. 또한 이 소성로의 분위기는 산화분위기로서 충분히 왁스를 연소할 수 있도록 하고 있다.

9.6 • Ceramic Mold법

Ceramic mold법으로서 각 국에서 실시되고 있는 방법에는 다음과 같은 명칭이 주어져 있다.

1. Shaw process
2. Composite Shaw process
3. Unicast process
4. CM process
5. HFC process
6. 산성경화제에 의한 Shaw process

7. Schott molding process
8. Ceramcast process

Ceramic mold라고 하는 명칭은 소성주형의 총칭이며, 넓은 의미에서는 위에 기술한 process 외에 investment법에 의한 ceramic shell mold와 석고형 등도 포함되어 있으나, 일반적으로 이것들은 구별되어 불려지고 있다. Ceramic mold에 속하는 위에 기술한 process는 주형의 제조방법에 의한 분류이며, 이들 process에 공통적인 기법으로서, 유동성 주형재료를 사용하는 것과 완성된 주형을 소성하는 것이 있다. 유동성 주형재료를 사용하는 방법에는 그것을 흘려 넣어서 사용하는 방법과 이것에 침적, 혹은 불어서 붙이거나 도포하여 건조하는 방법이 있는데, 위의 방법 중 1~6은 전자의 방법이며 7, 8은 후자의 방법에 속한다. Shaw process는 이들 중에서 역사적으로 가장 오래 사용되었으며, 1952년 이전에 영국인 노엘 쇼우 및 클리포드 쇼우에 의해서 고고학상 유적의 복제법으로 그 원리가 고안된 경위는 유명하다. 이 Shaw process의 원리를 공업적으로 발전시키기 위해 개발된 방법이 Composite Shaw process이다. 일본의 도입은 1957년이며, 현재 13개 회사 21사업소에서 실시되고 있으며, 그 대부분이 Composite Shaw process이다. Unicast process는 1959년에 미국의 Unicast 개발사가창설되어 Shaw process를 발전시킨 process로 개발하여 현재는 세계 17개국의 약 460 회사가 실시하고 있으며 보급도 현저하다.

우리나라에서는 약 40년 전부터 관심이 높아져, 현재 여러 회사가 실시하고 있다. 미국에서는 1965년 R. 그린우드가 특허를 얻었다. 주형재료가 고화한 후의 후반응방법에 특징이 있으며, 고화제를 원상태로 안정화하는 기법이다. CM process는 일본에서 개발된 방법으로 binder의 개량에 의한 여러 특성을 갖고 있으며 여러 회사에서 이것을 실시하고 있다. HFC process도 일본에서 개발된 방법으로 binder의 제법과 생형의 처리 방법에 특징이 있다.

주형재료의 고화에 산성경화제를 사용하는 방법은 Shaw process의 발명자에 의해서 개발된 방법이나, 명칭은 붙여지지 않았다. Colloidal silica, 무기 alkylsilicate 등 수계 binder를 산성의 경화제로 고화시키는 방법이며, 건조방법은 Shaw process와 같은 방법으로 행해진다. Schott molding process는 일반사형주형의 일부분으로서 사용될 수 있도록 연구되고, Ceramcast법은 모형재료 및 그 제법에 연구가 집중되어 있는 방법이며, 모두 주목되고 있는 process이다.

9.6.1 주형재료

Ceramic mold는 유동성이 좋은 주형재료가 사용되고 있으나, 이것은 액체부분과 주형사 부분이 그 요소이며, 이것을 혼합하여 소위 슬러리(slurry)로 한다. 결합(binder) 재료의 종류, 결합재를 고화시키는 방법에 대해서 여러 가지 기법이 연구되었다. 필러(filler)는 슬러리에 요구되는 성질 및 슬러리의 사용방법에 의해서 종류, 입도구성 등이 검토된다.

1) 결합재

슬러리의 원료이며 일반적으로 주형에 사용되는 결합재(CO2형에서의 규산소다, Shell mold에서의 resin, 생형의 점토, 물 등)에 비해서 사용량은 많고, 주형재료의 주요부분을 차지한다. 세라믹 몰드에 많이 사용되고 있는 것은 콜로이달 실리카, 규산졸, 규산소다 용액이다.

(1) 규산졸

규산졸은 그 단량체를 만들기도 매우 어렵고, 더구나 졸 상태의 액체가 되도록 고농도의 중합 규산졸액을 만든다는 것은 매우 곤란하다. 그래서 이러한 중합규산의 졸을 만드는 데는, 우선 규산에스테르를 만들고, 이것을 가수분해하여 중합규산에스테르로 하고, 다시 이 중합규산에스테르를 가수분해시켜서 고분자의 중합규산졸로 하는 방법을 택한다. 규산에스테르로써 보통 규산에스테르를 사용하는데 이것을 에틸실리케이트라 부른다. 규산 에틸에스테르는 약 28%의 실리카를 함유하기 때문에 에틸실리케이트 28이라고 하며, 평균중합도 5의 중합규산에스테르는 40%의 실리카를 함유하여 에틸 실리케이트 40이라고 한다. 이 두 가지는 주형재료로서 오래 전부터 인베스트먼트 주조법 등에 사용되어 왔는데, 에틸실리케이트 40이 실리카의 함유량도 많고, 결합력도 크며, 값도 싸기 때문에 많이 사용되고 있다.

에틸실리케이트 40이 규산졸로 되는 가수분해는 다음 식으로 주어진다.

$$Si_5(OC_2H_5)12O_4 + 12H_2O \rightarrow Si_5(OH)_{12}O_4 + 12C_2H_5OH$$

$Si_5(OH)_{12}O_4$는 물에 관해서 $5SiO_26H_2O$로 생각되어 진다. 위 식에 의해서 중합규산이 에탄올 속으로 분산된 규산졸액이 얻어지며, 얻어진 규산은 용매의 알코올을 함유하거나, 혹

은 과잉의 수분을 함유한 때에는 H_2O 분자를 함유한 리오졸로 되어 있다고 생각되어 진다. 에틸실리케이트 40에 대한 연구에서는 에틸실리케이트 40은 평균중합도가 5인데, 실은 규산에틸에스테르의 이량체 내지 삼량체로부터 1실리콘 원자당 1.80~1.585의 높은 분자량의 것이 혼합된 형태로 되어 있는 것이다.

위 식의 가수분해반응에 의해서 규산졸 액이 얻어지는데, 실제로는 에틸실리케이트와 물은 혼합하지 않기 때문에, 이것 모두에 공통의 용매로써 에탄올, 메탄올, 프로판올 등을 사용하며, 다시 반응을 촉진시키는 촉매로써 산 또는 알카리를 첨가한다.

에틸 실리케이트의 가수분해에는 산성법과 알카리법이 있는데, 문헌에서는 무기산을 사용하는 것이 좋다고 지적되어 있으며, 그 이유로 알카리 가수분해의 경우는 반응이 대단히 신속하여, 겔이 조대하게 되기 때문에 결합력이 약해지므로 정밀주조의 경우는 겔 조직을 조절하기 위하여는 서서히 반응이 진행되는 무기산이 유리하다는 것으로 나타나고 있다. 일반적으로 산으로써 염산이 사용된다. 알카리의 경우는 아민류가 사용되고 있다.

이렇게 해서 만들어진 규산졸액은 겔화에 대한 안정성을 갖는다. 이 경향은 뒤에 설명할 콜로이달 실리카에 대해서도 같다.

HFC process의 결합재 특징은 그 의미로써 현저한 것이다. 에틸실리케이트의 방법도 전해지고 있다. 규산졸을 결합재로 하는 세라믹 몰드법은 여기에서 다룬 네 방법 중에서는 Shaw process, Unicast법 및 HFC process이다.

(2) 콜로이달 실리카, 규산소다, 인산알루미늄 등의 수용매개 결합재

콜로이달 실리카, 규산소다, 인산알루미늄 등이 수용매계 결합재로 사용되고 있으며, 규산졸에 비해서 가격이 싸고, 안정성이 높으며, 제조방법이 간단하다는 등의 이점이 있으나, 한편 건조시간이 길고, 규산졸에 비해 함유하고 있는 졸입자가 크기 때문에 겔 강도가 낮다는 등에 문제가 있으며, 세라믹 몰드에서 슬러리의 형태로 사용되는 경우를 예로 들면, 이들의 수성졸과 규산졸을 조합하고, 다시 유기용매를 혼합하여 사용된다.

콜로이달 실리카는 스노우텍스, 카타로이드, 루독스, 사이톤 등의 상품명으로 시판되고 있다. 콜로이달 실리카가 콜로이드 사이즈로 물에 현탁한 액이며, 실리카 농도는 보통 30% 정도이나, 최근에는 40% 정도의 것도 제조되고 있다.

규산졸과 콜로이달 실리카의 상태를 콜로이드의 정의로서 비교하면, 콜로이달 실리카는 분산콜로이드이고, 규산졸은 분자콜로이드이나, 두 가지 모두 결합재로서의 화합콜로이드라고 말할 수 있다. 즉 콜로이달 실리카의 경우는 실리카 입자가 수화한 하이드로 졸이며, 규산졸은 규산분자와 실리케이트 분자 혹은 물 분자와 화합하여 있다고 생각된다. 콜로이달 실리카으 입자 크기는 10~20×10^{-3} μm이며 일반적으로 이러한 실리카 졸은 매우 불안정하여 졸화 하나, 그 안정도는 pH에 의해 변화하는 경향을 나타낸다. 일반적인 콜로이달 실리카에서는 pH가 8~10으로 되도록 미량의 안정제를 첨가하고 있으나, 사용 시 고온에서 수축이 적은 겔을 원하는 경우에는 산을 첨가하여 pH를 2~3 부근으로 해두어도 좋다고 한다.

2) 겔화 촉진제

규산졸 및 실리카졸의 pH와 겔화의 특성을 이용하여 결합재를 고화(gel화) 시킨다. 일반적으로 유기실리케이트의 산성가수분해액의 겔화를 알카리 물질로 촉진시키는 경우, 그 반응은 급격히 진행한다.

정밀주조용 결합재로서는 겔화 조직이 거칠고 결합력도 약하므로 가능한 한 치밀하고 연속적인 것이 요구되나 실제의 응용에서는 겔화 개시부터 완료까지 단시간인 것이 관리상 좋기 때문에 알카리 물질을 이용하여 작업조건에 맞도록 조절한다. 탄산암모늄, 마그네슘 미분, 아민류가 이용된다. 알카리 가수분해액의 경우는 아민류를 첨가한 에틸실리케이트에 물을 함유한 알코올을 첨가함으로써 겔화 하고, 그 겔화 시간과 실리카 농도는 알코올과 물의 양에 따라 변화한다. 알코올 중의 물의 증가는 겔화를 촉진하며, 겔화 한 것이 유연성을 증가시킨다. 그 유연성은 결합재에 대한 필러의 양에 따라 영향을 받는다. 아민으로써는 피페리진 가수분해액의 겔화 시간을 크게 변화 시키므로 보통 1.5~2.5%의 아민이 가장 좋다고 한다.

3) 필러

세라믹 몰드는 평활한 표면, 치수의 충실도가 필요하기 때문에 필러에는 용탕에 대한 내화도, 용탕과의 반응성, 열전도도, 소성 시 및 주탕 시의 열팽창성, 코어(core)의 경우의 용제에 대한 용해 등의 특성이 요구되며, 필러 종류의 선택에 있어서는 이것들을 충분히 만족시키는 고려가 필요하다. 또한 형성된 주형의 통기성, 강도, 붕괴성 등에 대한 고려는 필러의 형상, 입도구성과 관계한다. 다시 주형재료는 슬러리로써 취급되므로 그 유동성, 점성 등의 개선에 대한 요소로써 입도구성, 밀도, 결합재에 대한 필러의 양 등이다.

이들의 많은 조건이 어떤 형태로 만족되기 위해, 여러 가지의 조합에 의해 적절한 재질이 연구되고 있다. 사용되는 필러는 고순도, 고융점의 재질을 사용한다. 이것은 부드러운 표면을 만들기 위한 기본이나, 주입금속의 종류에 따라 선택하는 것도 경제적으로는 필요하다. 고순도, 고융점의 필러는 금속과 주형의 반응을 방지한다. 지르코늄 실리케이트, 알루미늄 실리케이트, 용융실리카, 용융지르콘 실리케이트, 실리마나이트, 카이아나이트, 무라이트, 크로마이트, 고알루미나 샤모트, 알루미나 등이 이 목적을 만족하는 것으로써 각각의 주입금속의 종류에 따라 결정되는 내화온도, 소성조건, 주입 후의 냉각조건 등에 의해, 또 한편 주물의 형상에 따라 결정되는 냉각조건, 코어의 경우의 붕괴성, 용제로의 용해성 등에 의해 선택된다.

이렇게 해서 선택된 필러는 다시 형성된 주형의 강도, 변형에 대한 저항, 붕괴성, 통기성의 관점으로부터 입도구성이 결정된다. 그 입도구성을 기준으로 하여 슬러리의 유동성, 슬러리 고화 후 형내부의 이들 각 입자의 분포상황으로부터 필러의 밀도를 입도, 종류, 형상의 조합에 의해 조절해야 한다.

그 외, 조형방법에 의해서 슬러리를 주입하는 경우, 도포 또는 분무하는 경우 등에 따라 각각 적당한 입도구성이 고려된다.

가장 좋은 결과는 슬러리의 상태로 치밀한 상태를 줄 수 있는 입도의 혼합물에 의해 얻어지는데, 그것은 큰 입자가 서로 접촉하여 결합하며, 그 사이의 공간이 미세한 입도의 필러로 채워져 있으며, 이것이 결합재의 점성 등의 특성과 같이 하여 최적의 상태로 된다. 밀도는 입자의 형상에 의한 공간의 크기로써 결정되며, 그 형상은 둥근 부분을 지닌 것으로부터 극도로 모가 진 것까지의 넓은 범위 중에서 선택된다. 또한 평활한 면을 얻기 위해서는 미분이 필요하나, 그 크기는 슬러리의 유동성을 생각할 때, 너무 미세해도 좋지 않으며, 1 μm 이하에서는 좋지 않다는 것을 경험적으로 말할 수 있다. 내열합금과 같은 합금, 특히 고 크롬 합금의 경우에는 미리 고급내화물이 필러로써 사용된다. 인공내화물은 알카리, 알카리토류, 철산화물 등의 불순물이 적으며, 금속과 주형의 반응에 대해 유효하다.

4) 슬러리

결합재, 필러, 겔화 촉진제를 혼합하여 슬러리를 만든다. 슬러리는 충분한 유동성을 갖고, 필요한 시간에 고화하는 것이 필요하며, 그러기 위해서는 결합재의 점성, 필러의 입도구성,

양, 겔화 촉진제의 농도, 양의 중요한 요소로 된다. 보통 결합재의 용적의 1.5~2.5배의 슬러리 양으로 되는 양의 필러를 주형에 따라 배합한다.

슬러리의 제작방법도 여러 가지가 고안되어 단순히 결합재, 필러, 겔화 촉진제를 혼합하여 휘저어 섞는 방법으로부터 개개의 슬러리를 개별적으로 제작하여 사용 시에 혼합하는 방법도 있다. 슬러리의 유동성과 필러의 농도에는 관계가 있으며, 만드는 주물의 형상, 주입금속의 종류에 따른 적정한 농도를 선택하여 사용하고 있다.

슬러리 중의 필러 입자는 결합재가 규산졸일 때는 제라틴형의 피막에 의해서 둘러 싸여지기 때문에 이들 입자 사이를 밀착시키기 위하여 가압이 필요하지는 않다. CM process에 있어서는 결합재에 콜로이달 실리카, 변성수 글래스를 함유하기 때문에 칙소트로피(thixotropy)성을 부여시키고 있다. 이렇게 만들어진 슬러리를 모형 위에 주입, 도포, 분무 등을 행하고 일정시간 후에 고화 시킨다.

9.6.2 슬러리 고화 후의 처리방법

슬러리는 모형 위에 유입된 후, 일정 시간 후에 겔(gel)화에 의한 경화를 개시하여 경화체로 된다. 이 시간은 혼합에 필요한 시간, 유입에 필요한 시간을 고려하여 겔화 촉진제의 양에 의해서 결정되는데 1분 단위의 조정이 가능하다. 결합재의 겔화 후의 물질은 규산졸의 경우에서는 미세하게 분산된 리오졸 형태의 실리카와 겔화 반응에서 생긴 알코올부터 이루어진다. 알코올은 대기 중에서 신속히 기화하여 발산하기 때문에 고상으로는 불안정한 상태이다. 이 상태로 증발하게 내버려두면 겔의 특성은 나빠진다. 이것을 피하여 안정화시키기 위해 각 공정에서 특성이 있는 처리를 한다.

9.6.3 소성

겔(gel)화체의 처리를 한 후에는 고온에서 소성(sintering)을 한다. Iler에 의하면 Dzis'Ko 등의 연구에서 실리카졸에 물리적으로 흡착되어 있는 물은 115℃에서 탈수하며, 115℃에서 아직 잔류하는 실리카 표면에 하이드록실 그룹의 층으로서 존재하고 있다. 115℃부터 600℃에서 날아간 물은 이 층의 탈수로 600℃ 이상에서는 실리카 표면의 손실과 그것에 따른 물의 손실로 소결을 일으키며, 단일 면적당에 잔류하는 하이드록실 그룹의 수는 일정하게 된다고 한다.

또한 다른 문헌에 의하면 실리카겔은 675℃까지 물을 잃어버려 순 실리카로 되며, 슬러리 겔화체에서의 필러 입자는 재활성화되어 실리카의 균일하고 얇은 박막으로 신속히 결합되고, 그렇게 해서 생긴 본드의 균일성과 순도는 결합된 내화물의 열충격 저항이 강한 이유가 된다.

이러한 것으로부터 실리카겔의 탈수에 대해서는 700℃ 정도의 온도가 필요하다고 생각되나, 세라믹 몰드의 소성온도는 주조금속의 종류에 의한 주입온도에 따라 여러 가지 온도가 선택되며, 통상 약 1,000℃가 바람직하다. 소성에서는 남아있는 유기물을 태워서 내보내며, 실리카겔을 수화된 비정질의 형으로부터 결정계의 SiO_2로 변태시킨다. 실리카의 결정화에 의해서 수축이 일어나며, 그 결과 주형은 다공질로 된다. 약 1,000℃에서는 결합재의 SiO_2와 내화물과의 접촉 구역(zone)에서 확산이 일어나 소결되어 강도를 증가시킨다. 소성온도와 시간은 사용하는 필러의 특성에 의해서도 고려되며, 그 조건에 따른 특성이 얻어진다.

9.6.4 주형의 성질

이렇게 제작된 세라믹 몰드는 어느 방법에 있어서도 이미 설명한 결합 기구에 의해 고온, 상온의 강도는 높으며, 한편 통기성은 낮다. Shaw process에서는 마이크로 크레이징에 의해서 통기성을 부여하며, 다른 방법에 비해 높은 통기성을 나타내나, 그것도 일반적인 사형, Shell형 등과 비교하면 낮은 값을 나타낸다.

슬러리의 농도가 높아지면 통기성은 낮아진다. 어느 방법도 소성을 하므로 그 소성온도에 의해 주탕 시에 주형으로부터 발생하는 가스는 최소량으로 막을 수 있기 때문에 통기성은 비교적 낮아도 문제는 작다. 또한 슬러리의 경화기전에 의한 주형은 기공률이 높고 열전도율은 낮다. 다시 세라믹 주형의 경우, 주탕 시의 주형온도를 조절하는 것이 가능하며, 이 조작과 필러 종류의 선택에 의해서 주물의 응고, 냉각속도를 조절할 수 있다.

9.7 • Plaster Mold법

9.7.1 개설

석고는 시멘트와 같이, 물을 첨가 교반하여 유입함으로써 수화응결에 의해 경화한다. 소위 자경성(스스로 경화되는 성질)을 가지고 있는 무기재료이다.

이미 기원 전 25~35세기부터 이집트나 서남아시아에서 석재의 이음새나 공예용 벽의 마감질용으로 사용되어 왔으며, 현재의 석고보드나 플라스터 등의 건축자재에 이르기까지 40~50세기에 걸친 역사를 갖고 있는 매우 오랫동안 쓰여진 재료라고 말할 수가 있다.

그중에서도 1254년 헨리 3세의 프랑스 방문 후, 프랑스로부터 영국에 수출되어 Wester-minster 사원의 수리와 복원에 사용된 석고는 Plaster of Paris라고 불리웠으며, 오늘날에도 소석고의 호칭으로 사용되고 있을 정도로 건축재료로서 석고의 존재를 세계적으로 유명하게 한 것이라고 말할 수 있을 것이다.

Plaster mold법은 석고를 금소 주조용의 주형으로 사용하는 방법이며 석고주조법, 석고주형법이라고도 불려지고 있다.

9.7.2 석고의 원료와 용도

석고는 여러 가지가 있는데 모두 황산칼슘($CaSO_4$)을 주체로 한 것이다. 결정수의 형태에 따라 2수염($CaSO_4 \cdot 2H_2O$, 2수석고), 반수염($CaSO_4 \cdot 1/2H_2O$, 반수석고, 소석고) 및 무수염($CaSO_4$, 무수석고)이 있는데, 원료의 대부분은 2수석고의 상태로 공급된다.

석고 전체의 용도로는 시멘트용 응결조절제와 석고보드나 석고 plaster 등의 건축자재 관계가 80~90%를 차지하고 있다. 도자기용, 치과용, 기계가공용 모형, 미술공예용 등 소석고의 수요는 2~3% 정도이며, 본 항에서 기술하는 plaster mold용 석고의 수요량은 수입품을 포함하여, 연간 수백톤 정도로 추정된다.

9.7.3 Plaster mold법의 역사와 현황

Plaster mold법은 넓게 보면 investment법에 포함되나 입자의 미세성과 편리성으로 소형주물, 저융점 합금의 정밀주조에 많이 활용되었다.

석고를 주형으로 사용하기 시작한 것은 1900년경부터이다. 최초에는 치과분야에서 치관이나 의치의 imvestment 주조용 매몰재로 사용되었다. 주입중량은 고작 수십 g의 범위였다.

그후 1920년경에는 이 치과에서의 기술을 조금 대형화 하여 양산화된 형태로 이태리나 프랑스에서 반지나 악세사리 등의 장신구 주조에 이용되었다. 치과와 장신구에서의 plaster mold에 의한 imvestment 주조기술은 현재에 이르기까지 계승되어 각각의 분야에서 널리 이용되고 있다. 단, 주조합금은 근, 은, 동의 합금에 한정되며, 백금합금의 주조에는 석영 등의 내화물 분말에 인산염계의 결합제를 첨가한 것이 매몰재로 사용되고 있다. 그러나 이 주조법은 공업제품의 정밀주조에는 많이 이용되지 않고 있다.

제10장 / 치과정밀주조

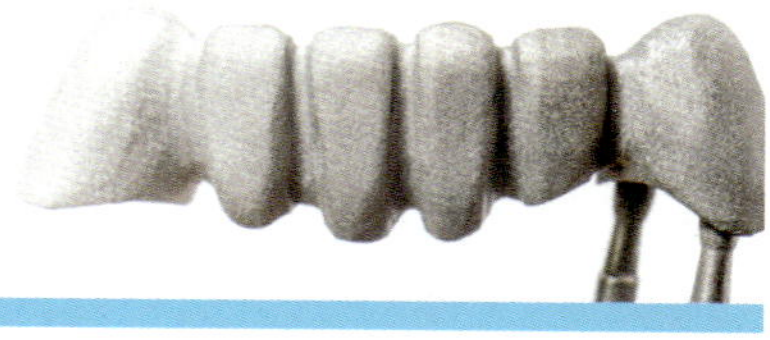

치과영역에서 주조가공은 인체에 사용되는 생체재료로의 활용인 만큼 그 정밀도와 요구되는 여러 가지 특성이 있다. 특히 생체재료의 특성을 변화시키지 않는 범위에서 주조가공되어야 하므로 주조결함이 허용되지 않고 화학적, 기계적 성질이 변화하지 않도록 주의하여야 한다.

치과주조는 정밀주조법인 인베스트먼트법(매몰법)으로 제작한다. 예전에는 플라스터몰드법으로 제한적이었으나 현재는 다양한 방법을 사용하여 높은 정밀성이 요구되는 목적에 맞게 발전하고 있다. 한편으로는 사람마다 다른 인체의 특성상 대량생산의 불필요성과 불가능이 어려운 점의 하나이기도 하다. 그러므로 치과정밀주조는 관련되는 모든 이론과 재료의 사용, 주조기법면에 있어서도 완벽함을 추구하는 자세가 필요하다.

10.1 • 치과주조의 역사

치과주조에서는 시조를 Taggart라고 보는데 그는 1907년 1월에 뉴욕시의 치과의학회에서 주조에 대한 강연을 하였고 그 내용이 오늘날의 치과주조학의 기초가 되는 것이었다. 그 방법은 왁스소실법(lost wax method)이라고 하여 치과계 뿐만 아니라 일반 공업계에도 널리 알려져 있다.

Peyton에 의하면 1884년에 Aguilhon이 순금을 용해하여 주형재에 주입하여 인레이를 만들었고 1887년에는 Knapp이 합금의 용해를 불대로 한 것, 또 1897년 Philbrook에 의한 주조법에 관한 기술 등이 역사적 가치가 큰 것으로 되어 있다.

Taggart와 같은 해에 Solbrig가 왁스소실법과 유사한 방법을 기술하는 등 여러 가지 역사적인 사실이 있지만 진정한 의미의 왁스소실법의 시조를 알아보면 1558년의 Cellini, 1000년대의 Theophilus까지 거슬러 올라가지만 이것은 대부분 미술공예품의 제작이고 치과영역의 주조는 아니었다.

따라서 최초로 금합금 인레이를 실용화한 Taggart의 치과주조학에의 공적은 매우 크다 하겠다.

치과주조에서는 일반공업계와 달리 금, 은, 동 3원계 합금을 많이 사용하며 또한 고카라트 합금의 주조가 비교적 일찍부터 행해졌다. 따라서 주조체의 화학적, 기계적 성질에 관하여는 합금 그 자체가 우수하여 당시에는 무관심한 편이었다. 그러나 인레이로 처음에 이용되었기 때문에 와동(cavity)에의 적합성에 대해서는 많은 관심과 요구가 있어 온 관계로 정밀성에 대한 논의는 활발하였다.

주조체의 정밀도에 대해서 처음 그 이론을 발표한 것은 미국의 연방표준국(National Bureau of Standards)의 Coleman이며, 합금의 주조 시 수축에 착안하여 주조체가 부적합하게 되는 이유를 기술하였다. 이 주조수축치에 따른 논의는 매우 많은 편이다. 순금의 수축치를 Coleman은 1.25%, Shell은 1.71%, Lane은 1.64%, Souder는 1.6%로 보았었다. 근래에 와서는 2.1%까지 보고있으나 현재에 와서는 1.7%를 정확한 것으로 보고 있다.

주조 시의 수축을 재료나 기술로 보상하지 않으면 주조정밀도의 향상은 기대할 수가 없고 나아가 적합성이 좋은 주조체를 제작할 수가 없다.

1913년에 Fenner에 의해서 크리스토발라이트의 열팽창이 규명되었고 이를 이용해서 합금의 주조수축을 보상하려는 일은 매우 큰 발전이었다. 주형재의 연구는 처음에는 단지 내열성과 조작성에 중점을 두고 있었지만 점차 높은 팽창을 희망하게 되었다. 팽창에 있어서도 가열 시의 팽창만으로는 주조수축을 보상하기에는 부족하다는 것이 판명되어 경화 시 팽창을 크게 하여 이용하려는 연구가 진행되어 Hollenback에 의해서 그 기법이 눈에 띄게 발달되었다. 즉, 수화팽창법이라고 불리는 것이다. 이것은 경화 시에 주형재에 물을 흡수시켜서 많은 팽창을 얻는 것을 이용한 것이지만 이 현상은 Scheu에 의하여 발견되었다. Hollenback은 이를 이용하고 더 나아가 진공 중에서 주형재르 혼화, 매몰하고 왁스를 저온에서 용해하여 주형재 내로부터 배출시키는 방법을 택하고 가열 시 팽창법과는 다른 방법을 취하였다.

수화팽창(흡수팽창)의 현상은 젖은 석면띠나 건조한 석면띠를 주형틀(주조링) 내에 장착하여 사용할 때 나타나며 석면의 두께에 의해서 팽창치가 영향을 받는다. 여기에 더해서 주조링 안의 석면띠는 주형재의 경화 시, 가열 시 팽창을 억제하는 것을 완화해 주는 역할을 하게 되므로 석면띠의 효용은 커서 치과정밀주조에는 없어서는 안될 정도가 되었다.

주조의 정밀도 향상에 대한 요구는 점점 높아져서 왁스패턴의 채득에서 주조까지 모든 과에서 정밀도의 검토가 이루어지게 되었다. 특히 주조정밀도는 적합성에 영향을 미치는 가장 큰 인자이므로 그것은 당연한 것이다.

근래에 특히 주목할 일은 코발트-크롬계 합금, 니켈-크롬계 합금, 백금과 팔라듐을 다량으로 함유한 귀금속 합금, 타이타늄 합금 등의 고융점 합금의 주조이다. 이들의 용해열원은 전기저항로, 도시가스와 압축공기의 혼합가스, 산소와 도시가스, 산소와 아세틸렌의 혼합가스 등에서부터 고주파유도로, 아크로 등으로 발전하였고 용해분위기도 환원성에서 불활성화로 개량되고 있다.

이러한 발전은 용해하기 쉽고 산화가 잘 안되는 쉬운 주조의 합금만을 사용하던 시대에서 탈피하여 주조가 곤란한 합금도 주조술의 기술적 혁신에 의해 좋은 주조체를 얻으려는 노력의 표시이다. 여기에 호응해서 주형재도 종래의 석고를 결합재로 사용하던 범주에서 벗어나 인산을 결합제로 하는 것이 개발되고 또 이것을 콜로이달 실리카와 함께 사용함으로써 큰 팽창치를 얻는 것에 성공하였다. 이를 이용하여 주조수축이 큰 합금도 주조정밀도의 향상이 연구되었고 현재에는 충분히 활용되고 있다.

주조압력의 종류도 증기압, 가스압, 대기압, 원심력 등 다양한데 이것들을 조합해서 이용하는 주조기도 많이 제작되었다. 요즘에는 압력의 크기에 많은 관심을 가져 보다 큰 주조압을 이용하여 주조하려는 경향이 있다.

이와 같이 주조에 관한 모든 면에서 눈부신 발전을 이루었지만 그 가운데에서도 현재까지 문제점으로 남아 있는 것을 들어 보면 원형재료인 인레이 왁스의 변형문제, 주조체의 결함 중 특히 내부적 결함, 주조정밀도의 불량 등을 들 수 있다. 이들 여러 가지 부족한 부분들에 대한 해결책으로는 인레이 왁스, 주조용 합금, 주형재 등의 여러 가지 재료와 주조용 기계기구의 개량, 또는 새로운 제품의 개발에 관심을 가져야 하며 그 기초가 되는 것이 주조이론이므로 많은 연구가 있어야 하겠다.

10.2 • 치과주조물의 종류

치과분야에서 적용되고 있는 주조물은 수복물과 보철물 그리고 장치물로 분류된다. 인레이와 온레이 또는 하프크라운처럼 개개 치아의 일부만을 회복한 것을 세부적으로 수복물이라 하며 전부주조관 및 브릿지(몇 개가 연결된 전부주조관)를 비롯하여 부분틀니의 금속구조물과 완전틀니의 보강구조물처럼 큰 범위의 주조체를 광범위하게 보철물이라 한다. 그리고 치아의 형태회복 및 기능보완과는 상관없이 상태 개선을 위해 구강 내 장착되는 교정장치와 브라켓 등을 장치물이라 한다.

치과용 수복물들은 주로 귀금속 합금인 금합금을 사용하며 전부주조관이나 브릿지 그리고 금속구조물 등은 귀금속합금과 비귀금속합금을 모두 사용한다. 그밖에 도재용착주조관, 임플란트 구조체, 설측교정용 브라켓 등도 주조방법을 이용하는 치과주조물들이다.

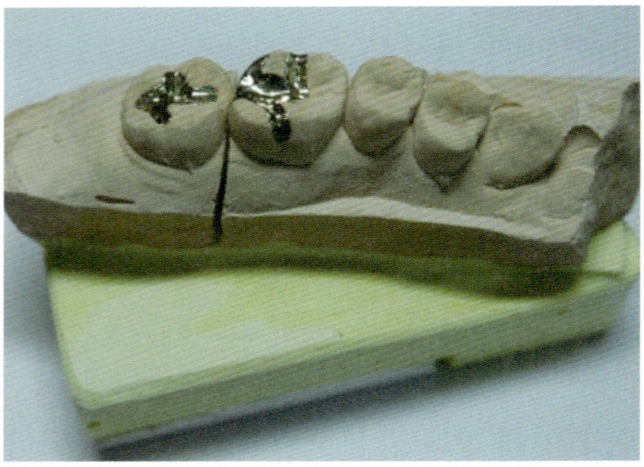

▲ 그림 10-1. 인레이

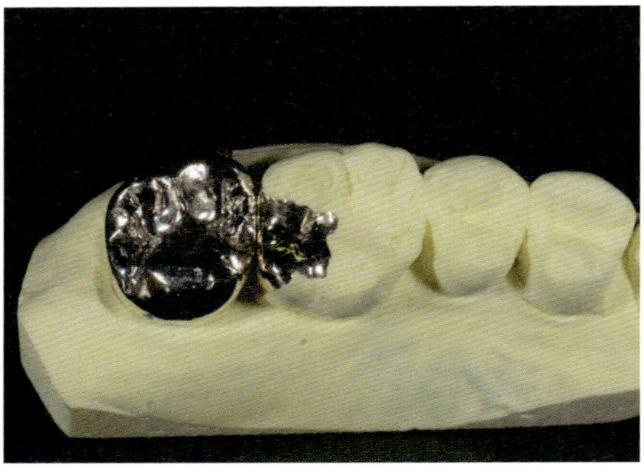

▲ 그림 10-2. 금합금 인레이와 전부주조관

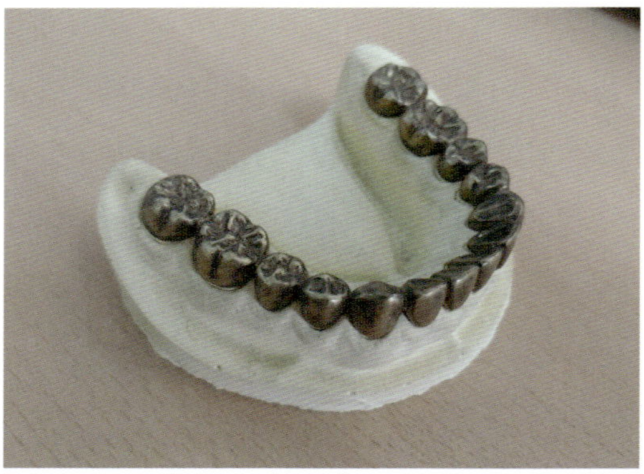

▲ 그림 10-3. 브릿지

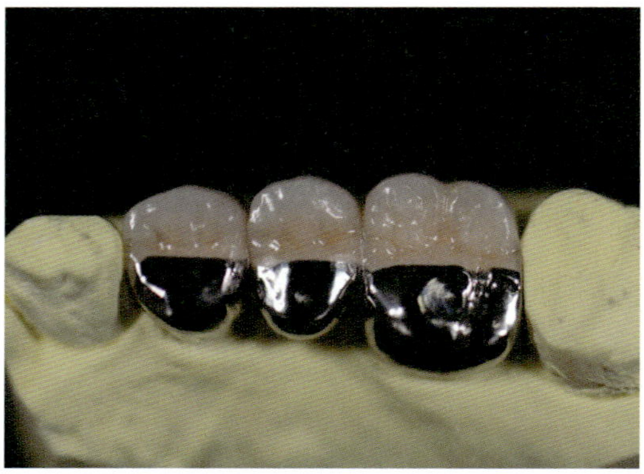

▲ 그림 10-4. 도재용착주조관

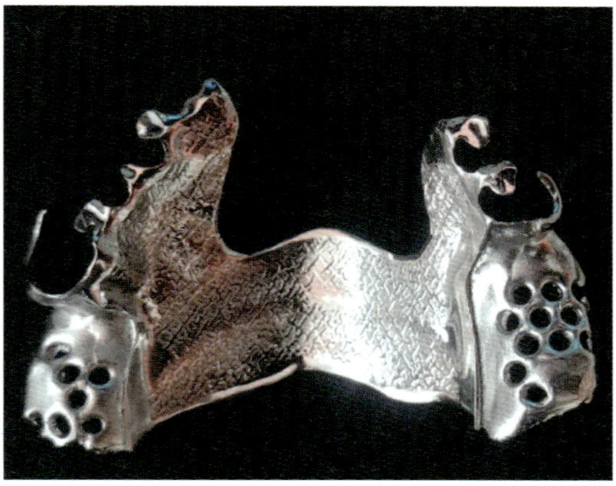

▲ 그림 10-5. 부분틀니 하부 금속구조물

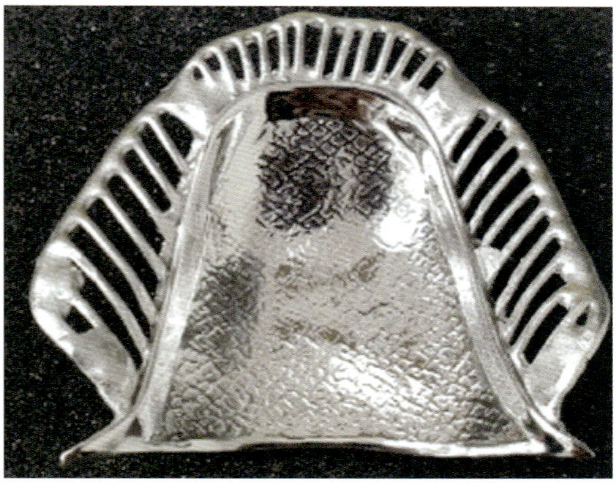

▲ 그림 10-6. 완전틀니 보강 금속구조물

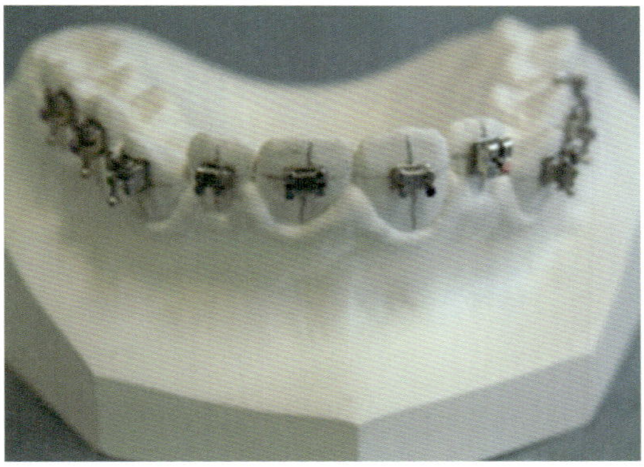

▲ 그림 10-7. 교정용 브라켓

10.3 • 모형과 원형

일반적인 금속주조에 있어서 모형은 최종 주물과 똑같은 형상으로 미리 제작되어 주형을 형성한 후 제거되는 전구체를 의미한다. 공업적으로는 여러 개의 모형을 미리 제작하고 대량생산에 이용하기도 한다. 그러나 치과정밀주조에서는 주로 환자의 구강상태를 인상채득하여 작업모형(master model)을 먼저 제작하고 그 모형에 왁스 등의 인공재료를 이용하여 원래 치아의 형태를 복원시킨다. 즉 구강내에서 직접 주조체의 원형을 제작하지 않고, 간접법으로 주형제작을 위한 납원형(wax pattern)을 제작한다. 통상적으로는 완성될 주물의 가상모형으로 불리는 것이 맞겠지만 치과정밀주조에서는 석고모형과 혼돈의 우려 때문에 납원형으로 표현한다.

치아나 악궁의 형태를 재현하기 위한 수단으로 음형과 양형의 작업을 거쳐 모형을 제작하는데 이 모형(cast)은 원래의 구강상태를 그대로 재현하고 있어야만 정확한 치과주물의 제조 공정으로 연결될 수 있다.

이상적인 모형이란

1. 인상된 표면의 미세부 재현성이 좋아야 한다.
2. 치수안정성이 양호해야 한다.
3. 기계적 성질이 양호해야 한다.
4. 경화 후 화학적 안정성이 양호해야 한다.

모형재에서 바람직한 성질은 말할 것도 없이 좋은 모형을 만들기 위한 여러 가지 성질이다 그래서 구하기 쉬운 재료라야 하며 또한 보존성이 양호해야 한다. 이 목적에 적합한 것으로서 석고를 비롯하여 합성수지, 금속, 특수한 것으로는 인산염 등의 모형재가 있다.

10.3.1 석고 모형

석고는 예로부터 모형재료로 사용되어 왔다. 이것은 황산칼슘의 반수염이며 물로 혼화하면 이수염으로 되어 경화한다. 반수석고에는 α형과 β형이 있는데 전자는 경석고, 초경석고 등으로 불려지며 후자는 보통석고, 일반석고라고 불려진다. 모형재료로서는 α형의 석고가 주로 사용된다. 그 이유로는 모형의 재현성이 좋고 기계적 성질이 우수하며 특히 강하고 경하며 마모가 잘 안되는 성질 때문이다.

그림 10-8은 각종 석고 경화 시의 팽창을 표시한 것이다. y축에 치수변화, x축에 연화개시 후의 시간이 표시되어 있다. 이것에 의하면 초경석고의 치수변화가 훨씬 적다. 그래서 인상에 훨씬 충실한 모형을 만들 수가 있다. 단 이 석고는 한천계

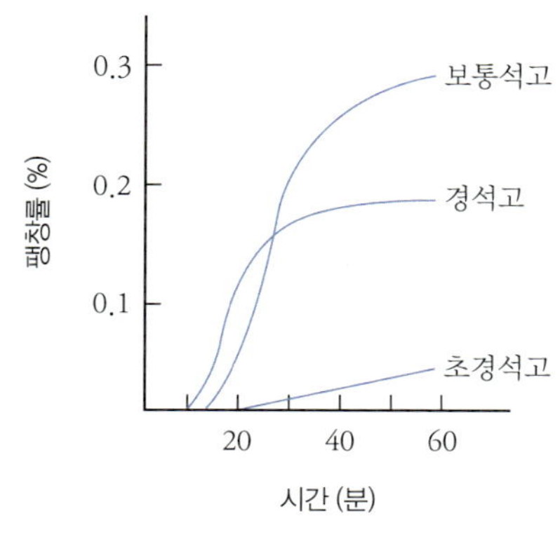

▲ 그림 10-8. 석고의 경화 시 팽창

▸ 표 10-1. 석고의 종류와 성질

석고의 종류	상품명	결정상태	W/P비	1시간 후 압축강도 (kg/cm^2)	경도 Rc-Y
보통석고	휘니싱	다공성 침상체의 집괴 치밀	0.40~0.50	90~140	−15
경석고	하이드로칼	가늘고 긴 침상 치밀	0.30~0.40	210~281	66
초경석고	덴사이트	굵고 짧은 절주상	0.20	352	80

인상재 중에서 표면이 거칠게 될 경우가 있으므로 주의가 필요하며, 인상재의 수축에 의해 영향을 받으므로 인상재의 수축률도 고려해야 한다.

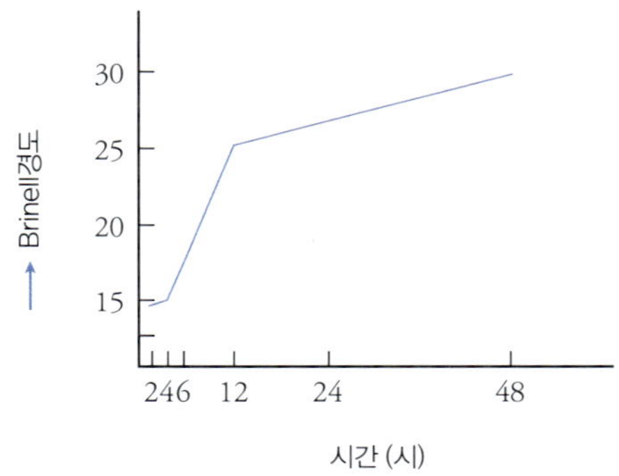

▲ 그림 10-9. 경석고의 시간 경과에 따른 경도변화

표 10-1은 각종 석고의 성질을 나타낸 것인데 압축강도, 경도, 어느 것이든 초경석고가 우수하다. 이 표에서 보는 바와 같이 혼수비가 적은 석고, 그리고 소량의 물로 혼화되어 있는 석고일수록 기계적 성질이 양호하다. 이것은 또한 같은 석고라도 혼수비를 변화시키는 데 따라서 기계적 성질이 변한다는 것을 의미하고 있다.

혼수비의 개념에서 주의해야 할 사항은 주형재료인데 주형재료에 있어서 혼수비가 증가하면 팽창이 감소한다고 배웠다. 그러나 그림 10-8을 오해하면 혼수비가 증가된 석고에서 팽창이 증가하는 것처럼 보인다. 이것은 혼수비가 증가한 것이 아니라 초경석고, 경석고 그리고 보통석고 본연의 혼수비가 다른 것이다.

그림 10-9는 시간 경과에 따른 초경석고의 경도변화를 나타낸 것이다. y축에 Brinell 경도, x축에 연화개시부터의 시간을 표시하고 있다. 4시간을 경과하여 12시간이 될 때까지는 경도의 증대가 뚜렷하고 이후는 천천히 증가하고 있다. 이는 당연히 강도와도 비례되는 것이다. 인상체에서 모형을 추출하는 것은 빨라도 좋지만 실제로 기공조작을 하는 것은 연화개시 후 12시간 이후가 좋다고 알려져 있다.

일반적으로 석고사용에 중요한 사항은 혼수비를 적게 하고 균질하게 혼화하는 것이다. 혼수비를 적게 하면 기계적 성질을 양호하게 할 수 있지만 한 편으로는 점성을 증가시키므로 인상 내 주입이 어려워지는 점 등의 불편도 생긴다. 그러나 그것은 기술적 또는 기계적으로, 예를 들면 진동기(vibrator)의 적절한 사용 등으로 극복할 수 있는 것이다. 혼수비와 강도의 관계에 대해서 말하면 1일 후의 강도는 보통 석고의 경우 0.50의 혼수비로는 80 kg/cm^2 이지만 0.40에서는 130 kg/cm^2, 경석고에서는 0.26에서 310 kg/cm^2 이던 것이 0.24에서는 420 kg/cm^{2}로 되고 초경석고에서는 0.23에 380 kg/cm^2 이던 것이 0.21에서는 490 kg/cm^{2}로 된다. 약간의 혼수비 차이에 의해서도 강도는 크게 영향을 받는다. 석고에서도 제조사에서 제시하는 혼수비를 적게 하면 경화 시의 팽창이 커지는 단점이 있다. 그러나 이것을 방지하기 위하여 조절제의 첨가 등이 시도되고 있고, 실용상 장애는 없을 정도이다. 팽창에 대하여 또 다른 것으로는 경화 시에 수분을 제공해서 큰 팽창을 일으키는 흡수팽창이 있는데 이러한 것은 피해야 한다.

표 10-2에는 시판 모형재의 성질을 표시하고 있다.

또한 석고는 혼화하기도 쉽고 주입도 쉽다는 것이 장점이다. 그러나 이것을 중시한 나머지 혼수비를 크게 해서 mix하는 것은 좋지 못하다. 앞에서 말한 바와 같이 강도, 경도, 내마모성 등이 나빠지기 때문이다.

이 혼화는 너무 간단한 조작이라서 원칙을 무시하는 경향이 있는데 모형의 성질을 결정하는 중요한 조작이다. 따라서 혼수비를 일정하게 하지 않거나 혼화도중에 물 또는 석고를 첨가하거나 rubber bowl이 더러워지거나 경화된 석고부가 부착된 그대로 혼화 해서는 안된다. 혼화 중 특히 주의하지 않으면 안되는 것은 석고반죽 중의 공기를 제거하는 것이다. 이를 위하여 혼화후 진동기로 진동을 주거나 감압 하에서 기계적으로 혼화하는 것 등이 좋은 방법

▶ 표 10-2. 시판 모형재의 성질

재료	상품명	결정상태	W/P비	압축강도 kg/cm^2	
				젖음	건조
A	0.28	10	0.35	360	560
B	0.24	9~10	0.20	500	800
C	0.24	10	0.25	470	830
D	0.23	12	0.06	420	750
E	0.22	8~10	0.04~0.08	350	840
F	0.24	5~8	0.04		840

주) maker 표시치

이다. 인상체에 주입 시는 인상의 한 부위에서 벽으로 따라서 밀려 들어가도록 주입한다. 한 덩어리로 주입하거나 여러 방법으로 주입하는 것은 옳은 방법이 아니다. 이러한 것은 단순히 석고모형재의 경우 뿐만이 아니고 다음에 나올 원형재, 주형재의 경우에서도 마찬가지다.

10.3.2 모형겸용 주형재

인상체에서 모형겸용 주형재로 제작된 모형에서는 모형 상에서 납원형을 제작한다. 원형재료로는 일반적으로는 inlay wax가 이용된다. 인레이 왁스는 변형되기 쉬운 것이며 특히 모형에서 발취할 때 변형의 위험이 크다. 주조체가 변형되어 있는 이유의 대부분이 여기에 있다. 그래서 주형재에서 납원형을 형성하면 그 wax pattern을 빼내지 않고 그대로 주형재로서 매몰해 버리는 방법을 쓰면 wax pattern에 의한 변형이 없어진다. 이것을 모형 그대로의 매몰법이라고 한다. 이 경우에 사용하는 모형재에는 모형재로서의 성질에 추가하여 주형재로서의 성질, 그리고 내열성과 가열 팽창성이 요구된다. 따라서 이러한 모형재를 모형겸용 주형재라고 부르고 있으며 제작된 모형은 내화성 매몰재 모형이 된다.

이것은 석고계와 인산염계의 것이 있다. 전자는 α석고를 결합제로 하고 후자는 인산염을 결합제로 하고, 내열, 팽창재로서 silica를 포함하고 있는 것이다. 통상의 주형재에 비해서 결합제의 양이 많다. 치과에서 온 주모형(master cast)을 인상하고 그것에 주입하여 주모형의 복제가 만들어진다. 이것을 복제모형이라고 한다. 이 모형의 인상채득, 그리고 복제인상은 rubber계 인상재 또는 한천인상재(agar)로 한다. 일반적으로는 대형 인상으로서 후자가 유

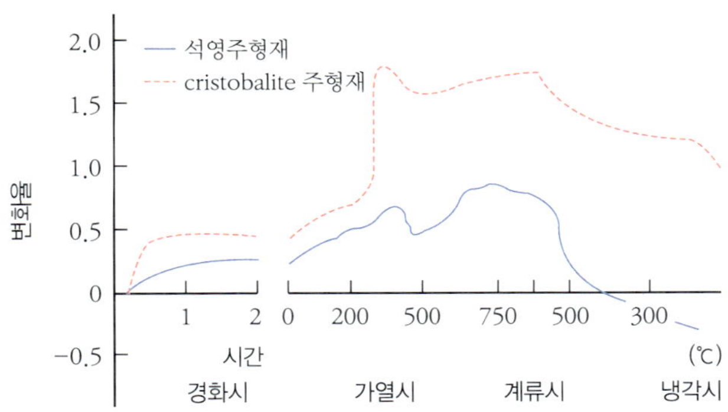

▲ 그림 10-10. 석고계 모형겸용 주형재의 치수변화

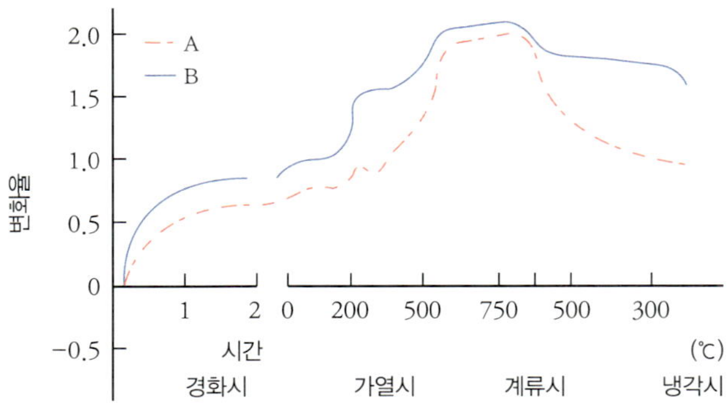

▲ 그림 10-11. 인산염계 모형겸용 주형재의 치수변화

리하다.

Rubber 인상재로 복제모형을 만들 때에는 별로 문제가 없지만 한천인상재로 만들 때에는 경화 시 팽창의 크기 변동이 커서 정확한 모형재가 얻어지지 않는 수가 있다. 이것은 혼화 개시 후 모형재를 주입하는 시기에 따라서 조절하는 것이 가능하다. 그림 10-10은 석고계의 경화 시, 가열 시의 치수변화를 표시한 것이다. 그림 10-11은 인산염계의 것이다. y축은 치수변화율, x축은 좌측에 경화시간, 우측에 가열 시, 냉각 시의 온도를 표시하고 있다. 석고계 모형겸용 주형재는 전체 팽창량이 비교적 적어서 합금의 주조 시 수축을 충분히 보상하지 못한다. 또한 팽창치가 큰 주형재를 만들려고 하면 강도가 나빠져서 모형재로서의 성질이 만족스럽지 않게 된다.

인산염계 모형겸용 주형재는 이것을 colloidal silica 용액으로 혼화하면 팽창치는 매우 크게 되고 강도도 충분하다. 그러나 경화 시 팽창에 비해서 가열 시 팽창이 비교적 적다는 것이 단점이다.

10.3.3 원형(pattern)

치과주조의 특성은 주형제작에 있다. 그래서 원형을 주형재로 둘러싸고 경화 후 가온, 소각하여 주형을 만든다. 따라서 원형재료로서 요구되는 주요한 성질로는 주형재 중에서 변형하지 않고, 가열에 의해서 유출 또는 소각 가능한 성질이어야 한다. 더구나 이렇게 하여 얻어진 모형 또는 와동, 지대치 등에서 원형을 제작하는 것이기 때문에 인상능력과 성형성을 가진 조작이 가능해야 한다. 예부터 이러한 목적으로 연구가 계속 되었지만 현재는 paraffin을 base로 하는 inlay wax 또는 casting wax가 그 역할을 담당하고 있다. 그러나 inlay wax는 변형되기 쉬운 물질이기 때문에 변형요인의 하나로 생각되고 있으므로 그 개량이 요구되고 있다.

이 목적으로 resin 재료와 고분자화합물인 플라스틱 재료의 개발도 시도되었지만 성형성에 어려움이 있고, 소각 시 주형재에 미치는 나쁜 영향 등으로 일부 기성품으로 제작되어 판매되는 원형 외에는 사용되지 않고 있다. 따라서 주로 사용되는 재료로는 inlay wax나 casting wax 등 wax류가 대부분을 차지하고 있다.

1) 원형재료의 요구 성질

원형재료로서 요구되는 성질은 다음과 같이 정리된다.

1. 와동 또는 지대치를 수복할 주조체와 동형, 동일 크기의 원형이 제작 가능할 것.
   원형재료로는 인상능력과 성형성이 없으면 안된다. 직접 구강내 와동 또는 지대치에서 원형이 제작되는 경우와 구강 내의 제조직의 인상에서 얻어진 모형 상에서 원형을 제작하는 경우가 있다. 전자는 직접법, 후자는 간접법이라고 부르고 있다. 또한 원형이 inlay wax로 제작된 경우는 납원형 또는 납형이라고 한다. 이에 대해서 resin으로 제작되면 resin원형이 된다.
   복잡한 framework, clasp, bar 등의 원형도 제작 가능하여야 한다. 이를 위해서는 기성제품의 pattern도 사용되며 또한 실용상 inlay wax보다 연성 및 점착성이 있는 wax(casting wax 등)가 사용된다.
2. 제작된 원형이 변형 또는 크기변화가 일어나서는 안된다.
   보관하는 경우는 물론이고, 주형재 중에 원형이 덮이게 되는 때도 변형, 변질해서는 안된다.
3. 주형재 경화 후, 가열에 의해 주형에서 유출 또는 소각되어 원형의 형상, 표면상태를 재현한 공동 또는 주형이 제작되어야 한다. 이때에 치수로는 합금의 주조 시 수축을 보상하기 위해 주형재가 팽창되어 통상 주형은 커져 있다.
4. 주형재와 반응하여 주형표면상태를 악화시켜서는 안된다.

이상과 같은 성질이 원형재료에서의 요구사항이 되고 있다. 치과재료 중에서 원형재료만큼 미세하게 정밀한 성질이 요구되는 것도 그리 많지 않다.

2) Inlay wax의 성질

(1) 연화온도

연화온도에는 통상 두 가지의 의미가 있다. 하나는 인레이 왁스의 재질 그 자체가 가지는 연화온도이고, 또 하나는 인레이 왁스를 채득할 때의 최저온도이다. 후자는 조작온도라고 칭하는 것이 타당하며 최적의 열가소성(thermo plasticity)을 가진 온도이다.

표 10-3은 각종 인레이 왁스의 연화온도를 나타내고, 그림 10-12는 그 조작온도를 나타내고 있다. 여기서 알 수 있는 바와 같이 조작온도는 납원형의 형태, 크기에 따라 다르다. 당연히 크고 복잡한 납형을 제작할 때는 그 온도는 높아진다. 연화온도는 또한 납형채득 성능 특히 인상능력과 채득 후의 납형의 치수변화, 변형에 영향을 준다.

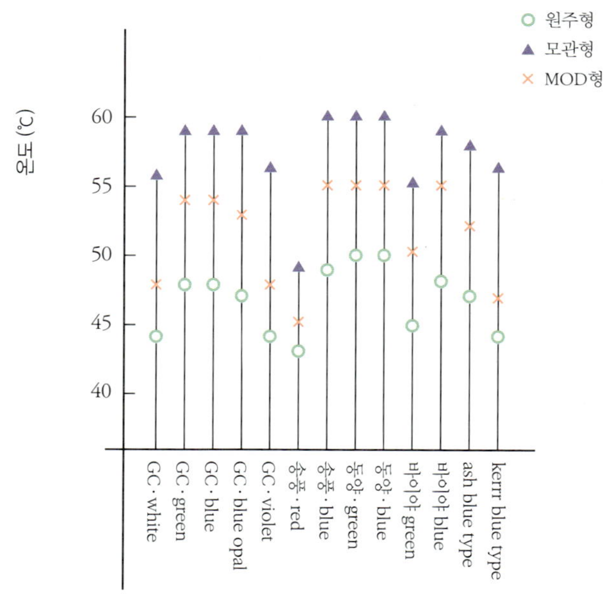

▲ 그림 10-12. inlay wax의 조작온도

▶ 표 10-3. 연화온도(℃)

상품명	연화온도	상품명	연화온도
GC · blue	46~53	동양 · blue	48~54
GC · green	52~55	동양 · green	50~56
GC · white	47~52	코-그	53~56
송풍 · blue	49~52	Ash · blue	49~53
송풍 · red	44~48	Kerr · blue	47~53

(2) 응고온도 또는 용해온도

납원형(wax pattern) 채득 시에는 인레이 왁스를 액상으로 용해하는 경우가 있어 그 용해온도, 응고온도를 알 필요가 있다. 인레이 왁스는 복합물로서 그 온도가 명확하지 않지만 그림 10-13의 변곡점이 이에 상응한다.

(3) 응고수축

인레이 왁스는 응고 시에 큰 수축을 보인다. 따라서 특수한 경우를 제외하고는 완전히 액상이 되도록 용해하여 납원형(wax pattern)을 제작할 경우에는 일반적으로 수축분을 보충해 가면서 순차적으로 왁스를 쌓아 올려, 왁스패턴을 형성하여 그 수축분을 보충하고 있다. 또한 이 수축에 의하여 왁스패턴 내부에 수축응력이 집중되어 시간이 경과함에 따라 응력이

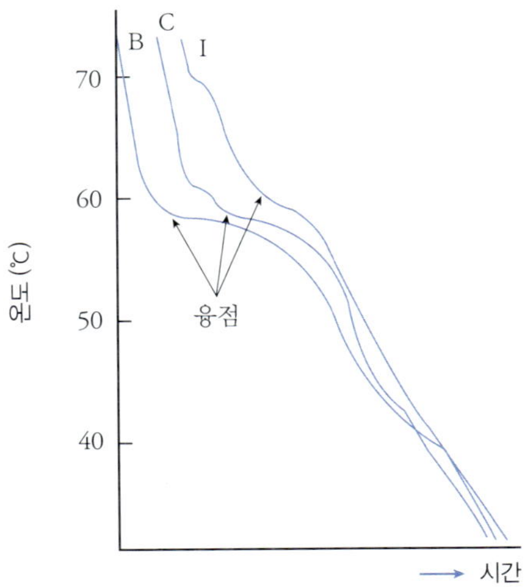

▲ 그림 10-13. inlay wax의 열분석곡선

완화되어 변형의 원인이 된다.

(4) 열팽창

인레이 왁스는 열팽창율이 크다. 그래서 조작온도에서 실온에 이르는 치수변화가 큰 점이 숙명적인 결함으로 되어있다. 그림 10-14는 그 열팽창을 나타내는 그림이다. 45℃에서 25℃ 사이에 0.7%의 치수변화가 있다. 납형 채득을 될 수 있는 한 저온에서 하는 것이 이 치수변화를 방지하는 유일한 방법이다.

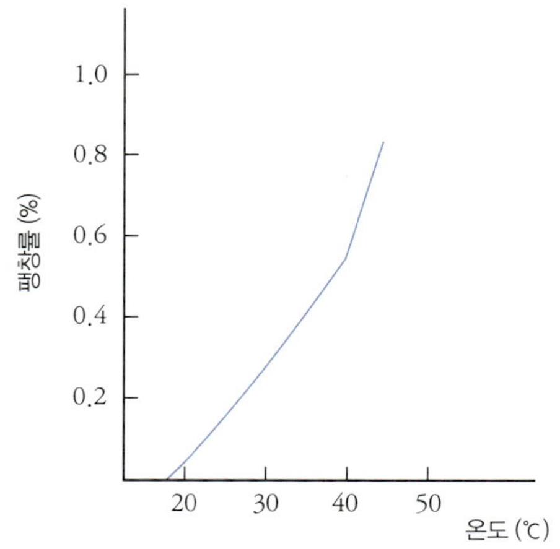

▲ 그림 10-14. inlay wax의 열팽창

(5) 강도, 경도, 취성

인레이 왁스의 외력에 의한 변형을 적게 하기 위하여 강도와 경도가 높은 것이 바람직하지만 paraffin 위주의 물질이고, 그것도 가열 시의 열가소성과 경화 후의 조각성을 생각하면 자연히 그 성질에는 한계가 있다. 일반적으로 경화체는 부서지기 쉬우므로 납형 채득 시에 조금이라도 모형에 첨와(undercut)가 있으면 납형은 뽑아낼 수가 없고 파손된다. 이것은 단점 같지만 한 편으로는 정확한 납형을 만들기 위해서는 다행스러운 점이기도 하다. 만일 탄력이 있거나 연성이 있으면 첨와가 있어도 용이하게 납형이 뽑혀 나오거나 혹은 길이가 늘어난 납형이 채득된다. 이러한 납형에 주입선을 부착하여 매몰하고 주조한다면 와동 또는 지대치 등에 정확한 보철물로 창착되는 거은 불가능하다고 하겠다.

(6) 조각성

인레이 왁스는 우수한 조각성을 가져야 하는데 경질의 인레이 왁스는 그 목적에 적합하다. 이 성질은 온도의 영향이 있으므로 실온관리가 필요하다. 성분의 변화에 의하여 성질을 바꿀 수가 있는데 일반적으로 paraffin이 많은 것이 연질이다.

(7) 소각 시 주형재와의 반응

주형재와 왁스는 서로 반응해서는 안된다. 주형재는 고온에서도 내열성을 가지는 것이 일반적이지만 인레이 왁스의 용해소각에 의하여 주형재가 해를 받는 일은 없다. 문제는 인레이 왁스를 소각했을 때의 남는 회분이다. 표 10-4는 시판품의 회분이다. 이 회분이 많은 경우는 주조체 중에 이물질로서 따라 들어갈 염려가 있다. 더욱 좋지 않은 것은 주형 내에서 인레이 왁스를 비등시키는 것이며 이것은 주형 표면을 나쁘게 만든다.

(8) 응력완화

인레이 왁스에 압축응력 또는 비틀림응력을 가하면 왁스는 수축되거나 굽혀지기도 한다. 그러나 응력을 제거하면 시간의 경과에 따라 본래의 형으로 되돌아가려고 한다. 이것이 응력완화이다. 납형을 제작할 때는 많건 적건 간에 응력을 가하게 되는데 납형은 그것을 방치해 두면 원래의 형으로 되돌아가려고 한다. 그래서 형성되어 있는 납형을 변형시켜 버린다. 이 것은 납형의 숙명적인 결함이다. 그림 10-15는 비틀림응력을 가한 인레이 왁스의 응력완화를 표시한 것이다. A~E는 같은 조건에 의해 같은 응력을 가해도 완화의 정도는 다르다. 보관하는 온도가 높으면 그 만큼 완화의 속도와 크기도 더 커진다.

(9) 응력완화와 변형

인레이 왁스는 응력완화에 따른 변형과 치수변화가 큰 것이 결정적인 결함이다. 따라서 이 두 가지를 될 수 있는 한 적게 하는 것이 바람직하다.

응력완화는 연화압접법에 의하여 얻어지는 납형 또는 반복 첨가법, 침적법에 의하여 제작되는 어느 경우에도 생긴다. 전자는 압축응력의 완화이고 후자는 수축응력의 완화이다. 전자 쪽이 보다 크다.

▶ 표 10-4. 소각 후의 회분(%)

상품명	회분	상품명	회분
GC · blue	0.03	동양 · blue	0.03
GC · green	0.04	동양 · green	0.04
GCvwhite	0.03	코-그	0.03
송풍 · blue	0.13	Ash · blue	0.03
송풍 · red	0.01	Kerr · blue	0.03

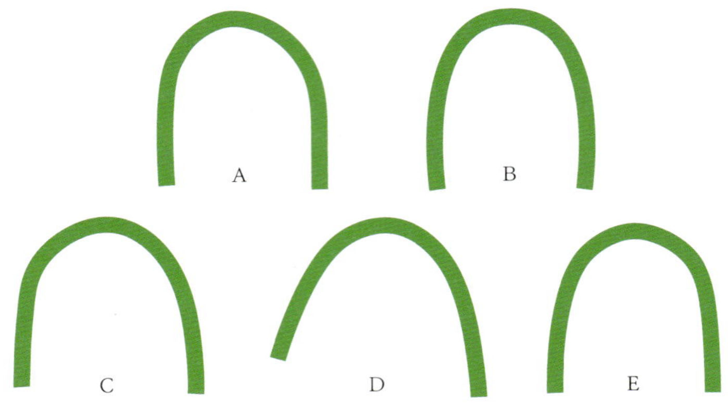

▲ 그림 10-15. inlay wax의 변형

A: 43℃에서 굴곡 직후에 0℃ 수중에 보존.
B: 43℃에서 굴곡 직후에 20℃ 수중에 24시간 보존.
C: 43℃에서 굴곡 직후에 30℃ 항온조 중에 24시간 보존.
D: 43℃에서 굴곡 직후에 37℃ 항온조 중에 24시간 보존.
E: 43℃에서 굴곡, 30분 압접 후 37℃ 항온조 중에 24시간 보존.

납형 채득 시에 주어진 응력이 크면 클수록 응력완화는 크게 되기 때문에 당연히 변형도 커진다. 따라서 압접응력은 보다 적은 편이 좋다. 압접응력을 적게 하려면 연화압접법에서는 조작온도를 높여 줄 필요가 있다. 이런 점에서 문제가 생긴다. 그리고 조작온도를 높게 하면 납형 채득 시부터 실온까지에 이르는 온도저하에 의한 수축이 크게 되는 것이다. 이는 납형 최대의 결함을 가져온다. 그와 꼭 같이 연화온도가 낮은 재료를 사용하면 수축응력은 적어져서 완화에 의한 변형은 적어지지만 외력에 의한 변형이 커진다. 또한 실제로는 응력완화에 의한 변형은 연화온도가 낮은 재질의 경우에는 높은 재질보다 크다. 이것은 연화온도가 높은 재료는 수축 시 응력이 크지만 재질이 강하여 경하기 때문에, 이것을 저온으로 보존하면 완화가 잘 되지 않는다. 따라서 응력완화에 의한 변형도 적게 되는 것이다. 치수변화와 응력완화에 의한 변형은 어느 것이든 피하기 힘든 것이라면 어느 한 편을 희생하는 수밖에 다른 방법이 없다.

인레이 왁스로 원형을 제작할 때에는 가온은 불가결한 조작상의 조건이다. 따라서 온도적 치수변화는 숙명적이다. 예방 방법이 없다. 그렇기 때문에 우선 인레이 왁스의 치수변화를 최소로 하는 방법을 생각하는 것이 선결문제이다. 따라서 전술한 바와 같이 왁스는 될 수 있는 한 저온에서 조작하는 것이다.

저온에서 조작한다는 것은 여러 가지 납형 채득법 중에서 연화압접법을 채용하고, 그것도 가능한 한, 저온에서 납형을 다룬다는 것이다. 따라서 압접력은 크게 된다. 그 결과로 생기는 응력완화에 의한 변형은 어쩔 수 없는 것으로 허용한다. 그래서 그 응력완화에 의한 변형을 최소로 하는 것을 고려해야 한다. 그러기 위해서는 두 가지가 중요하다. 연화압접 후 인레이 왁스가 완전히 경화할 때까지 가압을 계속하는 것과, 납형 채득 후에 실온수 중에 모형에 붙인 그대로 수시간 방치하는 것이다. 이와 같이 하면 혹시 압접력이 크더라도 응력은 완화되기 힘들고, 또한 완화한다고 하여도 모형상에서 완화하는 것으로서 비교적 변형은 작게 된다. 실온수 중에 보관되어 있으면 납형을 매몰하는 동안의 주형재 혼합물의 온도와 동일해지고 이 때문에 변형도 최소한으로 멈추게 하는 것이 가능하다.

그러나 최근에 캐드캠 장비가 상용화되어 왁스블록 밀링에 의한 납형 제작이 가능하게 됨에 따라 전술한 응력완화에 의한 변형은 고려하지 않아도 되겠지만 왁스를 연화시켜 납형을 제작하는 아날로그 방식의 납형 제작법에서는 어느 방법이든 응력완화에 의한 변형에서 자유로울 수 없다.

10.4 • 치과주물의 제조공정

치과주물의 제조 순서는

납형제작 및 주입선 부착→주형제작 및 가열→용해 및 주조→주형해체 및 후처리→제품검사로 이어진다.

10.4.1 납형제작 및 주입선 부착

치과주조의 특성은 주형제작에 있다. 그래서 납원형을 주형재로 둘러싸고 경화하면 소각하여 내부가 빈 공간인 주형을 만든다. 따라서 원형재료로서 요구되는 주요한 성질로는 주형 제작과정에서 변형되지 않고, 가열에 의해서 유출 또는 소각 가능한 성질이어야 한다. 더구나 와동, 지대치 등에서 원형을 제작하는 것이기 때문에 인상능력과 성형성을 가진 조작이 가능해야 한다. 예부터 이러한 목적으로 연구가 계속 되었지만 현재는 파라핀을 기저재로 하는 인레이 왁스 또는 캐스팅 왁스가 그 역할을 담당하고 있다. 그러나 인레이 왁스는 변형되기 쉬운 물질이기 때문에 변형요인의 하나로 생각되고 있으므로 그 개량이 요구되고 있다.

납형제작에 있어서 숙지해야 할 왁스의 중요한 성질은 연화온도와 열팽창계수 그리고 잠재응력이다. 연화온도에는 통상 두 가지의 의미가 있다. 하나는 왁스 그 자체가 가지는 용해온도이고, 또 하나는 납형을 채득할 때의 최저온도이다. 후자는 조작온도라고 칭하는 것이 바람직하며 최적의 열가소성을 가진 온도이다. 열팽창계수는 온도가 1℃씩 상승 또는 하강함에 따라 납형이 팽창하거나 수축하는 정도를 의미한다. 예를 들어 25℃ 상온의 간접법용 왁스를 흐름성이 최소 70%가 되는 45℃로 연화시켜서 납형을 제작하고 냉각하는 과정에서 30℃가 되어 응고되었다고 한다면 15℃의 온도차가 발생한다. 매 1℃ 온도 하강에 따른 수축이 0.03%라고 한다면 왁스는 0.45%의 수축이 일어나게 되는 것이다. 표 10-5는 ADA No. 4 인레이왁스의 흐름성 규격이다.

미국 치과의사협회의 기준규격 ADA No. 4(dental inlay casting wax)는 인레이 왁스를 type I(직접법용)과 type II(간접법용)로 분류하였지만 현재는 이 규격이 폐지 되었으며, 최근에는 대부분의 치과재료 기준규격으로 국제규격을 따르고 있다. 인레이 왁스와 관련된 국제규격은 ISO 15854(Dentistry-Casting and baseplate waxes)로 type I을 주조용 왁스, type II를 베이스플레이트 왁스로 분류하고 있으며 type I에서 class I을 연질왁스 그리고 class II를 경질왁스로 분류하고 있다. 즉, type I의 class I이 치과기공사들이 사용하는 간접법용 인레이 왁스다.

인레이 왁스에 외력을 가하면 변형되지만 가해진 응력을 제거하면 시간의 경과에 따라 본래의 형태로 되돌아가려고 하는데 이것이 잠재응력의 완화현상이다. 응력완화에 의한 왁스의 변형을 최소로 하기 위해서는 납형제작 후 완전히 응고할 때까지 가압을 계속해주거나 온도가 상승하지 않도록 저온에서 보관할 필요가 있다.

납형(wax pattern)이란 주형을 만들기 위해 왁스를 사용하여 제작한 주조용 모형을 의미하며 목적하는 최종 주물의 모양과 크기가 같아서 납원형이라고도 한다. 보편적인 납형채득

▶ 표 10-5. ADA No.4 규격

ADA No.4 치과주조용 inlay wax	회분(%)	흐름성(%)						열팽창(%)	
		30.0℃	37.0℃	40.0℃		45.0℃		25~30℃	25~37℃
	최고	최고	최고	최소	최고	최소	최고	최고	최고
Type 1	1.10	–	1.0	–	20	70	90	0.2	0.6
Type 2	1.10	1.0	–	50	–	70	90	–	–

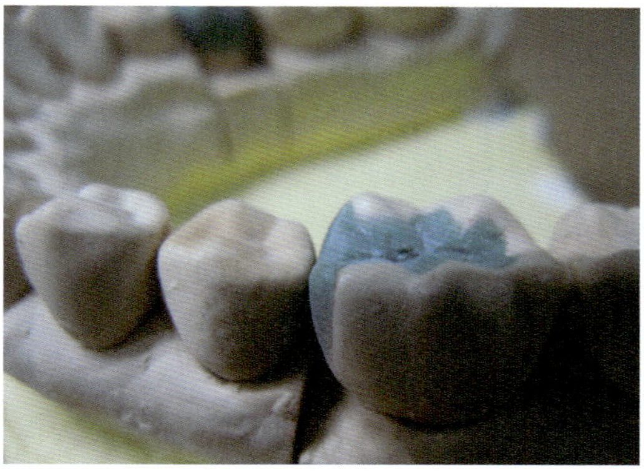

▲ 그림 10-16. 인레이 납형

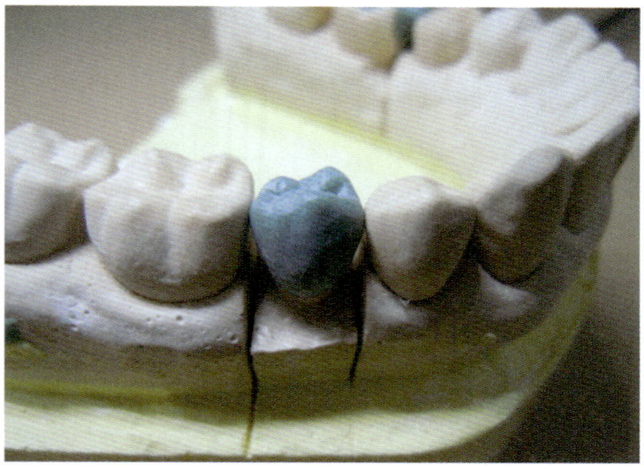

▲ 그림 10-17. 전부주조관 납형

방법은 경석고 등으로 제작된 치아모형상의 와동이나 형성치에 왁스분리제를 도포한 후 인레이 왁스 또는 캐스팅 왁스 등을 이용하여 치아의 모양을 그대로 조각하여 복원하는 것이다. 그러나 부분틀니의 금속 하부구조물이나 완전틀니의 보강 금속구조물 등은 납형의 크기가 크기 때문에 내화성 매몰재 모형상에서 직접 납형을 조각하고 치아모형과 함께 매몰하는 방법을 사용한다. 최근에는 캐드캠 시스템이 상용화되어 왁스나 고분자재료를 밀링(절삭가공)하여 원형을 제작하기도 하며, 3차원 프린터를 이용하여 원형을 제작하기도 한다.

일반 공업계의 상업용 주조체를 제작하기 위한 모형(납원형)은 대부분 대량생산이 이루어지고 대량생산된 모형을 조립하여 주형을 완성하게 되지만, 치과정밀주조에서는 환자 개개인 치아의 형태 및 크기 등이 다양하기 때문에 주조를 위한 납원형은 대량생산을 필요로하지 않는다. 따라서 치아의 결손된 부분(일부 또는 전부)이 납형재료를 이용하여 얼마나 정확하고 빠르게 복원하는가에 주조체가 완성되는 시간이 결정되며 치과기공사의 역량에 따라 작업량에도 큰 차이가 나타나게 된다.

통상적인 납형제작 방법은 알콜램프에 조각도를 달구어 왁스를 반복적으로 첨가하면서 조각을 시행하는 양상으로 이루어진다. 내면 적합도를 향상시키고 잔류응력을 감소시키기 위해 인레이의 경우에는 왁스를 적절히 연화하여 압접한 후 반복첨가 조각법을 병용하고 전부주조관의 경우에는 침지법(dipping method)을 이용하여 일률적인 두께로 왁스의 한 층을 형성한 후 반복첨가 조각법을 사용하기도 한다. 전통적인 아날로그 방식에서는 납형제작 시 왁스에 가해지는 온도를 잘 조절하는 것이 가장 좋은 방법이며 조각도를 가열하는 열원으로는 알콜램프 외에도 가스를 사용하는 버너 형식과 전기 및 전류에 의한 가열방식도 사용되고 있다.

현재는 캐드캠 방식으로 왁스 블록이나 레진 블록을 밀링하거나 3차원 프린터에서 고분자 재료의 원형을 출력하여 매몰하는 방식이 증가하는 추세에 있으며, 최근에는 금속프린터를 이용하여 매몰과 주조과정 없이 직접 목적하는 금속 구조물을 얻을 수도 있게 되었다.

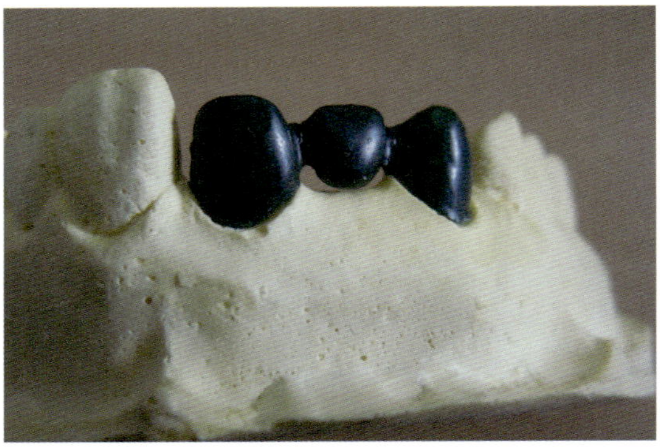

▲ 그림 10-18. 도재용착주조관 금속구조물 납형

예전에는 전부도재관(all ceramic)을 제작하는 과정이 복잡하고 어려워 심미성에 문제가 있음에도 불구하고 금속도재관이 주를 이루어 왔었으나 지금은 베릴륨이 함유된 도재소부용 합금의 사용이 금지되어 금속-도재 간 결합력이 감소함과 지르코니아 코어가 상용화되어 수요가 많이 줄어든 상황이다.

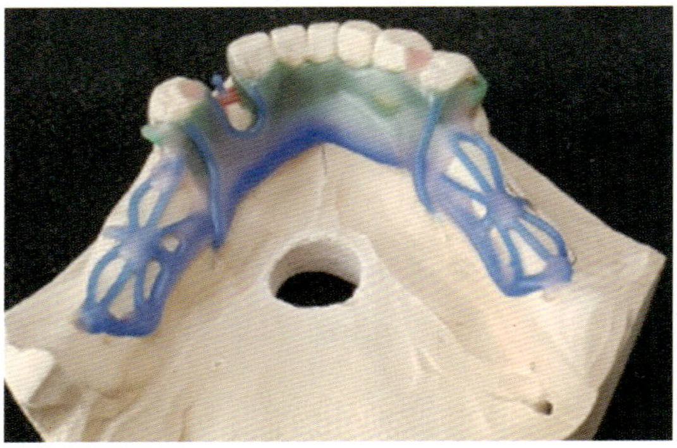

▲ 그림 10-19. 국소의치 금속구조물 납형

납형제작에 있어서도 원래 치아의 외형을 그대로 복원한 후 되깎이(cut back) 작업을 통해 메탈캡 또는 코핑으로 불리는 납원형이 완성되었는데 이러한 번거로움은 숙련으로 극복할 수 있다.

국소의치(partial denture)의 금속구조물과 총의치(full denture)의 보강 금속구조물은 인레이나 전부주조관 그리고 교의치에 비해 규모가 크기 때문에 환자의 치열 모형에서 납형을 발거하기가 어려워 작업모형을 주형겸용 모형재(내화성 매몰재)로 제작한 후 모형과 함께 그대로 매몰하는 방법을 사용한다.

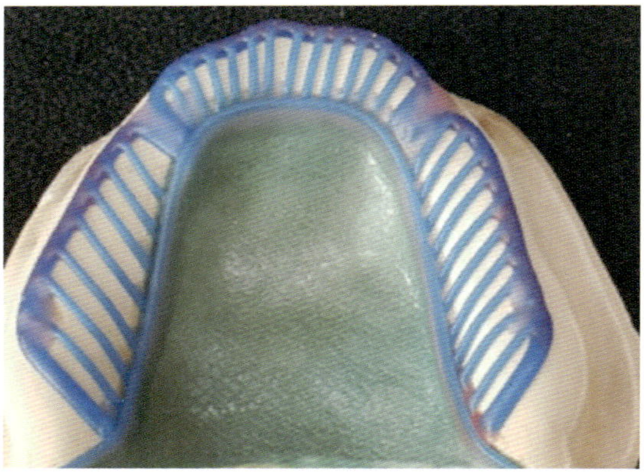

▲ 그림 10-20. 총의치 보강 금속구조물 납형

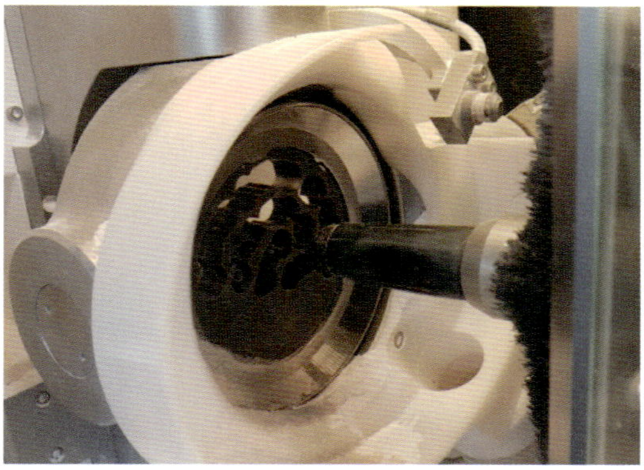

▲ 그림 10-21. 왁스블록 밀링

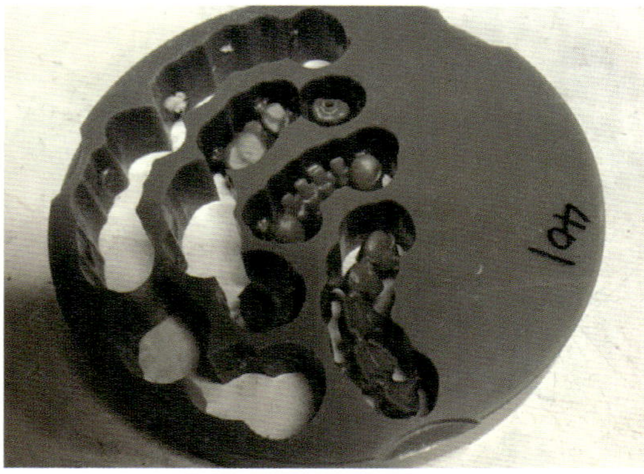

▲ 그림 10-22. CAD/CAM 제작 납형

납형제작에 있어서도 알콜램프와 조각도를 이용하여 왁스를 반복첨가하기보다는 각종의 크기와 모양 및 두께로 미리 제작된 기성품 왁스패턴을 사용하여 제작한다.

캐드캠으로 제작한 납원형의 가장 큰 장점은 왁스에 열을 가하지 않기 때문에 수축이 없다는 것이다. 그러나 밀링과정에서 삭제용 버(bur)가 접근하는 각도나 마모 그리고 캐드 디자인 등에서 발생하는 오차는 고려하지 않을 수 없다.

납원형이 완성되면 납형에 주입선을 식립하거나 부착한다. 주입선은 용융금속이 흘러들어가는 주입로의 역할을 하며 부수적으로는 치아모형에서 납형을 분리하는 손잡이의 역할과 주형제작 시 지지기둥의 역할 그리고 주형 가열 시 왁스의 배출로 역할도 하게 된다. 주입선의 재질로는 왁스나 레진 그리고 합금선 등을 사용할 수 있는데, 크기가 작은 인레이의 경우에는 직경이 1 mm 이하인 합금선을 주로 사용하고 주조체의 크기가 클수록 기성품의 왁스나 레진 주입선을 사용한다.

합금선의 경우는 납형 소각 전에 주형재에서 뽑아내는 것으로, 곧고 깨끗한 스테인레스 강선이 사용되며 형상은 단면이 원형으로 중공형(내부가 빈 형태)인 것이 제일 좋다.

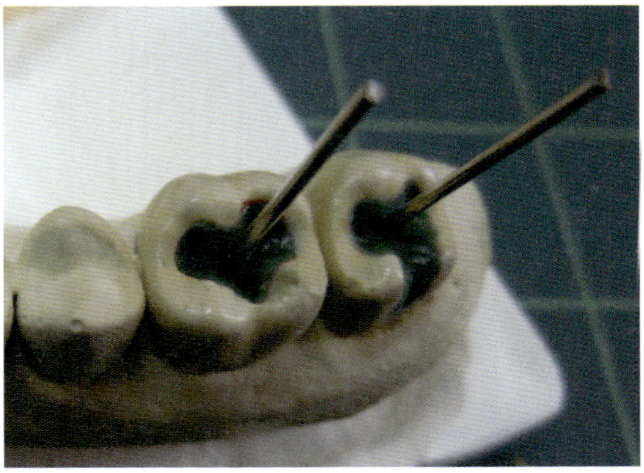

▲ 그림 10-23. 납형제거 시 손잡이 역할

주입선의 굵기와 길이는 보통 짧고 굵은 것이 바람직하나 너무 굵으면 납형 자체의 형태가 손상되거나 변형을 일으키게

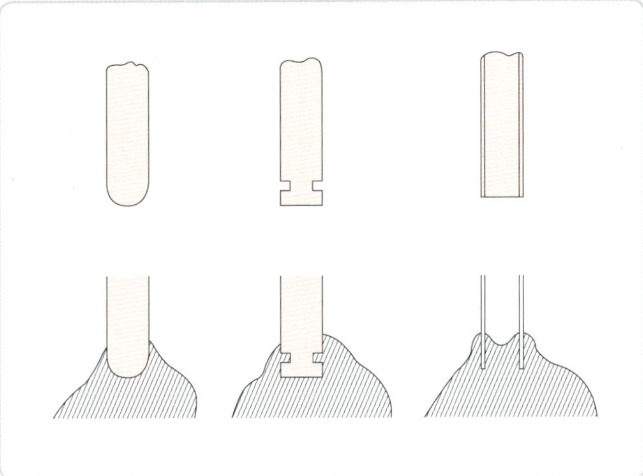

▲ 그림 10-24. 주입선의 형태

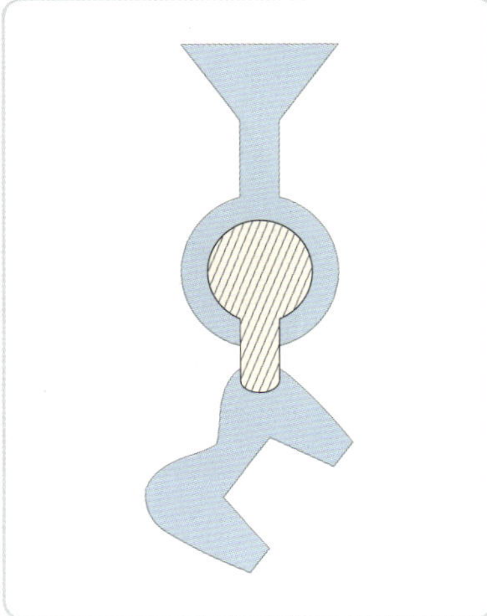

▲ 그림 10-25. 수축류의 효과

되며 주조 후 연마과정이 복잡해져 합금의 손실을 가져오게 된다. 또한 압박주조의 경우 주형의 입구를 도가니로 이용하여 합금을 용융시키므로 주입구가 임계크기 이상이 되면 먼저 용융된 용탕이 중력에 의해 흘러들어가다가 화염에서 멀어지면 응고하기 때문에 주입구가 막혀 주조실패의 우려가 크다.

주조과정에서의 합금은 열을 빼앗기기 쉬운 얇은 부위에서 응고가 진행하여 최후에 응고하는 부위에 결함이 생기게 된다. 따라서 주조체 이외의 부위가 최후에 응고하도록 하면 이 결함(수축기포)은 방지할 수 있다. 납형과 연결된 주입선은 납형보다 얇은 경우가 많아 합금이 먼저 응고하게 되고 부족한 만큼 납형부분에서 아직 응고되지 않은 용융금속이 빨려가면서 실질적인 주조체에 부족분이 발생하게 된다. 이를 되빨림(suck back)현상이라 하며 되빨림현상은 수축류(reservoir)를 형성해줌으로써 방지할 수 있다. 압탕이라고도 하는 수축류는

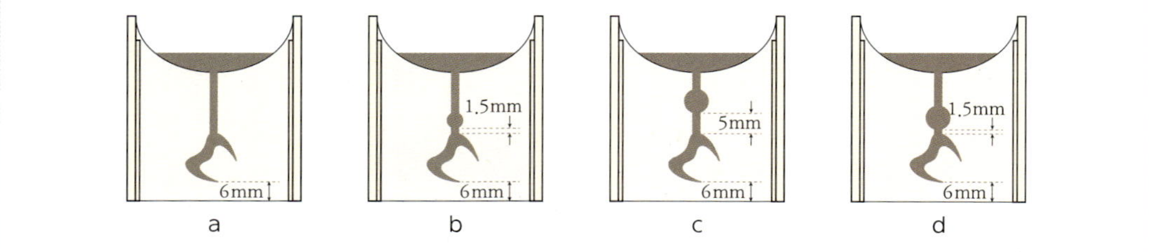

▲ 그림 10-26. 수축류의 부착위치

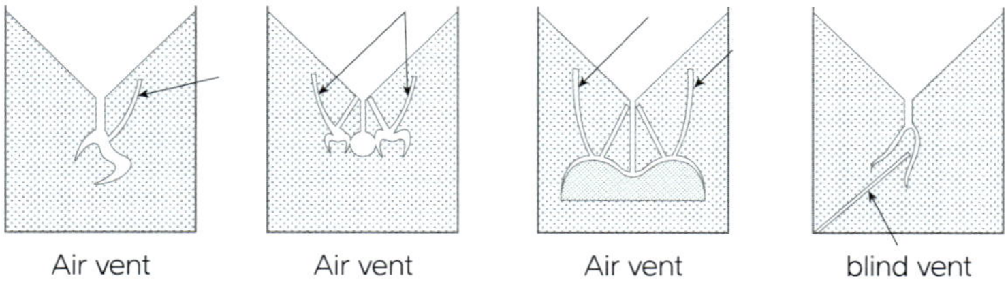

▲ 그림 10-27. 여러 가지 배기공

납형에서 가장 두꺼운 부위의 용적 이상의 매끄러운 구(ball) 형태로 형성해주며 납형에서 되도록 가까이 부착시키는 것이 좋다.

합금을 주형 내에 주입하면 안에 있던 공기는 주형재 밖으로 나온다. 이것은 주형재에 통기성이 있기 때문이다. 주조압이 크고 합금의 점성도 작으면 대부분의 공기는 문제되지 않는다. 그러나 주조압이 작고 합금의 점성도 커지면 이 공기가 주형의 밖으로 피해 나가지 않고 용탕을 밀어내는 것과 같은 작용을 한다. 이것을 배압(back pressure)이라고 부르고 있으며 이것에 의해 주조체에 결함이 생긴다. 이는 주형재의 통기성을 좋게 하고 주조압력을 크게 하며 합금의 점성을 낮게 하면 해결할 수 있지만 한계가 있다. 또한 납형의 형상에 따라서는 피할 수 없는 경우가 있다. 여기에서 생각해 낸 것이 배기공(air vent)이다. 일종의 공기를 뽑아 내주는 통로라고 볼 수 있다.

부착부위는 그림 10-27의 위치가 적절하다. 물론 합금의 주입방향, 주조압의 종류에 따라서 적절하게 고려해야 한다. 원칙적으로는 합금이 최후에 충만되는 부위 근처에 배기공을 부착한다. 또한 납형에서 떨어져서 부착하는 블라인드 벤트도 있다.

치과금속주조에 이용하는 주입선 부착 방법에는 여러 가지가 있다. 직접법은 납형에 주입선을 직접 부착하고 일정 거리에 수축류를 형성하는 방법으로 작은 인레이나 단관(single crown) 등에 주로 이용된다.

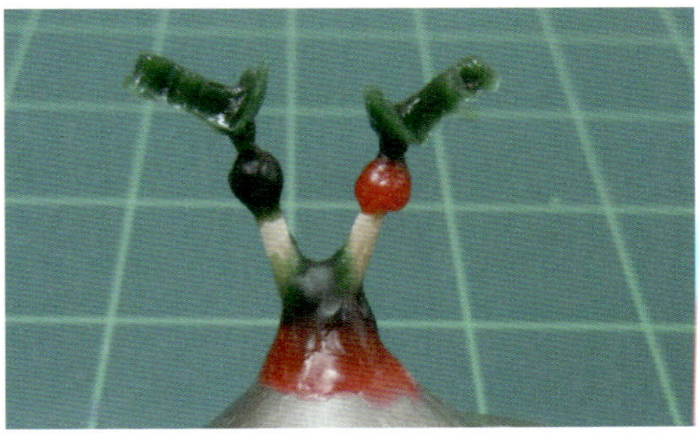

▲ 그림 10-28. 직접 주입선 부착법

러너바 주입선 부착법은 수축류 역할을 하는 굵은 러너바(runner bar)에 주입구로부터 연결되는 리더바(leader bar)를 연

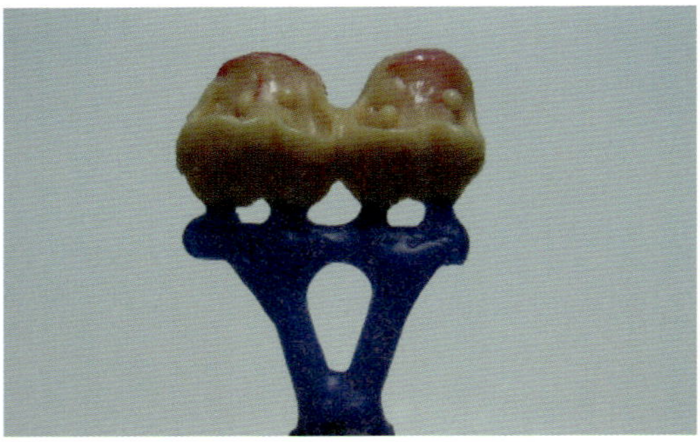
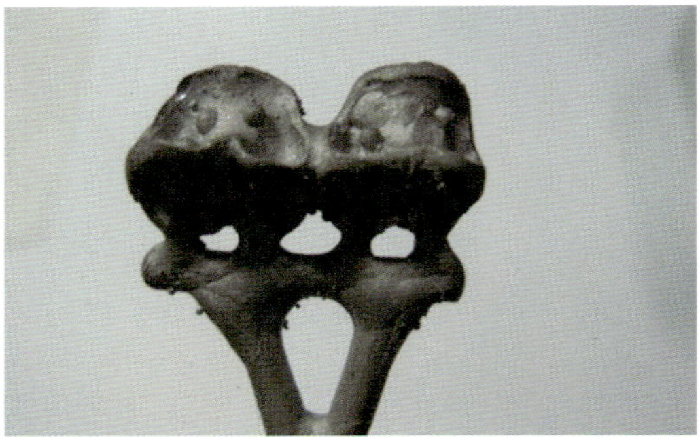

▲ 그림 10-29. 러너바 주입선 부착법

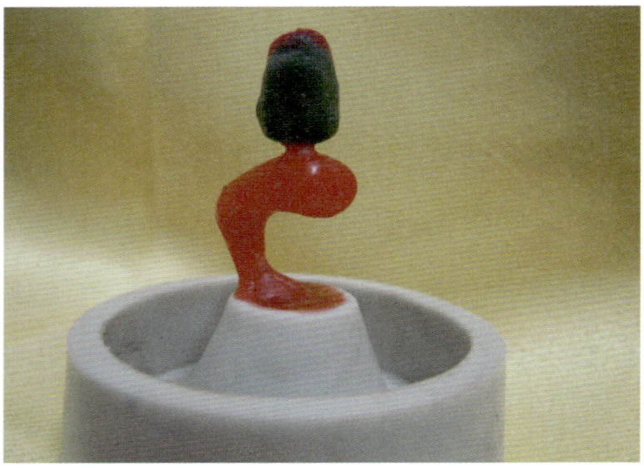

▲ 그림 10-30. 커브드바 주입선 부착법

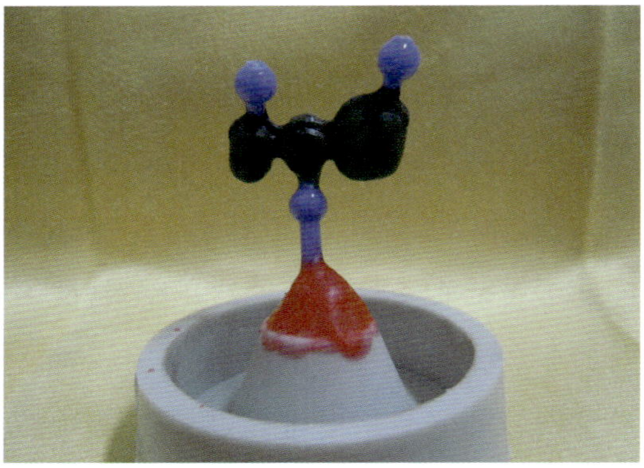

▲ 그림 10-31. 브리덴트 주입선 부착법

결하고 다시 납형까지 연결되는 피더바(feeder bar)로 구성된 방법으로 2개 이상의 단관이 연결된 브릿지 주조체에 많이 사용된다.

커브드바(curved bar) 주입선 부착법은 납형이 금속의 유동성에 따른 바람직한 곳에 위치할 때 아주 정밀하고 정확한 변연을 얻을 수 있다는 방법으로 주입선의 형태는 굴곡된 곡선을 이루며 주조 시에 주형이 반드시 정해진 위치에 놓여야만 한다.

사바스에 의한 브리덴트 주입선 부착법은

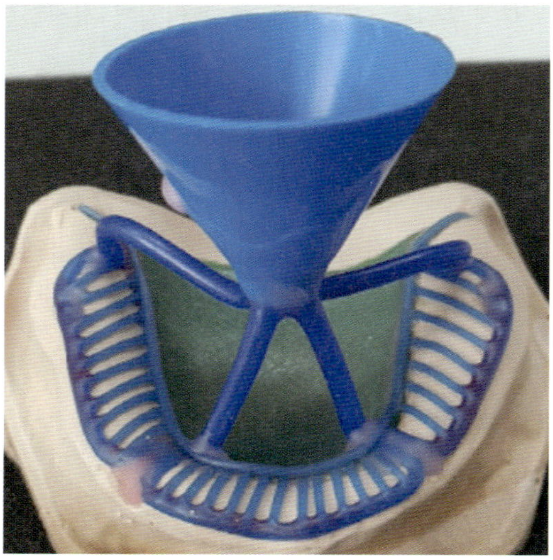

▲ 그림 10-32. 금속주조상의 상악 주입선 부착법

러너바, 커브드바 주입선 부착법의 장점에 배기공을 합하여 완벽한 주조체를 얻기 위한 방법으로 가장 최근에 고안되었으나 합금의 소모량이 많고 제작시간이 오래 걸리며 후처리도 복잡해지는 단점이 있다.

그밖에 주조체의 부피가 큰 금속주조상(metal frame work)의 주입선 부착법에는 상악법과 하악법으로 나뉘어 지는데 상악법은 스프루 포머(주입로 형성대)로부터 여러 갈래의 굵은 주입선을 부착하며 하악법은 내화모형의 기저부 중앙을 통과하여 주입선을 부착한다.

10.4.2 주형제작 및 가열

제작한 원형을 주형재로 둘러싸서 주형을 제작하는 조작을 매몰이라 한다. 그 때문에 치과에서는 주형재를 매몰재(investment materials)라고 부르는 것이 통례이다. 그러나 주조 과정에서 생각하면 용해한 합금을 유입하기 위한 주형을 만드는 재료이기 때문에 주형재라고 부르는 것이 맞다.

주형재는 원형의 형상과 표면을 정밀하고 세밀하게 재현하는 미세부재현성이 요구된다. 그러기 위해서는 우선 원형과 완전히 밀착시켜 매몰해야 한다. 따라서 원형과 주형재가 긴밀히 결합되는 것도 필요한 조건이고 그 매몰방법도 연구할 필요가 있다.

매몰을 끝낸 주형재는 원형의 소각과 용해금속의 주입을 위해 가열되므로 내열성이 요구된다. 주형재가 변질되거나 성질이 나빠져서 합금과 반응하거나 용탕의 흐름에 저항하지 않아야 하고 주형 표면이 깎이거나 부서져서는 안된다. 또한 주형재는 합금의 주조수축을 보상하기 위한 팽창성이 요구된다.

합금이 주형 내에 주입될 때 주형 내의 공기를 내보내면서 주형을 충만시켜 나가므로 이 공기가 외부로 빠져나갈 수 있는 통기성이 요구된다.

주조가 완료되기까지 주형은 파괴되지 않을 정도의 적절한 강도를 유지해야하는 반면 주형에서 주조체를 쉽게 해체하여 분리할 수 있는 성질도 요구된다.

주형을 쉽게 만들기 위해 혼수비를 크게 하면 매몰재의 흐름성이 좋아져서 작업시간과 편의성은 증가하지만 일반적으로 주형재의 성질은 대부분 나빠진다. 나빠진다는 의미는 결과물의 특성이 원하지 않는 방향으로 나타난다는 의미이며 미세부재현성, 내열성, 통기성, 팽창성, 주형재의 강도 등은 낮아진다. 반대로 혼수비를 작게 하면 완성된 주형의 제반성질은 좋아지지만 점성이 크고 작업시간이 짧아 초보자들은 매몰 작업을 실패할 우려가 크다.

▶ 표 10-6. 매몰재의 유형 분류

유형	용도
제1형	인레이, 크라운 및 기타 고정성 보철물 제작용
제2형	총의치, 부분의치 또는 가철성 장치 제작용
제3형	납착 과정에서 사용되는 주조체(cast)의 제작용

▶ 표 10-7. 소환단계에 따른 매몰재의 분류

유형	용도
제1종	단계적 소환용(slow or step heating method)
제2종	급 소환용(quick heating method)

일반적인 매몰법으로는 단일매몰법과 이중매몰법이 있다. 단일 매몰법은 매몰재를 한 번 혼합하여 매몰을 완료하는 방법이며 이중매몰법은 1차로 원형의 표면을 세밀하게 피복하고 경화시킨 후 2차로 나머지 주형의 공간을 채워주는 방법이다. 이중매몰법은 매몰작업 중 기포를 적게 발생시키고 더욱 정밀한 원형의 형상을 재현하기 위한 방법이나 최근에는 매몰재가 개량되고 성질이 우수하여 대부분 단일매몰법을 사용하며 매몰과정은 다음과 같다.

① 원추대에 주입선이 설치된 납원형 부착

② 계면활성제 도포

③ 매몰재 혼합

④ 납형 표면에 혼합된 매몰재 도포

⑤ 주조링 설치 후 혼합된 매몰재 백업

⑥ 매몰재의 경화시간 이상 방치

원추대(crucible former)의 모양은 용융금속이 주입될 때 깔대기의 역할을 하므로 원추형 또는 반구형이 바람직하며 납원형이 연결된 주입선을 부착할 때는 연결부를 부드럽게 마무리해야 한다. 납원형의 내면에는 왁스 분리제가 잔류하고 있어 매몰재의 밀착이 어려울 수 있으니 계면활성제(wetting agent)를 이용하여 유지(oil)성분을 제거해주고 건조시켜 준비한다. 매몰재 혼합은 제조사가 제시하는 혼수비(w/p ratio)에 맞추어 진공 혼합기(vacuum mixer)를 이용하고 혼합된 매몰재는 붓이나 조각도를 이용하여 납원형 표면에 조심스럽게 피복(coating)해주는데, 이 때 조각도는 납형에 접촉하지 않도록 주의한다. 매몰재의 표면도포 후에 원추대와 완충대(asbestos liner)가 형성된 주조링(casting ring)을 결합하고 진동기

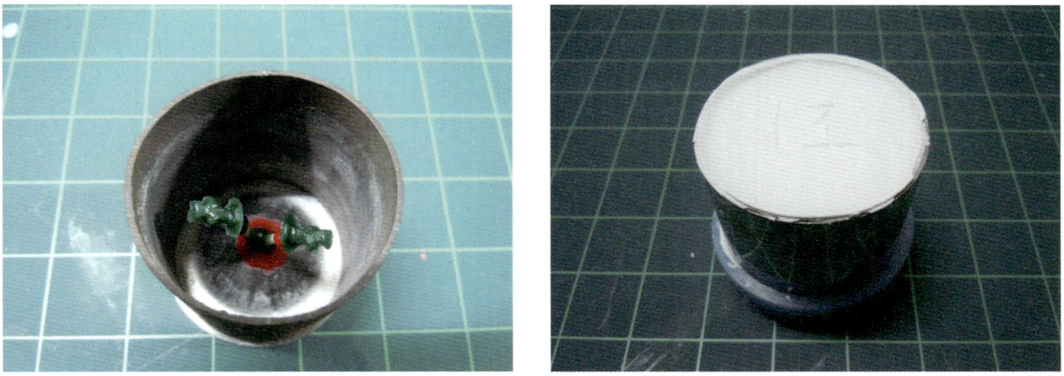

▲ 그림 10-33. 금속 매몰링과 석고계 매몰

(vibrator) 위에서 나머지 매몰재를 주조링 내부에 채워준다.

주형재는 통상 그 경화반응이 종결하기까지 방치, 건조한다. 이 때에 보관하는 환경의 습도가 너무 높거나 너무 건조해 있으면 안된다. 특히 피해야 할 것은 저온에 두는 것이다. 이것은 주형재 중의 수분이 만일 동결하는 경우는 주형재에 미세한 균열을 만들어 주형결함을 일으킨다. 또한 냉소에 방치한 것을 급가열하면 예외없이 균열을 일으킨다.

주형재 가열의 목적은 주형재의 건조, 원형의 소각 그리고 주형재의 열팽창유도와 주조 시 주형재의 고온유지이다. 적절한 주형재를 선택한다고 해도 가열을 잘못하면 원하는 주조체를 얻을 수가 없게 된다. 가열방법에 있어서도 매몰 후 가열개시 시간과 가열속도 그리고 계류온도 구간과 최종 도달온도 등 고려해야할 사항들이 많다. 가열에 대해서 주형재의 성질은 영향을 받는다. 본래 주형재는 내열성이 주어져 있지만 가열개시 시기가 너무 빠르거나, 가

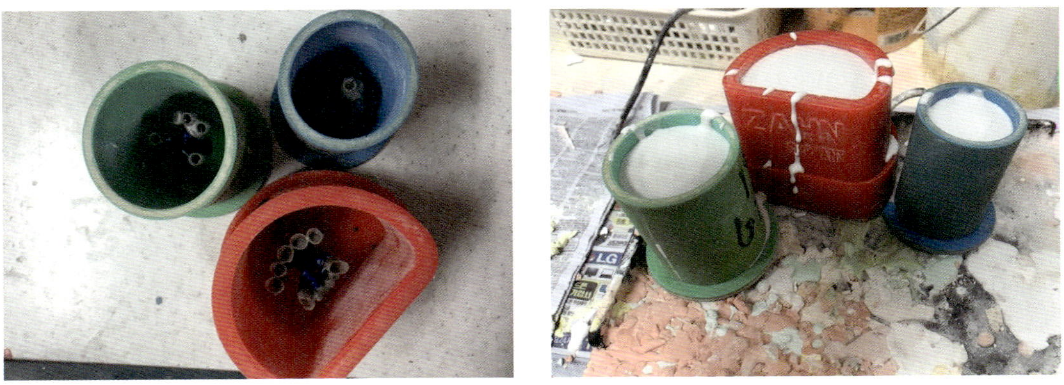

▲ 그림 10-34. 실리콘 매몰링과 인산염계 매몰

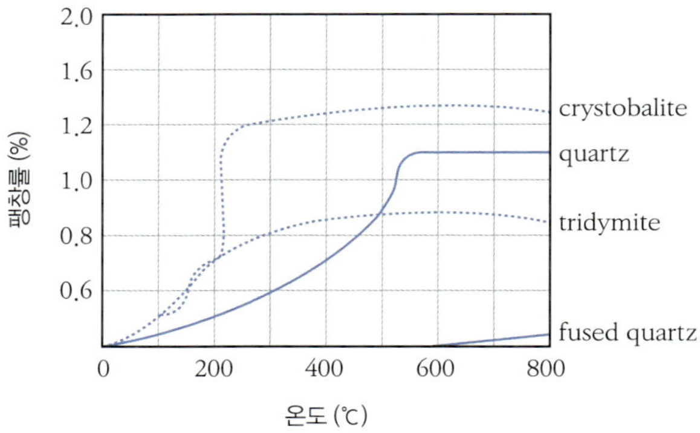

▲ 그림 10-35. 각종 실리카 동소체의 열팽창곡선

열속도가 빠르고 가열시간이 길고 가열온도가 높고 재가열을 되풀이 하면 그 성능은 저하된다. 또한 주형재의 또 하나의 중요한 성질인 열팽창성도 이들 조건에 의하여 영향을 받는다.

가열 개시시간은 경화반응의 완료 전에는 바람직하지 못하다. 특히 조기가열은 표면상태에 악영향을 준다. 미반응 또는 유리수의 증발에 의하여 주형재에 균열을 일으키거나 반응에 필요한 수분을 빼앗겨서 불완전한 경화체를 만들 가능성이 있다. 혼합 후 3시간을 지나면 그 위험성도 적게 된다. 인산염계 주형재의 경우는 반응종결에 시간이 걸리므로 1~2시간 방치하는 편이 유리하다. 한편 장시간 방치한 후 가열하는 것도 좋지 않다. 특별히 급한 이유가 없다면 매몰 후 5~6시간 경과하여 가열을 시작하는 것이 적당하다.

한 번 가열한 주형재는 대개 즉시 주조를 하지만, 그대로 냉각시켰다가 다시 가열하여 사용해야 하는 경우가 있다. 이와 같은 경우는 원래 바라던 일은 아니지만 이 경우 역시 주형재의 성질을 알 필요가 있다. 가열된 주형재가 냉각되면서 석고계 주형재의 강도는 극도로 적어진다. 그러나 가열팽창에서 그 팽창치는 거의 변화가 없다. 재가열의 단점은 팽창치의 감소에 있는 것이 아니고, 가열을 되풀이 하기 때문에 실질적인 장기간 가열에 의한 표면상태의 악화와 냉각 시의 강도가 약해져서 작은 외력에 의해서도 주형의 파괴, 균열을 생기게 하거나 주형 내에 이물질의 혼입 등이 일어날 가능성이 많기 때문에 피하는 편이 좋다.

통상적인 가열방법은 상온의 전기로(furnace)에 매몰링을 넣고 분당 5℃ 이하의 승온속도로 천천히 목적하는 온도까지 가열하게 된다. 이 때 주형재 중의 내화재 종류에 따라 더욱 천천히 온도를 상승시키거나 일정 온도에서 일정 시간동안 계류시켜야 하는 구간이 존재하는

데 이는 열팽창이 급격히 진행되는 구간이 있기 때문이다. 팽창이 급격히 일어나는 구간에서 충분한 시간을 부여하지 못하고 온도가 상승하게 되면 주형재료 특유의 팽창치를 얻을 수 없게 된다. 따라서 주형재의 특성에 따라 최종 소환온도와 승온속도 및 계류구간 등을 적절히 설계하여 가열해야만 한다. 결국은 주형을 가열할 때 천천히 온도를 상승시켜야 한다는 것이며, 급격히 온도를 상승시키면 열충격(thermal shock)에 의해 주형재에 균열이 생기거나 충분한 열팽창을 얻을 수 없게 된다.

10.4.3 용해 및 주조

주조에서 모든 공정이 중요하겠지만 요약해 보면 주형재의 팽창과 내열성, 용해열원과 용해분위기, 주입온도, 주조압력으로 요약할 수 있겠다.

합금이 선택되면 합금의 용해방법, 합금의 주입온도, 합금의 주조 시 온도를 비롯한 제조건, 주조압의 종류 및 주조방법에 따르는 제조건, 주조 후의 처리법 등, 일련의 주조과정, 기법에 의하여 주조작업이 이루어진다. 선택된 합금이 주조되어 동일한 주조체가 된 경우에도 이들 조건에 의하여 그 여러 가지 성질에 차이가 생긴다.

대한민국 식품의약품안전처에서는 치과주조용 합금으로 메탈세라믹용귀금속합금, 메탈세라믹용준귀금속합금, 메탈세라믹용비귀금속합금과 치과주조용귀금속합금, 치과주조용비귀금속합금 I(코발트계), 치과주조용비귀금속합금 II(니켈계)의 의료기기기준규격을 고시하고 있으며 물리적 특성과 권장되는 용도에 따라 다음과 같이 분류하고 있다.

제0형 : 연질-단일치아용 고정성 수복물(예: 소형 단면 전장 인레이, 전장치관 등)
제1형 : 연질-단일치아용 고정성 수복물(예: 전장 혹은 비전장 단면 인레이, 전장치관 등)
제2형 : 중질-단일치아용 고정성 수복물(예: 다면에 사용가능한 인레이, 온레이, 치관 등)
제3형 : 중질-다수의 고정성 수복물(예: 온레이, 얇은 합금 이장, 의치, 금관, 안장, 브릿지)
제4형 : 초경질-높은 응력을 많이 받는 얇은 부위로 구성된 장치(예: 가철성 국소의치, 클래스프(clasp), 얇은 전장 치관, 넓은 또는 작은 결손치 부위의 계속가공의치, 바(bars), 어태치먼트, 임플란트용 상부 구조물)
제5형 : 초경질-고강도와 고탄성계수가 모두 요구되는 부위로 구성된 장치(예: 얇은 가철성 국소의치, 단면적이 얇은 장치, 클래스프)

▸ 표 10-8. 귀금속합금의 용해온도

	Au	Ag	Cu	Pd	Pt	Zn	융점(℃)
14K 금합금	58.4	8.0	27.0			5.0	860
14K 금합금	58.4	17.0	19.0	5.0			1,040
Type I	83	10	7				980
Type II	76	8	14	2			930
Type III	75	7	15	3			940
Type IV	70	10	14	3	3		945
Palladium 합금	12	47	18	20	3		930
Palladium 합금	12	58	9.5	20			990

▸ 표 10-9. 고융점합금의 용해온도

	Co	Cr	Ni	Fe	Mo	Si	Cu	Mn	C	융점(℃)
Co-Cr 합금	62.1	31.4	0.1	0.6	5.8	0.16		0.68	0.15	1,450
Co-Cr 합금	62.5	26.2	2.1	1.7	5.1					1,100
Ni-Cr 합금		10.0	85.0		5.0					1,150
Ni-Cr-Co 합금	20	23	50		3		4			1,280

주조에서 합금은 반드시 용해되어야 한다. 합금의 용해를 바르게 하고 충분히 하는 것은 좋은 주조체를 얻기 위한 초기 작업이다.

합금에는 제각기 용해온도가 있다. 순금속에서는 그 온도는 일정하지만, 합금에서는 용해온도에 범위가 있다. 고체에서 액체로 되기 시작하는 온도를 고상점이라 부르고, 완전히 액체상태로 된 온도는 액상점이라 부른다. 이것을 액체상태에서 보면 고체상태, 달리 말하면 결정화되기 시작하는 온도가 액상점이고, 완전히 고체로 된 점이 고상점이다. 액상점과 고상점과의 사이에는 합금고유의 온도차가 있고, 이것을 응고온도범위, 용해범위 또는 용융구간(melting range)이라고 부르고 있다. 이 온도범위는 합금의 용해에서나 주조에서나 중요한 의미를 가진다. 통상, 주조용 합금의 용해에 있어서는 액상점 이상으로 가열한다. 실제의 주조에 있어서는 용해온도보다 50~150℃ 정도 더 높은 온도에서 용해하여 합금의 점성은 낮추고 유동성은 높여서 주조성을 좋게 하려고 하고 있다. 그러나 너무 고온으로 용해하면 합금성분의 산화, 성분의 일부 휘발 등 합금에 나쁜 영향을 미치므로 자연히 한도가 있다.

치과주조에서 용해열원은 가스와 산소를 혼합한 불대(blow pipe)의 화염을 주로 사용하지만 최근에는 고주파유도가열과 아크가열도 많이 사용하고 있으며 전기로 내에서 용융시키

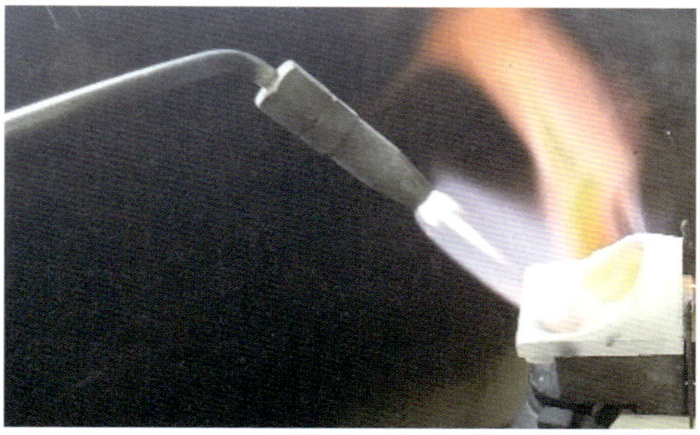

▲ 그림 10-36. 가스불대 화염

기도 한다. 가스화염을 사용할 때 이용하는 블로우파이프의 종류는 많은데 특히 노즐의 상태는 용해성능에 중대한 영향을 미치므로 선택에 주의해야 한다. 블로우파이프의 입구 가까운 쪽에서부터 미연소대, 연소대, 환원대, 산화대로 화염구간이 형성되는데 가스를 열원으로 사용하는 경우는 이 중에서 될 수 있는대로 환원대(reducing zone)를 사용한다. 이 환원대로 합금을 용해시킴으로써 산화를 방지할 수가 있게 된다. 이 환원대의 주위는 반대로 산화를 촉진하는 산화대이기 때문에 불꽃의 굵기를 잘 조절해야 한다. 미연소대의 부분은 온도가 낮고 합금의 용융이 불가능하다. 블로우파이프의 가스량과 산소량을 조절하여, 환원대를 잘 이용해야 한다. 전기에 의한 용해에서는 환원분위기를 직접 얻을 수 없으므로 로내에 불활성 가스를 채우거나 진공상태에서 합금을 용해시켜 환원분위기로 하는 것이 가능하다.

합금이 적절히 용해되면 여러 주조방법에 의해 용탕을 주형 내로 주입하게 되는데 이 시기를 결정하는 것이 가장 중요하다. 금합금의 경우 합금이 용해되어 반구상으로 뭉치고 밝은 거울빛을 띠며 황백색으로 회전하는 현상이 일어나는 때로 정의하고 있으나 숙련자가 아니면 정확히 판단하기가 어렵다. 또한 비귀금속 합금의 경우에는 이러한 현상이 일어나지 않으므로 합금 주괴(ingot)의 색 변화와 모서리의 형태변화를 주시하여 주조 시기를 결정하는 것이 바람직하다. 금속의 색상에 의해 온도를 판정하는 근사법으로는 Howe의 색조온도표가 있다.

전기저항용융의 특징은 로내 온도 판정이 가능하여 용해온도를 일정하게 할 수가 있다. 따라서 합금을 과열하지 않고 주입온도를 적절히 설정할 수 있다. 같은 전기이용이라도 고주파

▶ 표 10-10. 용해열원의 불꽃온도

종 류	최고 온도(℃)	적용합금
가스+공기	1200	금합금
가스+산소	1700	금합금, 니켈-크롬 합금
가스+수소	2500 이상	코발트-크롬합금
가스+아세틸렌	2500 이상	코발트-크롬합금

▶ 표 10-11. Howe 색조 온도표

색 깔	온 도(℃)
약간 붉게 보임	475
암적색	550~625
앵두색	700
명적색	815
등색	900
황색	950~1,000
황백색	1,050
백색	1,150~

* 이 색은 어두운 곳에서 판정한 경우이므로 밝은 곳에서는 온도가 더 높게 된다.

유도에 의한 것은 합금이 고상온도에 가까워지면 용탕의 승온변화가 커지므로 상당한 주의를 기울여도 합금을 과열시킬 염려가 있다. 이 점이 단점이다. 그러나 고융점 합금의 용해, 대형 주조에는 빼놓을 수 없는 용해방법이다. 열전대(thermocouple)에 의한 온도측정은 불가능하므로 광온도계에 의하여 온도제어를 한다. 이것은 합금용탕 표면을 측정하므로 산화물의 색, 생성량에 따라 보정이 필요하게 된다. 현재로는 동일합금 사용의 경우에 한해서 보정하지 않아도 온도측정이 가능하다. 가능한 한 용해분위기를 불활성화, 또는 진공화 하는 것이 바람직하다.

주조체를 제작하고 주입선 부분은 다시 사용할 수가 있다. 이것을 합금의 반복사용이라고 하는데, 원칙적으로는 바람직한 일이 아니다. 특히 코발트계, 니켈계 합금과 도재소부용 합금의 반복사용은 하지 않는다. 귀금속계인 금합금에 한해서 반복사용이 허용되지만, 비교적 조성이 열적으로 안정되어 있는 것과 경제적인 이유에서이다.

합금을 반복사용하면 합금 중의 성분이 산화되어 여러 가지 성질이 변질되며 수소, 유황,

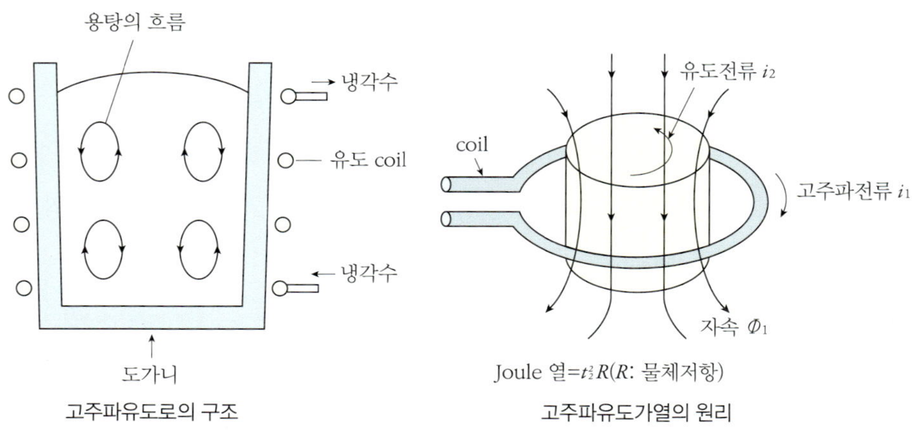

▲ 그림 10-37. 고주파유도로의 구조와 유도가열의 원리

산소, 질소 등의 가스를 흡수하게 된다. 또 이물질이 혼입되거나 저융점원소가 휘발되고 합금의 제반성질을 악화시킨다. 이상과 같은 이유에서 한 번 주조된 합금을 반복사용하는 것은 바람직하지 못하다. 치과용 합금의 성분에 대하여 살펴보면 통상 산화되기 쉬운 중요한 원소로서 주석(Sn), 동(Cu), 아연(Zn), 코발트(Co), 크롬(Cr), 니켈(Ni), 이리듐(Ir) 등이 지적되고 금(Au)과 은(Ag)은 쉽게 산화되지 않는다. 고융점 합금의 반복사용이 금기시 되는 것은 이들 성분으로서 포함되는 원소가 고온에서 용해되기 때문에 점점 더 산화되기 쉽게 된다. 또한 코발트계, 니켈계 합금에는 크롬을 비롯하여 몰리브덴(Mo), 철(Fe), 텅스텐(W), 티타늄(Ti) 등 보통의 산화되기 쉬운 원소보다 몇 배 더 산화되기 쉬운 원소를 포함하고 있기 때문에 한 번 용해한 것은 산화물을 많이 생성하고 있고, 이것을 다시 용해하면 그 산화물은 더 많아지고 그 합금의 본래의 성상을 전혀 가지지 못한 것이 되고 만다. 고융점 합금은 최초 용해의 경우라도 환원분위기 또는 불활성 분위기로서 용해하지 않으면 안되는 것도 이 때문이다. 합금 중의 저비등점 원소의 휘발에 대해서는 특히 아연과 카드뮴(Cd)이 문제가 된다. 표 10-12는 비점과 융점을 원소별로 나타내고 있다. 융점이 높은 것은 비점이 높지만 융점이 낮은 것이라고 반드시 비점이 낮지는 않다는 것을 주의하여야 한다. 그리고 합금의 융점을 낮추기 위해서 이들 원소를 첨가하는 것이 가능하게 되기 때문이다. 카드뮴의 비점이 765℃인 것이 특이하고, 이로서 1,000℃ 가까운 합금 중에 카드뮴이 포함되어 있는 것이 위험한 것도 이해가 된다.

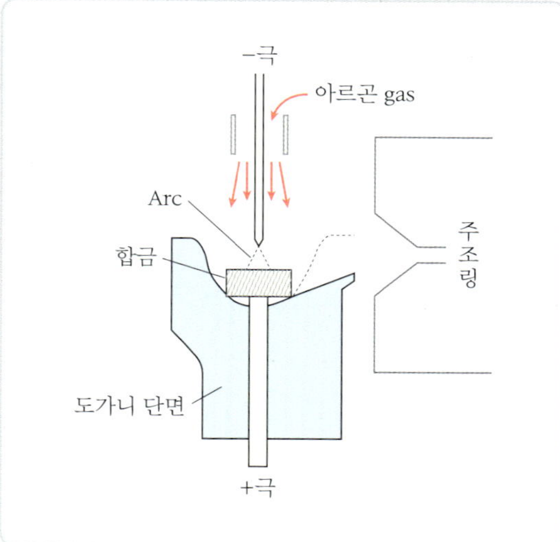

▲ 그림 10-38. 아크용해 모식도

산화되기 쉬운 원소 중에서 아연은 합금의 탈산제로서 사용되는 경우가 있다. 이것은 용해시에 아연이 산소를 적극적으로 빼앗아 산화되고, 합금 전체를 산화에서 방지하며, 주조체의 제반성질을 악화시키지 않도록 한다. 귀금속합금 중에는 이 때문에 아연을 소량 첨가하는 일이 많다. 또한 고융점 합금에서는 Ni-Mg 등이 같은 목적으로 첨가된다.

주조방법은 주조 시 압력의 종류와 크기에 따라서 변한다. 합금을 주입할 때 이용할 수 있

▶ 표 10-12. 각종 금속원소의 융점과 비점

원소명	융점(℃)	비점(℃)	산화물	
Cd	321	765	CdO	적갈색
Zn	419	906	ZnO	백색
In	156	2,000	In_2O_3	담황색
Ag	962	2,210	Ag_2O	암갈색 < 160℃
			AgO	흑색 < 100℃
Sn	232	2,270	SnO	회색
			SnO_2	무색
Cu	1,084	2,595	Cu2O	적색
			CuO	흑색
Ni	1,455	2,730	NiO	회녹색
Au	1,064	2,970		
Pd	1,554	3,980	PdO	흑색 < 500℃
Pt	1,772	4,530	PtO	회색 < 560℃

는 압력은 수증기압, 압축공기압, 압축가스압, 진공 · 감압, 원심력 등이 있고 이상의 것을 혼용한 방법이 있다.

주조압력이 클수록 주조능력은 향상되지만 한편 주조압이 너무 크면 주입되는 합금에 의한 충격, 유동에 의한 마찰저항에 의해서 주형재의 표면을 거칠게 하거나 부서지게 하는 경우가 있다. 주조압의 크기는 수증기압 주조의 경우 0.25~0.42 kg/cm^2, 원심주조의 경우 0.3~0.4 kg/cm^2, 가스압 주조의 경우 0.72~2.0 kg/cm^2 정도이다. 주조압력에 관하여 중요한 것은 그 압력의 초기압과 지속시간이다. 말할 것도 없이 합금은 용해열원을 제거하면 온도가 내려가기 때문에 주조압력은 그 열원을 제거하는 순간에 가해 주는 것이 이상적이다. 이렇게 하면 합금의 흐름이 좋은 시기에 주형 내에 주입되기 때문에 용탕이 잘 주입된다. 또한 실제로 주입된 때부터 주입된 후 응고하기까지는 이 주조압은 지속되는 것이 바람직 하다. 만일 주조압력이 주형 내에 용탕이 완전히 들어가기 전에 해제가 되면 주조체는 불완전한 형상, 그리고 원형의 형상을 재현하지 못하게 된다. 또한 재현되어 있다고 해도 주조체의 밀도는 작고, 기타 내부의 결함을 가진 주조체가 얻어진다. 이것을 만족시키는 주조기로서는 압축공기 또는 가스압에 의한 주조가 이상적이다.

수증기압을 이용하는 압박주조법은 초기의 순간압력은 크지만 그 압력은 지속성이 없다.

압박주조에 필요한 기구 및 재료로는 압박덮개와 아스베스토스만으로 족하다. 압박덮개에 물에 적신 아스베스토스를 채워 주형 위에서 녹인 합금 위를 누르면 아스베스토스에 함유된 물은 바로 수증기로 된다. 이 수증기는 다른 곳으로 달아날 곳이 없으므로 용탕을 압박하게 되어 용탕은 탕도로 통하여 주형을 채우게 된다. 그러나 용해되는 금속이나 아스베스토스가 너무 많으면 용탕과 아스베스토스가 접촉되어 용탕의 온도가 낮게 되며 주조가 잘 되지 않으며 융점이 낮을 때는 수증기의 발생량이 적어서 압력이 작아 들어가지 않을 수도 있다. 또한 틀과 매몰재 사이에 간격이 생기면 수증기가 새어 실패하는 수도 있다.

원심주조법은 동력원으로 어떠한 것을 사용하느냐에 따라 수동식, 스프링식, 전동식 등 세 가지로 나누어지며 회전방향에 따라 수평형과 수직형으로 분류하는 수도 있다. 원심력은 다음 식에 의해 주어진다.

$$F = mr\omega^2 \times 10^{-3} = mr(2\pi n)2 \times 10^{-3}(Kg \cdot cm/s^2)$$

F : 원심력($Kg \cdot cm/s^2$)

ω : 회전각속도(rad/s)

r : 주조기 arm의 길이(cm)

n : 매초 회전수(rps)

m : 금속의 중량(g)

일반적으로 중력의 몇 배 정도의 원심력이 작용하는지를 구하는 수가 많다. 이것을 중력배수라 하며 이것을 G라 하면

$G = F/W = mr\omega^2/mg$

$G = 0.04\ rn^2$

가령 주조기 arm의 길이 12 cm, 회전수가 초당 7회전의 원심주조기에서는 위 식에 대입하여 중력배수가 대략 24임을 알 수 있다.

보통 공업적으로 사용하고 있는 원심주조법의 경우에는

F=40~130 G가 사용된다. 이 정도의 원심력이 작용하면 품질개선에 기여한다고 한다.

원심주조기의 주조압 P는 전 항의 식을 정리하여 Euler의 유체압력식으로 나타낼 수 있는데

$P = (\rho\omega^2 Rh/g) \times 10^{-3}$

$= \rho(2\pi n)^2 Rh/g \times 10^{-3}$로 표현할 수 있다.

ρ : 용해금속의 밀도(g/cm^2)

n : 주조기의 매초 회전수(rps)

R : 회전의 중심에서 wax pattern까지의 거리(cm)

h : 매몰된 탕구의 높이(cm)

g : 중력가속도($980\ cm/s^2$)

[예] 밀도 8.0(Ni–Cr 합금), 회전반경 20 cm, 회전수 8 rps, 탕구의 높이 2.0 cm인 경우

$P = 8.0(2 \times 3.14 \times 8)^2 \times 20 \times 2.0/980 \times 10^{-3} = 0.8241\ kgf/cm^2$가 된다.

원심력을 이용하는 방법에서는 합금에 충격을 주기 쉽고 이 때문에 용해합금이 도가니 밖으로 튀어나가는 수도 있으므로 무제한으로 속도를 높일 수는 없다. 이것이 원심주조의 결점이지만, 한편 원심주조는 압력이 균일하다는 것과 스프링 코일 식 외에는 원심압력은 언제든지 지속시키는 것이 가능하다. 합금이 완전히 응고하기까지 압력이 지속되면 미세부위로의 주조도 충분히 가능하게 된다. 또한 응고온도범위가 넓은 합금의 경우와 같이 일단 주입되어서라도, 압력이 없어지면 주입된 합금이 본래대로 되돌아가려고 하게 된다. 이것을 용탕의 되빨림현상이라고 하는데, 만일 압력이 지속되고 있다면 이와 같은 현상은 일어나지 않는다.

감압주조는 합금을 용해한 후, 주형주위를 밀폐하고 주형과 함께 진공상태로 하여 합금을 주조하는 방법이다. 흡인주조라고도 불려지고 있다. 이것은 주조압을 1기압 이상으로 할 수는 없다. 그리고 대기압을 진공상태로 하는 것이기 때문에 당연하다. 압을 지속 시키는 것은 가능하다.

다음으로는 공기 또는 가스압 주조이다. 이것은 압축가스를 이용하는 것이기 때문에 상당히 큰 압력으로 할 수도 있다. 현재 시용되고 있는 것은 작은 압력이 많고, 크게 해도 $3\ kg/cm^2$ 정도이다. 치과에서 이용되고 있는 주형재의 강도를 생각하면 이 정도가 타당하다. 주조압

을 크게 하여 주조체의 제반성질을 향상시키는 것도 좋지만 이럴 때는 주형재의 강도를 높여야 한다. 그렇게 하면 복잡한 주조체를 떼어낼 때 변형시킬 염려가 생긴다. 이들의 상호관계에서도 주조압력의 상한선이 결정된다. 가스압 주조는 주조압력을 지속시키는 것이 가능하다. 특히 유리한 것은 합금의 종류, 원형의 크기, 형상에 대응하여 압력을 조절할 수 있는 것이다.

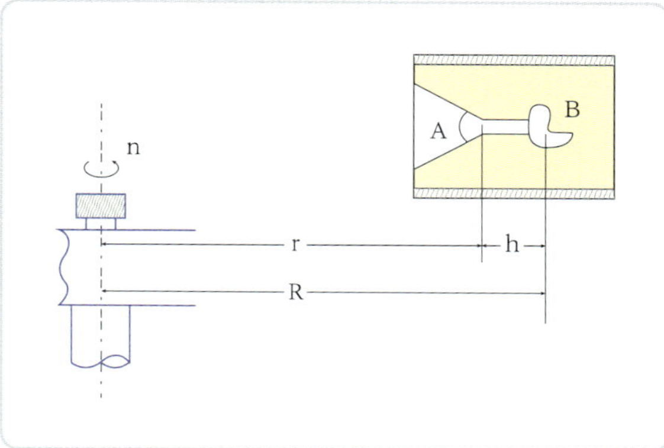

▲ 그림 10-39. 용융금속에 가해지는 원심력

그밖에 폭발주조법이 있는데 이는 화약의 폭발력에 의하여 용탕을 주형 내에 밀어 넣는 방법으로 작은 것은 성냥개비 2~3개로 충분하다. 즉 성냥개비 머리부분을 2~3개 압박덮개의 내측에 붙여 덮개를 누르면 성냥개비의 폭발연소에 의해 주조가 완료된다.

10.4.4 주형해체 및 후처리

주조를 완료하면 주조체를 주형재에서 떼어내는데 그 전에 이것을 냉각시킨다. 이 때 급히 냉각하여 분리하느냐 서서히 냉각하여 분리하느냐가 문제가 된다.

열처리 효과성 합금의 경우, 이 냉각온도의 조절에 의하여 기계적 성질을 변하게 할 수가 있다. 그리고 금합금 등의 경우는 급랭하면 연화되고, 서냉시키면 경화한다. 그러나 급랭하여 연화시키는 방법은 합금의 형태변화를 증가시키는 것이 되므로 실제로는 금기이다. 열처리는 주조체를 분리하여 필요 시에만 통법에 따라 정확히 해야 한다.

합금은 주조 시 수축하므로 이로 인하여 주조체에는 내부응력이 존재한다. 이 응력의 잔존은 급랭에 의해서 더 커지고, 이에 더하여 그 응력의 크기가 주조체의 부위에 따라 달라진다. 이렇게 되면 주조체를 분리한 후에 서서히 그 응력이 완화되고, 주조체에 큰 변형이 오게 된다. 극단적 경우에는 주조체에 금(crack)이 발생하게 된다. 만일 응고가 완료되지 아니한 경우에 급랭하면 그 주조체는 큰 균열이 생긴다. 이와 같은 극단적인 예는 적으나 변형의 원인이 되는 주조체의 급랭은 금기사항이다. 일반적으로 주조체의 냉각은 주입구의 나머지 합금부분(sprue button, rest bottom)에서 먼저 시작된다.

주형재가 냉각되면 주조체를 주형에서 제거하는데 주조체가 두껍거나 대형이면 이 때 변형의 위험이 있다. 주형이 인산염계 주형재로 만들어져 있으면 더욱 그러하다. 이에 기인한 변형을 없애기 위해서는 주형을 약하게 하거나 주의해서 분리하는 것 외에 다른 방법이 없다.

금합금의 경우 주조 후 rest bottom 부분이 검게 변하면 물에 넣어 급랭과 동시에 매몰재에서 주조체를 분리한다. 주조체를 분리하면 주형재가 부착되고 있는 경우가 많은데 우선 이것을 물로 세척하면서 부드러운 브러쉬 등으로 제거하고 초음파세척기로 제거하는 방법이 가장 좋다. 더욱이 주조체 표면에는 금속산화물이 부착되어 있는데 이것은 산욕(pickling)을 통해서 제거한다. 산욕 시에는 묽은 염산 또는 묽은 황산을 사용하며 물에 산을 천천히 추가하여 50% 정도로 희석하여 사용한다. 산 용액은 금속을 부식시키기 때문에 금속류의 용기는 사용하면 안되고 빛이 차단되는 도자기류를 사용하는 것이 좋다. 다만 집게는 나무젓가락이나 플라스틱 핀셋 등을 이용할 수 있다. 최근에 와서는 산 용액 밀폐보관 문제와 환경문제가 대두되고 폐산처리가 번거로워 산욕 작업은 가벼운 샌드블라스팅 등으로 대체하는 추세에 있다.

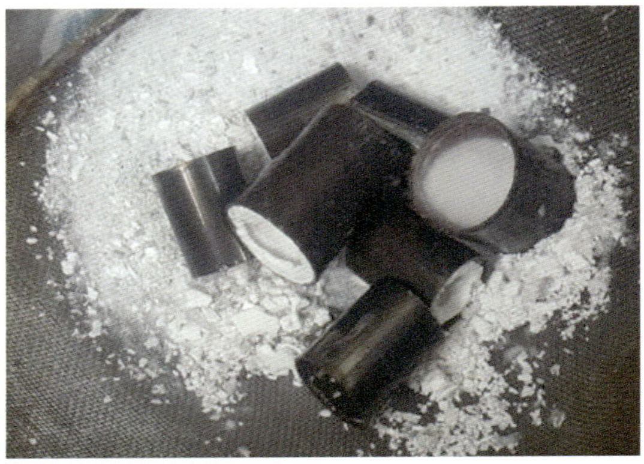

▲ 그림 10-40. 급랭하여 파괴된 매몰링

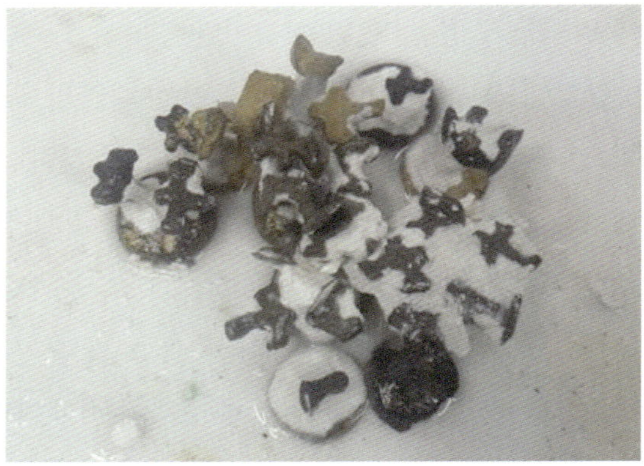

▲ 그림 10-41. 매몰재와 분리된 금합금 주조체

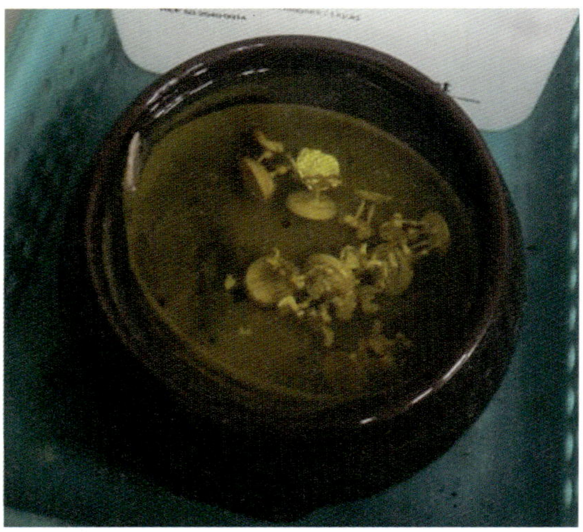

▲ 그림 10-42. 산욕 중인 금합금 주조체

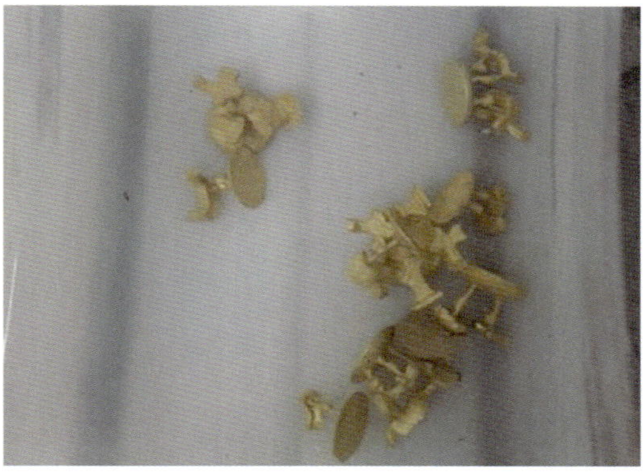
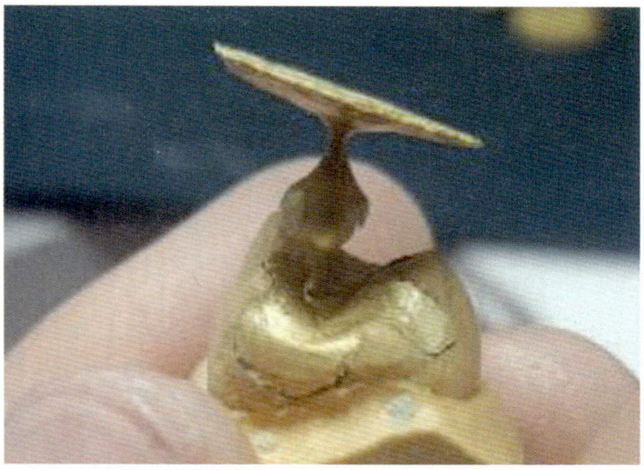

▲ 그림 10-43. 산욕 후 세척 중인 금합금 주조체와 치형의 적합

다음으로 주조체를 변형없이 분리해도 주입선을 절단하거나 연마하는 동안에 외력에 의하여 변형을 가져오는 수가 있다. 주입선을 절단하는 동안 상당히 주의를 기울여도 변형이 생기는 경우가 있는데 이는 주조체가 수축 시 내부응력을 저장하고 있다가 절단과 동시에 마찰열이 전달되고 그 억제력이 제거되어 변형하는 예가 많다. 외력에 기인한 변형은 주의깊게 하면 예방이 되지만 수축 시 응력에 기인되는 것은 합금의 재질, 주조체의 크기, 형상, 용해 및 주조방법, 주형재의 재질, 주조 후 냉각법 등 주조의 모든 재료 및 과정과 관련되어 있어서 복잡하며, 따라서 이것을 전부 없애기는 어렵다.

주조 후 주조체는 최종 제품의 형태와 유사하지만 치과주물은 통상적으로 연마의 과정을 거치게 된다. 연마의 목적은 표면의 부착물 및 요철을 제거하고, 표면을 활택하게 하여 광턱을 내는 것이다.

주조체의 표면을 연마하면 비정질의 상태 혹은 그것에 가까운 초미립 결정질에서 이루어지는 얇은 층이 생기며, 이것의 생성에 의하여 연마표면은 내식성이 풍부하고, 경도도 증대된다고 본다. 그보다도 광의의 관점에서는 만일 요철이나 거친 부분 등이 금속표면에 존재하면 오물의 부착에 의한 부식 및 전기화학적 부식이 촉진되고 이물감도 크다. 따라서 주조체 표면의 평활화가 중요하다. 일반적으로 미립자의 연마재를 사용하고, 이것을 주조체에 힘을 주어 문지르거나, 또는 공기압력을 이용하여 입자와 함께 날려 보내어 연마한다. 또는 연마재를 레진이나 검(gum)으로 고정하거나 또는 금속판에 이미 연마재를 접착시킨 포인트나 디스크로 주조체를 연마한다. 연마 시의 변형은 외력에 의한 것이 대부분이다. 연한 금합금 주조체 등의 경우가 변형되기 쉬운 것으로 생각되지만, 오히려 단단한 코발트계 합금, 니켈계

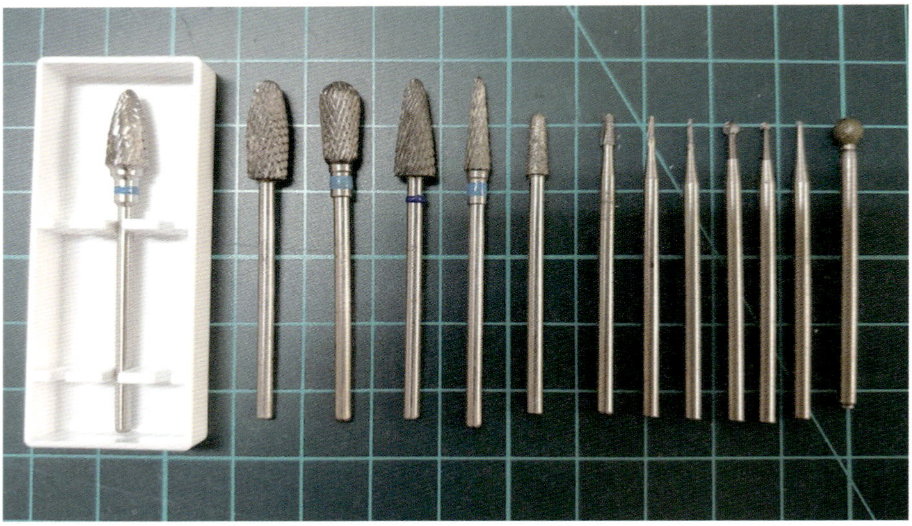

▲ 그림 10-44. 각종 삭제용 버 종류

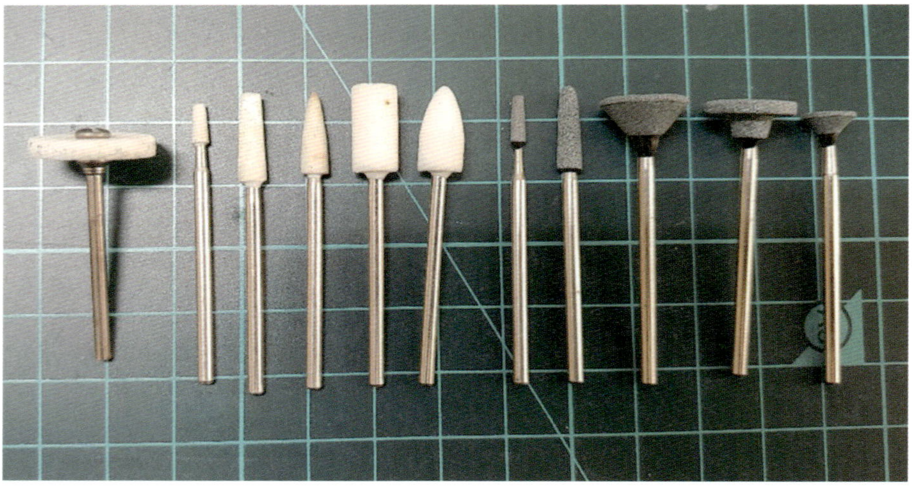

▲ 그림 10-45. 스톤 휠과 스톤 포인트

합금이 변형되기 쉽다. 이것은 전자는 연한 것으로 연마가 쉽고 또한 연한 것을 의식하고 있기 때문에 무리한 외력을 주지 않고 연마를 하기 때문이고, 후자의 경우 단단하기 때문에 연마가 곤란하다는 것, 약간의 외력으로는 변형되지 않는다는 인식 때문에 오히려 변형을 시키는 경향이다. 이상은 기계적 연마이며, 그 외에 화학적, 전기적 연마가 있다. 그러나 주조체의 연마는 이 기계적 연마가 주가 된다. 여기에서 부언하지만 주조체의 후처리 및 연마의 과

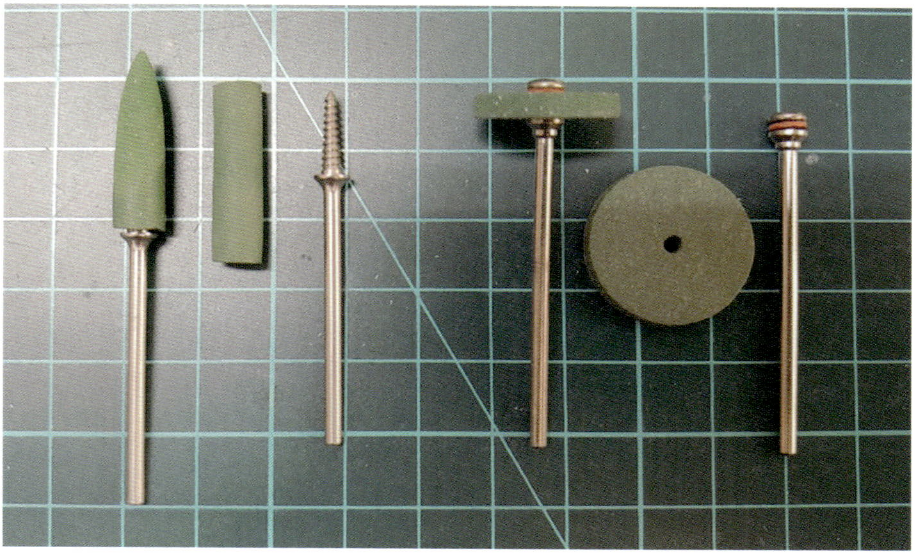

▲ 그림 10-46. 러버 휠과 러버 포인트

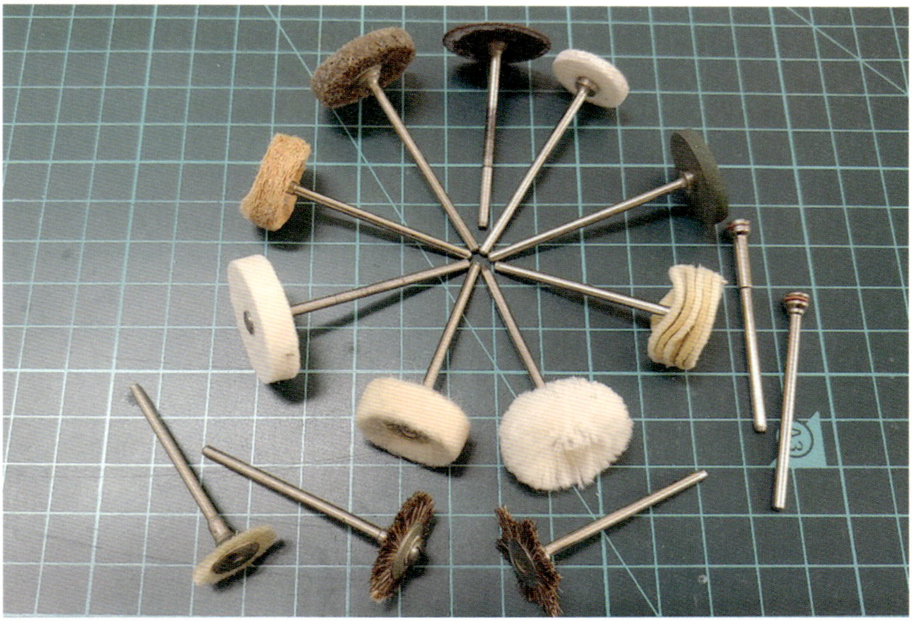

▲ 그림 10-47. 디스크, 헝겊 휠, 브러쉬, 맨드릴

정에서 가장 중요한 것은 변형시키지 않는 것과 과도한 연마를 하지 않는 것이다. 또한 주입선 절단 및 연마에 의하여 주조체가 발열되면, 응력의 완화가 촉진되어 변형의 원인으로 되

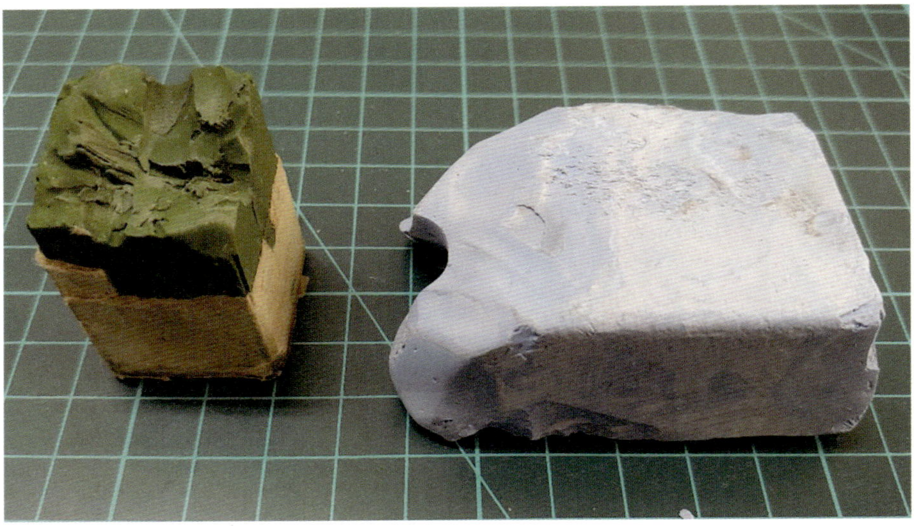

▲ 그림 10-48. 광택용 루즈

기 때문에 주의가 필요하다.

연마의 순서는 일반적으로 거친 연마구로부터 고운 연마구 순으로 연마한다. 연마구는 고속으로 회전하는 기공용 엔진이나 마이크로 모터의 핸드피스 그리고 에어터빈의 말단에 끼워서 사용하도록 되어있으며 그 형태에 따라 디스크, 휠, 포인트, 브러쉬 등으로 분류된다. 그밖에 분말입자 자체를 연마용으로 사용하기도 하는데 압축공기를 이용하여 강하게 불어내어 주조체 표면을 처리하는 샌드블라스터법이 있으며 연마구에 묻혀서 사용하는 퍼미스와 루즈 등의 광택제도 있다.

10.4.5 제품검사

치과주물의 연마와 광택 과정이 마무리되면 초음파 세척기나 증기세척기를 이용하여 깨끗하게 세척한 후 최종적으로 주조체를 육안검사하여 모든 과정을 마무리한다. 이 때 주의해서 검사해야 할 부분은 교합과 인접부 접촉상태 그리고 변연적합도이다. 이러한 부분에서 오차나 결함이 발생한다면 결과적으로 구강건강을 해치게 되므로 처음부터 다시 제작하는 것이 바람직하다.

내부결함을 검사하기 위해서는 비파괴검사를 이용하게 되는데 비파괴검사로는 X-ray법, 초음파 탐상검사, Acoustic Emission법, C/T법 등이 있다.

10.5 • 치과주조체의 결함과 방지책

치과주물 제작 시 단계마다 주의사항을 지키고 재료들을 숙련되게 다룬다면 이상적인 주조체가 얻어 질 것이다. 그러나 현장에서는 의도치 않은 주조체의 결함들이 발생하고 있다. 이러한 결함들은 단순히 해결 가능한 것들에서부터 다시 제작해야하는 치명적인 결함까지 여러 종류가 있다.

주조체의 결함은 육안으로 검사할 수 있는 외부결함과 육안검사로는 판단하기 어려운 내부결함이 있고 외부결함에서는 양형의 결함과 음형의 결함으로 분류할 수 있으며 그 밖의 결함은 기타결함으로 분류한다.

주조체의 결함에는 표 10-13과 같은 것들이 있으며 원인을 분석하고 주의사항을 잘 지킴으로써 성공적인 주조체를 얻을 수 있을 것이다.

▸ 표 10-13. 치과주조체 결함 종류

구 분	주조결함의 종류	
내부	합금 자체의 결함	
	주조체 내부의 폐기공	
	주조체 내부의 이물질	
외부	양형	주조체 표면의 혹
		주조체 표면의 핀
	음형	주조체 표면의 함몰
		주조체 표면의 개기공
		주조체 표면의 균열
		주조체 표면의 조잡
기타	주조체 없음	
	주조체의 변형	
	주조체의 적합불량	
	주조체의 착색 또는 변색	
	매몰 원형과의 형상 불일치	

10.5.1 합금 자체의 결함

아주 오래 전에는 순금속들을 직접 합금하여 사용했기 때문에 합금과정에서 발생하는 결함들이 적지 않았다. 특히 불균일한 성분 비율에 따른 편석은 합금의 기계적, 화학적 성질을 저하시키며 주조체에 결함을 발생시키는 확률을 높이는 원인이 되었다. 그러나 현재는 식약처의 심사를 통해 허가받은 합금 제품만을 사용할 수 있기 때문에 합금 자체의 결함이 발생할 우려는 크게 감소하였다. 다른 한 편으로는 납, 니켈, 베릴륨, 카드뮴 등의 위해원소에 대한 규제가 강화되어 사용상의 불편을 겪기도 하지만 기술개발에 따라 점차 어려움은 해소될 것으로 기대된다.

합금 자체의 결함을 피하기 위해서는 식약처 등에서 허가받은 합금 제품을 사용하며, 제조자가 제시하는 사용방법이나 주의사항에 맞추어 적절히 사용하는 것이 필요하다.

10.5.2 주조체 내부의 폐기공

응고된 금속의 내부에 형성된 닫힌 폐기공(closed pore)은 육안으로 분별하기 어렵다. 이는 초음파 검사 또는 방사선 촬영에 의해서 확인할 수 있는데, 주조체의 전체적인 구조결함으로는 작용하나 연마 등에 의해 노출되지 않는다면 큰 영향이 없으므로 임상에서는 육안검사만 시행하여 대체로 잘 발견되지 않는다. 주조체 중에 기공이 존재하는 것은 응고수축에 의한 내부 수축공과 용융금속에서 미 방출된 가스 그리고 주조 시 혼입된 공기 등을 이유로 들 수 있다.

이러한 결함을 낮추기 위해서는 적절한 수축류를 부착하거나 주입선을 두껍게 하고 남는 금속의 용탕을 많게 하는 등의 방법이 있지만 완전하지는 않다. 또, 밀도가 높은 합금을 사용하거나 주조압력을 크게 하고 응고 시까지 그 압력을 지속하는 방법도 있으며, 환원분위기에서 재빨리 합금을 용융시키거나 배압발생을 피하기 위한 통기성 있는 주형재의 사용도 효과적이다. 그러나 상대적인 조건들에 의해 모두 유리한 방향으로 설정하기는 어렵다.

10.5.3 주조체 내부의 이물질

주조체 내부의 이물질 역시 폐기공과 같이 육안으로는 분별하기 어려우나 금속의 표면하 아주 가까운 곳에 있다면 변색이나 착색으로 의심되기도 한다. 이러한 이물질의 혼입은 합금 용해 중 주형재 분말이나 주변의 불연물질이 혼합되는 경우와 원형재료의 잔류물 등이 대부분이며 파괴된 도가니 파편이나 주형재 파편이 용융금속 주입 시에 빨려 들어간 경우도 있다.

이를 예방하기 위해서는 가열 시 잔류물이 허용한도 이상 남지 않는 원형재료 및 비교적

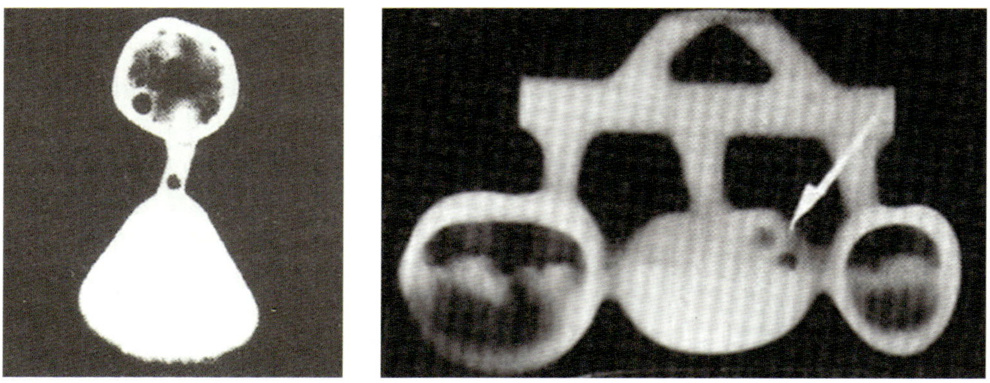

▲ 그림 10-49. 주조체 내부의 폐기공

높은 강도의 주형재 사용과 주조작업 중 이물질이 혼입되지 않도록 세심한 주의를 기울여야 한다. 특히 인레이 주조에서 금속 주입선을 아래 방향이 아닌 하늘 방향으로 제거하게 되면 주형이 긁혀서 이물질이 혼입되게 된다.

10.5.4 주조체 표면의 혹

이 결함은 단순히 주조체 표면에 구상의 혹이 한 덩어리로 주조되어 발생하는 것으로 크기가 작거나 중요한 부위가 아니라면 연마하여 삭제하면 된다. 그러나 변연부처럼 얇은 부위나 교합면의 섬세한 부위, 그리고 내면 적합부에 큰 혹이 붙어 나오게 되면 삭제하기도 어려울 뿐더러 금합금의 경우라면 그 소모량도 무시할 수 없게 되므로 납원형부터 다시 제작하는 것이 바람직하다.

결함이 발생하는 이유는 매몰 시 기포가 부착된 채로 주형재가 응고한 경우가 대부분이므로 이를 방지하기 위해서는 매몰 시 기포를 발생시키지 않도록 주의를 기울이거나 발생된 기포가 주조체와 관련이 없는 부위에 생성되게 하면 된다. 따라서 납형에 도포하는 습윤제가 거품으로 표면에 잔류하지 않도록 건조시켜 제거하고, 매몰재 혼합 시 기포발생을 줄이기 위해 적절한 장비를 사용하며 납형 주위에 매몰재를 조심스럽게 채워주어 주형이 형성되는 동안 납형 주변에 기포가 발생하지 않도록 세심한 노력을 기울이는 것이 중요하다. 하지만 모순적으로 숙련된 전문가가 습관에 따라 대강 매몰한 결과가 초보자가 통상적인 절차에 따라 매몰한 결과보다 좋은 결과를 나타내는 것은 말로 표현하기 어렵겠다.

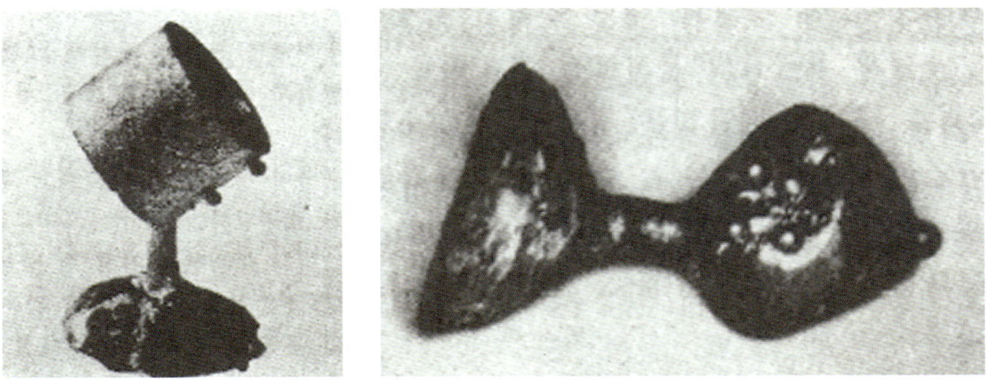

▲ 그림 10-50. 주조체 표면의 혹

10.5.5 주조체 표면의 핀

주조체 표면에 발생하는 양형의 결함 중 또 하나는 판상의 돌기이다. 마치 물고기의 지느러미처럼 생겼다고 하여 핀(fin)이라고도 하는데 대부분이 주형재의 균열에서 기인한다. 예전에는 이와 같은 핀이 잘 발생하였지만 주형재의 개량 및 주조방법의 진보에 따라 그 빈도가 적어졌다. 그러나 재료의 선택에 잘못이 있으면 반드시라고 해도 좋을 만큼의 핀이 발생하므로 주의를 요한다.

균열이 생기지 않도록 하기 위해서는 우선 주형재의 기계적 성질 중 특히 강도가 요구된다. 그러나 주조압에 견딜 수 있는 점에서 현재의 실용주형재로서 문제가 될 것은 없다. 주조압보다도 주형재 취급 중에 외력을 주는 것이 문제다. 특히 경화가 충분치 못한 시기, 가열 중, 가열 후 주형을 이동 할 때에 충격을 주어서는 안된다. 내열성에 대해서도 석고계, 인산염계 주형재 모두 극단적인 가열을 하지 않으면 균열이 발생하지 않는다. 하지만 가열개시 시기가 너무 빠르거나, 가열시간이 지나치게 장시간이 되면 기계적 성질을 악화시킨다. 또한 승온속도가 빠르면 주형재의 내부와 외부와의 팽창차이에서 균열을 일으키게 되는 경우가 있다.

매몰 후에도 주형재의 보관온도는 핀 발생에 영향을 미치는데 특히 주의할 것은 저온보관이다. 만일 빙점 이하의 환경에 주형재를 두면 주형재 중의 수분은 동결하고, 이 때에 응고팽창에 의하여 주형재에 미세한 균열을 발생시켜 주조체에 핀을 만드는 원인이 된다. 그 외에도 합금의 높은 주입온도, 주형의 형상이 예각부를 많이 가지고 있는 경우, 탕도의 방향, 굵기, 길이의 부적절함 등이 이 결함의 이유가 된다.

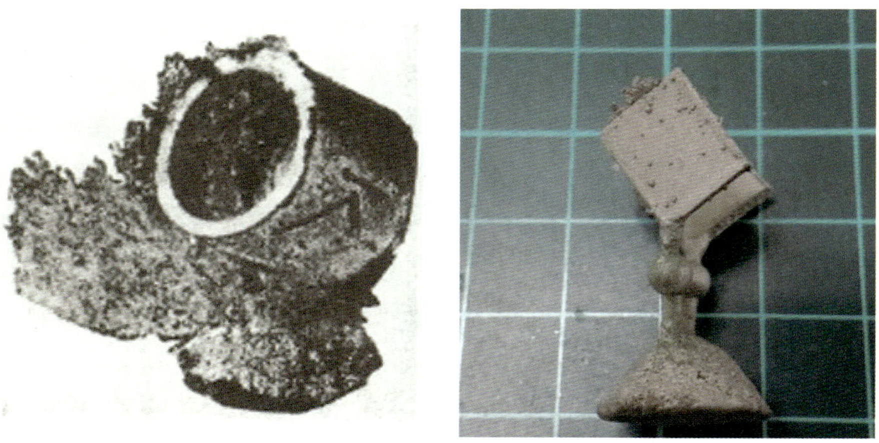

▲ 그림 10-51. 주조체 표면의 핀

10.5.6 주조체 표면의 함몰

주조체의 일반적인 형태는 재현되면서도 그 표면이 오목하게 함몰된 경우가 있다. 이것은 주입된 합금이 공기를 내보내면서 주형을 충만 시키는 동안 공기의 압력이 크거나 주조압력이 적거나 혹은 합금의 유동성이 불량하여 부분적으로 주형을 충분히 채우지 못하는 것이다. 또한 일단 주형을 채웠더라도 주조압력이 적으면 주형내의 압축된 공기(반대압)에 의하여 응고전의 합금이 밀려 나올 수가 있다. 이와 같은 현상을 배압(back pressure)이라고 부르는데, 주조체의 결함으로 가끔 나타나게 된다. 주조체의 경우는 내면 우각부위에 잘 발생한다.

이를 방지하기 위해서는 통기구(air vent) 등을 부착하는 것도 예방의 한 방법이며 주조압을 높게, 압력의 지속시간을 길게 하는 것도 중요하다.

10.5.7 주조체 표면의 개기공

주조체에서 육안으로는 보이지 않는 폐기공과 달리 개기공(open pore)은 외부와 연결된 기공으로 임계크기 이상으로 발생하였을 때에는 주조실패로 이어진다. 결함의 발생원인과 방지대책은 폐기공과 같으며 주조체 표면의 함몰과도 연관성이 있어 주의를 요한다.

10.5.8 주조체 표면의 균열

주조체가 겉보기에는 양호한 것 같으면서 부분적으로 균열이 있는 경우가 있다. 탕도(주입로)가 여러 개로 형성되어 용융금속이 흘러 들어가면 내부에서 만나는 지점에 경계선이 발생할 수 있다. 이 경계부는 통상의 주조체로 균질화되지만 용탕의 흐름이 불량하면 눈에는 보

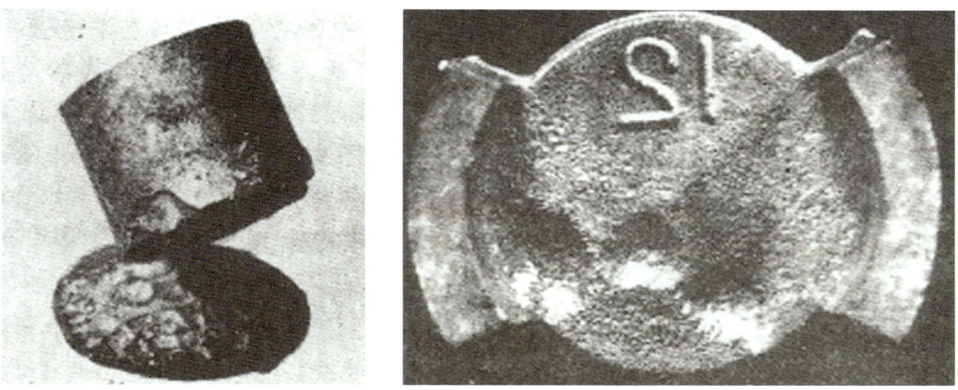

▲ 그림 10-52. 주조체 표면의 함몰

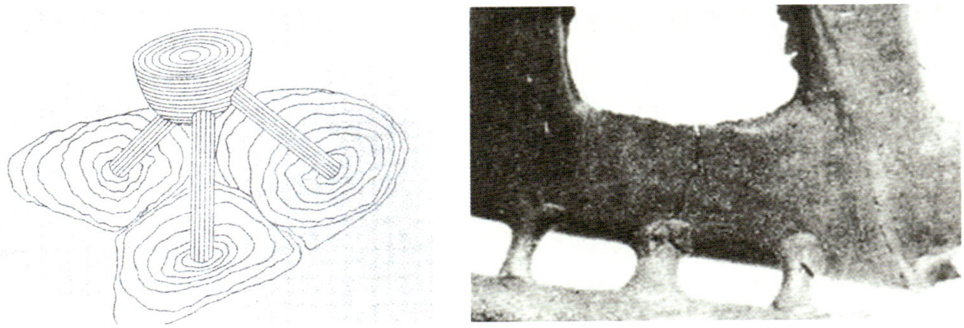

▲ 그림 10-53. 주조체 표면의 균열

이지 않지만 경계부위가 주위와 다른 조직으로 되는 수가 있다. 극단적인 경우에는 육안으로도 경계가 보인다. 이러한 결함은 부피가 어느 정도 이상의 크기를 가지고 주입선이 여러 개 부착되며 용탕의 양이 많은 금속상(metal framework) 주조에 주로 발생한다.

이를 방지하기 위해서는 용탕이 잘 흘러들어가도록 탕도를 설계해야 하며 수축류와 통기구 설치 및 냉각체계까지 염두해 두어야 한다.

10.5.9 주조체 표면의 조잡

주조체 표면이 거칠고 조잡하게 나오는 경우는 수없이 많다. 첫째 납원형의 표면이 조잡할 때, 둘째 주형재의 입자가 굵고 불균일하며 점착성이 떨어질 때, 셋째 주형재 혼합 시 혼수비를 크게 증가시킬 때, 넷째 주형재를 재가열했을 때, 다섯째 소환로가 오염되었을 때, 여섯째 용융금속이 과열되었을 때, 일곱째 용융금속이 주형재와 반응하였을 때 등 많은 이유로 주조체의 표면은 거칠고 조잡하게 나올 수 있다.

이를 방지하기 위해서는 광범위한 재료공학적 지식이 요구된다. 금속 자체의 특성과 용해

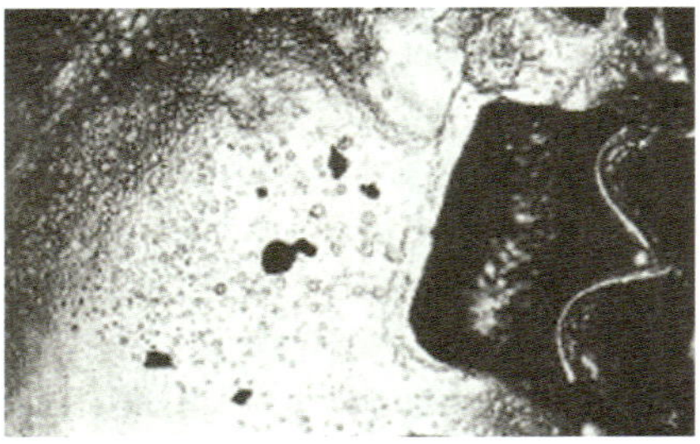
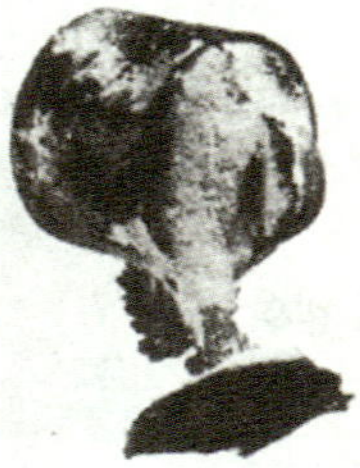
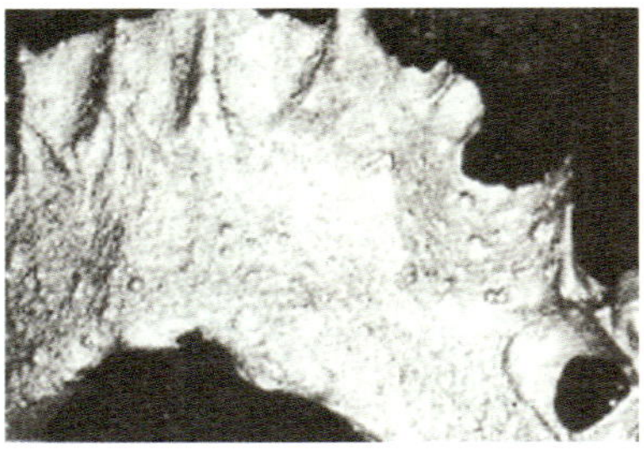

▲ 그림 10-54. 표면이 거칠고 조잡한 주조체

및 응고특성 그리고 주형재와 관련된 세라믹 재료의 내열성 및 열역학적 반응특성까지도 모두 관련되기 때문에 쉬운 일은 아니다. 그러나 합금과 주형재를 바람직하게 선택하고 제작과정의 주의사항을 잘 지킨다면 오히려 쉽게 해결될 수 있는 문제라 하겠다.

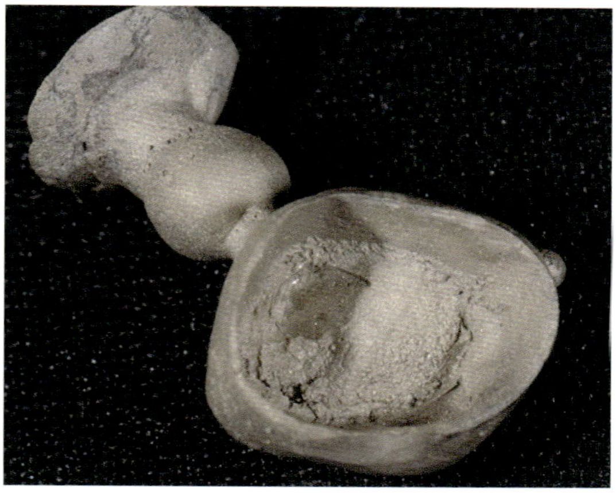

▲ 그림 10-55. 내면이 조잡한 주조체

10.5.10 주조체 없음

주형을 해체 한 후에 주조체가 아예 없거나 목적하는 부분이 없는 경우가 있다. 단순히 주입선이 얇아서 수축기포에 의해 주조체가 분리되었다면 주형 해체과정에서 찾을 수는 있겠지만 주조체에도 부족분이 있을 수 있으며 매몰과정 중 납형이 주입선에서 떨어졌거나 주조과정중 용융금속이 빠져나간 경우라면 주조체는 없을 것이다.

주형제작 시 치밀한 매몰을 위해서 붓이나 조각도를 이용하여 1차 도포하는 경우가 많은데 납형과 주입선의 연결부는 얇기 때문에 충격이 발생하면 떨어지기 쉽다. 또한 육안으로는 붙어있으나 충격으로 잔금이 발생하면 매몰재를 주형틀에 채우는 과정에서도 진동에 의해 떨어져 나갈 우려가 있다. 또한 매몰 완성 시 납형과 매몰 상단의 거리가 너무 짧은 경우, 그리고 기계적 충격 또는 열충격에 의해 매몰재에 균열이 생긴다면 용융금속은 주형을 통과하여

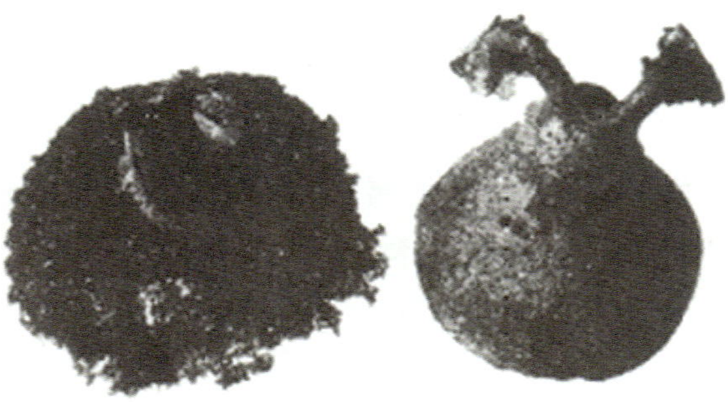

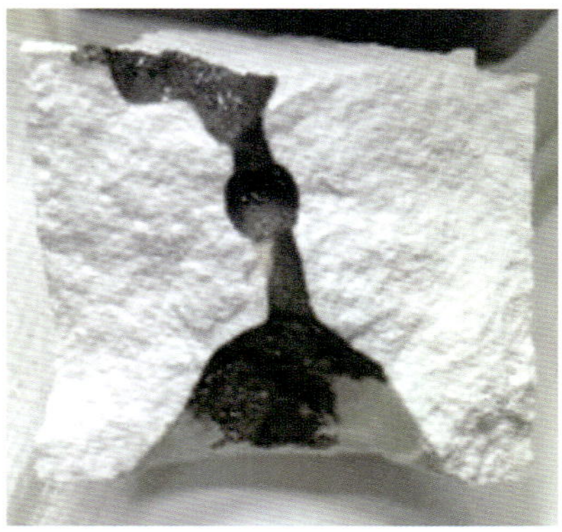

▲ 그림 10-56. 목적하는 주조체 없음

빠져나가 주조체는 없을 것이다.

이를 방지하려면 제작단계마다 세심한 주의를 기울이고 확인을 해야하며 주형은 이동 중 기계적 충격이나 소환 시 급격한 온도변화가 일어나는 열충격(thermal shock)을 가하지 않도록 해야 한다.

10.5.11 주조체의 변형

주조체의 변형이유는 원형매몰 전단계에서의 결함으로 생각되는 것이 많지만 여기에서는 원형을 정상적으로 보고, 매몰 전의 원형과 주조체의 형상을 비교해서 고찰해 본다. 그리고 주조에 의한 주조체의 변형에 대하여 생각해 본다.

변형의 이유는 주형재의 치수변화의 방향에 의한 차이와 합금의 주조 시 수축의 방향에 의한 차이, 주조 시 수축응력의 완화에 의한 변형을 들 수 있다. 어느 것이든지 주조체로서는 피하기 어렵고, 대형주조체가 될수록 변형의 정도는 크다.

주형재의 치수변화의 방향성은 주형틀의 종방향에 있어서는 팽창이 크고, 횡방향으로는 억제된다. 완충대로 균등화를 찾지만 완전하지 않다.

주형재의 경화 시 팽창은 원형이 내부에 있어서, 그것이 팽창을 억제하는 수도 있고, 너무 큰 경화 시 팽창을 바라는 것은 팽창치의 불균등을 갖게 한다. 특히 흡수팽창법은 그 점에서 좋지 않다. 가열 시 팽창을 크게 하는 것이 이상이지만 엄밀히는 이 팽창치도 방법에 따라 다르다.

이렇기 때문에 주형의 변형은 필연적이며, 그 결과 주조체의 변형은 피할 수 없다는 것이 이해된다.

주조체는 응고 시 수축하지만 이것은 주형재와 똑같은 방향성을 갖고 있다. 주형의 형상에 의해서도 좌우된다. 주형재의 강도도 중요한 인자이다.

주형이 강하면 합금은 수축하지만 내측으로는 수축되지 않는다. 이렇기 때문에 강한 주형재에서 냉각 시 수축하지 않는 것은 합금의 수축을 보상하는 일에 좋을 것으로 생각될 수도 있지만, 한 편 주형에서 해체하면 그 응력이 완화되어 변형된다.

주형재는 이상적으로는 사용하는 합금과 같은 양의 열팽창을 갖고, 냉각 시에는 주조체의 수축과 같은 정도의 수축을 하는 것이 좋다. 이런 경우 수축 시의 압력은 적어지고, 변형이 적어진다.

이외에 주조체의 변형은 주형재에서 떼어낼 때에 일어난다. 이것은 초보적인 실패이므로 주의하는 것 외에는 다른 방법이 없다.

인산염계 주형재와 같이 강도가 큰 주형으로 얇은 주조체를 제작할 때는 일단 위험이 있으므로 주의를 요한다. 이런 점에서도 내열성이 있고, 강도는 오히려 적은 주형재의 개발이 필요하다.

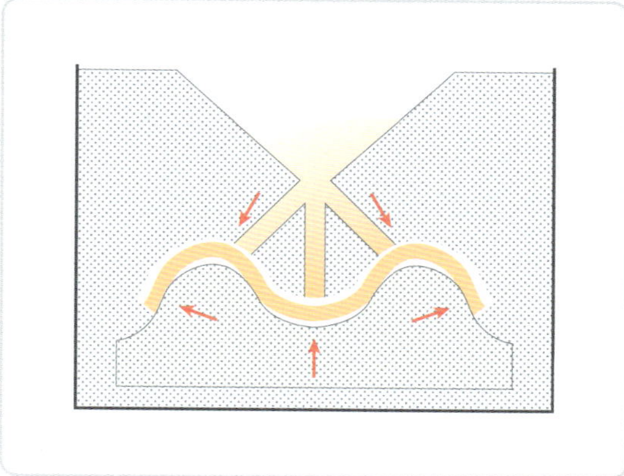

▲ 그림 10-57. 주형과 금속의 수축

현재, 실제로 주조체의 변형이라고 말하고 있는 것 중에는 납원형의 변형에 기인한 것이 분명히 많다. 이것은 납원형의 숙명적인 재질적 결함과 납원형을 모형에서 발취하는 방법 때문이다. 따라서 재질개량과 왁스 취급방법의 개선이 요망된다.

10.5.12 주조체의 적합불량

주조체의 적합은 치과정밀주조의 최종 목적이라 할 수 있다. 원하는 형태와 크기의 이상적인 주조체를 얻기 위해서는 수축과 팽창을 적절히 조절할 수 있어야만 한다. 치과분야에서 주로 사용되는 원형재료는 왁스이며 주조금속은 금합금이거나 니켈 또는 코발트계 비귀금속 합금이다.

일반적인 치과보철물의 주조단계에서 수축이 발생하는 부분은 인상재와 납형재료 그리고 주조금속이다. 그러나 반대로 팽창이 발생하는 부분은 치아모형의 미미한 경화팽창을 제외하면 주형의 팽창뿐이다. 따라서 수축량을 정확히 계산하고 그만큼의 팽창을 주형에서 유도하는 것이 가장 바람직하다.

만일 주형의 팽창으로 충분한 수축보상이 이루어지지 않는다면 최대한 납원형의 수축을 방지해야 한다. 특히 여러 개의 수복물이 연결되어 긴 브릿지 형태의 보철물이라면 연결부마다 연화 및 응고된 만큼의 수축이 발생한다. 따라서 예전에는 이러한 수축을 방지하기 위히 주형을 제작하기 직전 납형의 연결부를 절단하고 절단 시 소모된 공간을 열을 가하지 않는 방법으로 메우고 고정한 뒤 다시 왁스로 연결하여 매몰작업을 진행하기도 하였으나 최근에는

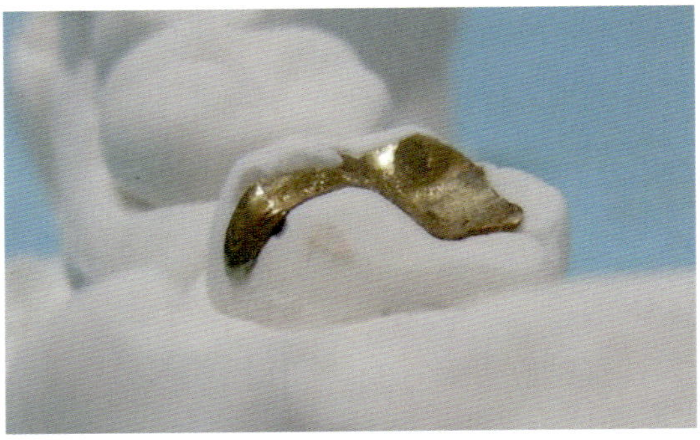

▲ 그림 10-58. 금합금 주조체의 적합불량

왁스를 연화시키지 않고 블록상태로 밀링하여 제작하는 경우가 많아 왁스의 수축은 고려하지 않아도 되는 수준에 이르렀다. 또한 치과용 매몰재도 기술개발에 힘입어 원하는 팽창량과 특성을 지닌 주형재를 선택할 수 있게 되었다.

형태는 유사하나 적합이 전체적으로 맞지 않거나 특정 방향으로 차이가 난다면 인상채득 과정 또는 치아모형 제작과정에서 변형이 발생한 것이다. 치과 주조체를 완성하는 단계 중에서 가장 중요한 단계는 바로 앞 단계이다. 인상채득, 모형제작, 납원형 제작, 주입선 부착, 매몰, 소환, 주조, 주형제거 그리고 연마 및 마무리까지 각 단계마다 주의사항을 잘 지키고 치명적인 실수를 피해야 한다. 직전의 단계에서 오차가 발생한 것을 인식하지 못하고 그대로 작업을 진행한다면 결국엔 적합 단계에서 드러나는 경우가 대부분이므로 인상체 점검과 모형제작 과정에 많은 주의를 기울여야 한다. 또한 어느 단계에서 잘못이 있었는지 분석과정 없이 똑같은 과정으로 재 제작(remake)에 임한다면 같은 실수가 반복될 것이다.

10.5.13 주조체의 착색 또는 변색

가장 잘 알려져 있는 변색반응은 석고계 결합 매몰재를 700℃ 이상 가열했을 때 결합제가 파괴되면서 발생하는 가스와 용융금속이 반응하여 색이 변하는 반응이다. 온도가 높아지면 모든 반응들이 활성화되므로 상온에서는 반응하지 않던 물질들이 서로 반응하는 경우가 많아 화학적으로 변하게 되는 원리이다. 따라서 고온에서 수행하는 탈왁스 작업은 오염되지 않은 환경을 필요로하며 주조 시 사용하는 도가니에서 금속이 오염되는 경우도 있으므로 주의해야 한다.

10.5.14 매몰 원형과의 형상 불일치

매몰된 원형과 주조체의 형상이 불일치 한다는 것은 곧 주조실패를 의미한다. 위의 여러 가지 주조체의 결함들이 모두 이에 해당하며 그밖에도 열거해본다면, 얇은 부위가 주조되지 않은 경우, 가장자리가 무디고 둥글게 나온 경우, 절반만 주조된 경우, 합금이 모자란 경우

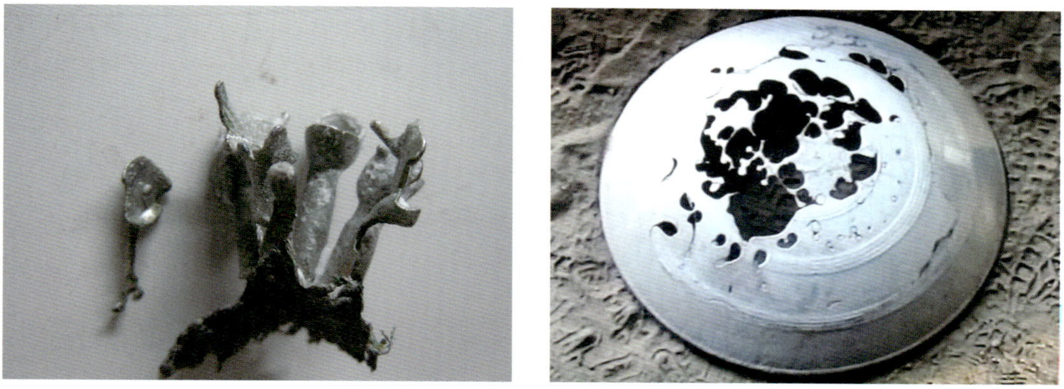

▲ 그림 10-59. 합금의 부족

등을 들 수 있다.

금합금은 용융금속의 유동성이 좋아서 합금의 양이 많더라도 서로 동그랗게 뭉치고 뱅뱅 도는 현상 등으로 주조시기를 쉽게 알 수 있지만 비귀금속합금은 주괴의 각진 모서리 부분이 무뎌지고 형태가 무너지는 순간이 주조의 적절한 찰나이기 때문에 합금의 양이 많은 경우 골고루 가열되지 못한다면 용융되지 못한 합금으로 인하여 주입량이 부족하게 되는 수가 많으며 주입구 설계가 바람직하지 못하거나 주조기 상태에 따라서도 용융금속이 다른 곳으로 튀어 부족하게 되는 수도 있다. 또한 대형 주물의 경우 용융금속을 한 번에 주입하지 못하고 중간에 끊어지거나 두 번에 걸쳐 주입하게 되면 순간적인 온도차로 인하여 결함을 피할 수 없게 된다.

이러한 결함들은 선택된 재료들의 특성들을 올바로 숙지하고 제조사가 제시하는 방법을 이해하면 쉽게 해결할 수 있을 것이다.

참고문헌

1. 김부섭, 박익민, 치과정밀주조학, 대학서림, 1996.
2. 일반화학교재연구회, 일반화학4판, 자유아카데미, 2002.
3. 박영준, 치과주조용 합금의 올바른 선택과 사용, 대한치과의사협회지, 42권(10호), 2004.
4. 양훈영, 신금속재료학, 문우당, 2003.
5. 박병규, 이태근, 황연 공역, 세라믹기초과학, 도서출판한림원, 2002.
6. 김동훈, 김원태, 금속상변태, 아이티씨, 2009.
7. 한택선, 보존수복기공학, 대학서림, 1996.
8. 치과교정기공학연구회, 치과교정기공학, 대학서림, 2015.
9. 황경숙 외 9인, Absolute Process of Crown & Bridge, 명문출판사, 2008.
10. 최병환 번역, 치과주조, 세종무역, 2011.
11. 식품의약품안전처, 의료기기기준규격, 일부개정고시 제2018-72호, 2018.
12. ADA No. 4(dental inlay casting wax), 2000.
13. ISO 15854(Dentistry-Casting and baseplate waxes), 2005.
14. ISO 15912(Dentistry-Refractory investment and die material), 2016.
15. ISO 22674(Dentistry-Metallic materials for fixed and removable restorations and appliances), 2006.
16. 치과충전기공학교육연구회, 치과충전기공학, 지성출판사, 2017.
17. 재료연구소, 소재기술백서2011, 3부 기술동향분석, 2011.
18. 정수진, 결정학개론, ㈜피어슨 에듀케이션 코리아, 2001.

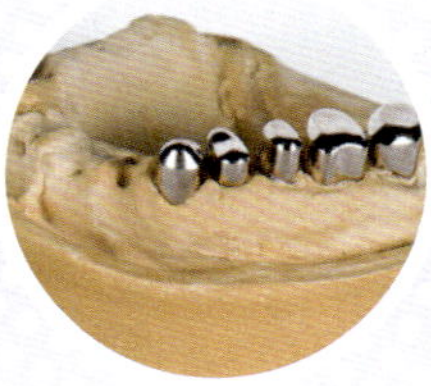

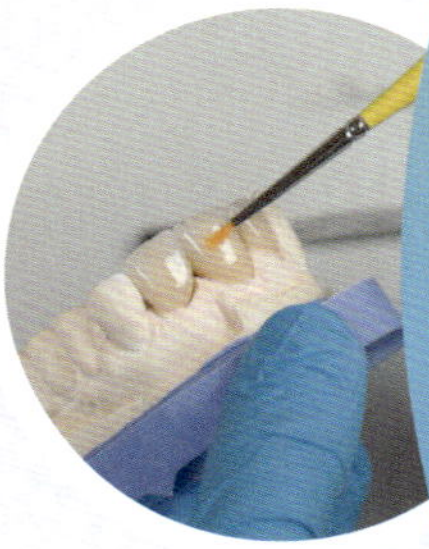

찾아보기

ㅈ

치과주조학

2020년 2월 14일 초판 발행

저 자 김영훈·김부섭·최성민

발행인 윤 진 영

발행처 도서출판 대학서림

주 소 03076 서울시 종로구 혜화로 2길 8

전 화 02) 763-1220, 744-2811

팩 스 02) 744-1210

등 록 1965. 1. 20

번 호 1-88

정 가 25,000원

ISBN 978-89-6940-216-5 93510

www.daihaks.com